U0188625

医学实验室ISO 15189认可指导丛书

总主编
周庭银 | 王华梁

分子诊断标准化
操作程序

Standard Operating Procedures for
Molecular Diagnostics

主编
沈佐君　马越云　殷建华　苏海翔　李晓华

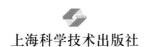
上海科学技术出版社

图书在版编目(CIP)数据

分子诊断标准化操作程序 / 沈佐君等主编.—上海：
上海科学技术出版社,2020.1(2022.10重印)
（医学实验室 ISO 15189 认可指导丛书 / 周庭银,王
华梁总主编）
ISBN 978 - 7 - 5478 - 4413 - 7

Ⅰ.①分… Ⅱ.①沈… Ⅲ.①分子生物学－实验室诊
断－技术操作规程 Ⅳ.①R446 - 65

中国版本图书馆 CIP 数据核字(2019)第 199152 号

分子诊断标准化操作程序
主编　沈佐君　马越云　殷建华　苏海翔　李晓华

上海世纪出版(集团)有限公司
上海 科 学 技 术 出 版 社　出版、发行
（上海市闵行区号景路 159 弄 A 座 9F－10F）
邮政编码 201101　www.sstp.cn
上海盛通时代印刷有限公司印刷
开本 787×1092　1/16　印张 23.5
字数 450 千字
2020 年 1 月第 1 版　2022 年 10 月第 3 次印刷
ISBN 978 - 7 - 5478 - 4413 - 7/R·1921
定价：150.00 元

内容提要

"医学实验室 ISO 15189 认可指导丛书"以 CNAS‐CL02：2012《医学实验室质量和能力认可准则》为指导，由全国医学检验各专业领域的专家共同编写，对开展 ISO 15189 医学实验室认可有重要的指导意义和实用价值。

本书共分 2 篇 8 章。第一篇为实验室管理和技术要求，主要介绍组织人员管理，实验室环境，检验前、中、后过程的质量管理和风险评估等方面的操作规程。第二篇为分子诊断操作规程，从标本采集、试剂与仪器、操作步骤、质量控制、结果判读等方面来阐述临床分子生物检验相关的标准操作规程。附录部分不仅收录了临床分子生物检验常用的记录表格，方便读者直接引用，而且列举了分子生物检验常见不符合项案例及整改要点，有利于读者借鉴和参考，指导作用突出。

本书内容全面，编排格式规范，言简意赅，实用性强，适用于正在准备或计划准备医学实验室认可单位的管理人员和技术人员学习和借鉴，也可作为基层医院医学检验常规工作的管理规范和操作手册，还可作为我国医学实验室规范化管理和标准化操作的培训用书。

总主编简介

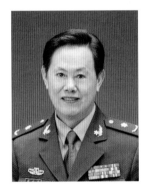

周庭银

海军军医大学附属长征医院实验诊断科主任技师。从事临床微生物检验及科研工作 40 余年，在临床微生物鉴定方面积累了丰富的经验，尤其是对疑难菌、少见菌株鉴定的研究有独到之处。在国内首次发现卫星状链球菌、星座链球菌、霍氏格里蒙菌、拟态弧菌等多株新菌株。近年来，先后帮助国内多家医院鉴定 40 余株疑难菌株。主办国家医学继续教育"疑难菌株分离与鉴定"学习班 22 期（培训 2 800 余人），2013 年发起成立上海疑难菌读片会，并已成功举办 15 期。成功研究并解决了血培养瓶内有细菌生长，但革兰染色看不到菌、转种任何平板无细菌生长这一难题。研制了新型双相显色血培养瓶、多功能体液显色培养瓶、尿培养快速培养基、抗酸杆菌消化液，以及一种既适用于痰细菌培养，又适用于结核分枝杆菌和抗酸杆菌培养的痰标本液化留置容器。

获国家实用新型专利 5 项、发明专利 1 项。主编临床微生物学专著 11 部，其中《临床微生物学诊断与图解》获华东地区科技出版社优秀科技图书一等奖。以第一作者发表论文 40 余篇。

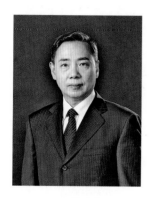

王华梁

医学博士，二级教授，博士生导师，国务院政府特殊津贴专家，上海市临床检验中心主任，《检验医学》杂志主编。

现任全国卫生产业企业管理协会实验医学分会主任委员，中国妇幼保健协会临床诊断与实验医学分会名誉主任委员，中国医师协会检验医师分会分子诊断专家委员会主任委员，中国健康促进基金会质谱精准检验专家委员会主任委员，中国医院协会临床检验管理专业委员会副主任委员，中国遗传学会遗传诊断分会副主任委员，中国医师协会临床精准医疗专业委员会常务委员，国家卫生标准委员会委员，国家卫生健康委临床检验中心专家委员会委员，中华医学会医疗鉴定专家，中国合格评定国家认可委员会 ISO 15189 主任评审员及 17025、17043 评审员等。

先后主持或参与国家"十三五"重大专项、国家自然科学基金、国家博士后基金、上海市重大项目、上海市科学技术委员会产学研重大项目、上海市自然科学基金、上海市卫生健康委员会重点项目等科研项目 20 余项；获上海市科学技术奖一等奖、上海市科技成果奖、军队医疗成果奖多项；先后主编或参编专著 20 余部；在 Science、Clinical Biochemistry、Applied Microbiology and Biotechnology、Clinical Chemistry and Laboratory Medicine、Accreditation and Quality Assurance、《中华医学杂志》等期刊发表论文多篇。

主编简介

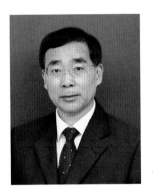

沈佐君

一级主任技师,教授,博士生导师。中国科学技术大学附属第一医院(安徽省立医院)科研处处长,安徽省临床检验质量控制中心常务副主任。1998 年获中国协和医科大学医学博士学位,1998—2000 年在哈佛大学医学院从事博士后工作。主要从事分子诊断、高效毛细管电泳和液相色谱等技术的临床应用和研究。

学术任职:中国医学装备协会临床检验装备技术专业委员会副会长,中国医师协会临床检验专业委员会常委,中国医院管理协会临床检验专业委员会常委,中国医学老年检验医学分会常委,医学实验室认可主任评审员,《临床输血与检验》副主编,《中华检验医学杂志》编委,《临床检验杂志》编委,《临床医学》编委,《分子诊断与治疗杂志》编委等。

承担国家科技部重大专项子课题、国家自然科学基金面上项目和安徽省自然科学基金共 7 项。获安徽省科学技术进步奖二等奖 2 项、三等奖 3 项,在国内外发表论文 100 余篇。入选第八届"国家卫生和计划生育委员会突出贡献中青年专家",享受国务院特殊津贴。

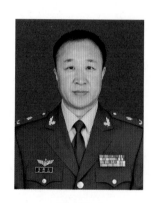

马越云

教授,博士研究生导师,空军军医大学西京医院检验科副主任。2001—2007 年在上海第二医科大学/国家人类基因南方研究中心、美国 Albany 医学院免疫与微生物疾病中心从事博士后工作。擅长分子诊断技术,主要研究方向为感染免疫。

现任中国老年医学学会检验医学分会常委(感染学组副组长),中国医师协会检验医师分会委员,中国合格评定国家认可委员会医学实验室主任评审员等。

近年来,承担国家自然科学基金课题 3 项、国家重大科学仪器设备开发专项子课题 1 项及省部级课题 2 项;参加国家"863 计划"和国家"十一五""十二五"重大专项课题等 4 项;获陕西省科学技术进步奖一等奖 1 项、军队科学技术进步奖二等奖 2 项、陕西省普通高等院校教学成果特等奖 1 项。以第一作者和(或)通信作者在 SCI 期刊发表相关学术论文 13 篇。

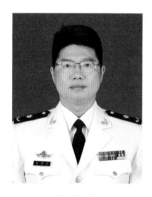

殷建华

博士,海军军医大学副教授,流行病学教研室副主任,硕士研究生导师。美国安德森癌症中心(MD Anderson Cancer Center)博士后。擅长分子诊断技术,长期从事肿瘤流行病学与临床流行病学研究。

学术任职:中国抗癌协会整合肿瘤学分会委员兼青年委员会副主任委员,中国抗癌协会肿瘤流行病学分会委员,中华医学会航海医学分会航海预防专业委员会副主任委员,军队医学科学委员会流行病学专业委员会委员兼青年委员会副主任委员,中华医学会灾难医学分会青年委员。

主持国家和省部级基金项目10余项。获得国家专利授权4项。在 *Journal of Clinical Oncology*、*Gut* 等 SCI 期刊发表论文40余篇;作为副主编出版专著4部,参与编写专著/教材8部;担任国内外多家 SCI 期刊编委和审稿人。获教育部自然科学奖一等奖、上海市科学技术进步奖一等奖、上海医学科技奖一等奖、军队科技进步奖二等奖、中国抗癌协会科技奖二等奖、上海市自然科学奖三等奖等多项奖励。

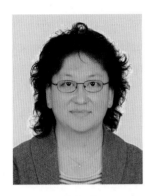

苏海翔

主任医师,研究员,博士生导师,国家卫生和计划生育委员会突出贡献中青年专家。现任甘肃省医学科学研究院院长,甘肃省肿瘤医院副院长。主要研究方向为肿瘤和老年疾病的生物化学和分子生物学;在乳腺癌基因多态性研究、肿瘤分子诊断研究等方面具有较高造诣;熟悉科研成果在临床检验医学领域的转化和应用。

学术任职:中华预防医学会自由基预防医学分会第三、四届委员会常委,中国抗癌协会肿瘤标志物专业委员会常委,中华医学会检验医学专业委员会第八、九、十届委员会委员,中国医师协会检验医师分会第四届委员会委员,中国医院协会临床检验管理专业委员会第四届委员会委员,中国老年医学学会检验医学分会第一届委员会委员,中国遗传学会遗传咨询分会第一届委员会委员,中华医学会医院科研管理专业委员会第一届委员会委员,甘肃省医学会检验医学专业委员会第八、九届委员会主任委员,《中华检验医学杂志》第九届编委会编委等。

近年来,主持和参与完成近 30 项科研项目,累计发表科研论文 100 余篇,其中被 SCI 收录 30 篇。

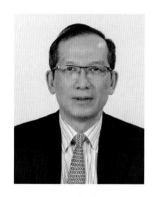

李晓华

医学博士、教授、博士生导师,现任国家基因检测技术应用示范中心(安徽)主任,广州金域医学检验集团实体肿瘤学科负责人、华东大区临床基因组学中心主任、上海金域医学实验室主任。先后入选江苏省"六大人才高峰"高层次人才、苏州市"海鸥计划"柔性引进海外智力人选、安徽省外籍专家、"江淮硅谷"创新创业团队带头人、合肥市"百人计划"领军人才。曾长期在美国从事肿瘤分子病理学研究及抗癌药物的研发工作,是美国临床病理学会(ASCP)认证的临床病理学技术专家。现阶段主要从事肿瘤分子病理学研究、诊断及实验室管理工作,并指导美国 CAP 和 ISO 15189 双认证医学实验室的研究和检测工作。

学术任职:中国抗癌协会肿瘤标志物专业委员会外泌体专家委员会常委、安徽省科技专家库专家、江西省科技专家库专家、河北省科学技术奖励评审专家、*Journal of Cancer* 编委及多种国际专业杂志审稿专家。

主持国家自然科学基金、吴阶平医学基金会和行业及政府科研基金资助研究课题多项;在 *Cancer Research*、*Journal of Biological Chemistry*、*Molecular Cancer Research* 等 SCI 期刊发表论文数十篇;申报专利 2 项;荣获省级科学技术进步奖 3 项和部级科学技术进步奖三等奖 1 项。

作者名单

主　编

沈佐君　马越云　殷建华　苏海翔　李晓华

副主编

叶辉铭　厦门大学附属妇女儿童医院
杨晓莉　解放军总医院第三医学中心
罗燕萍　中国人民解放军总医院
李伯安　解放军总医院第五医学中心
周　洲　中国医学科学院阜外医院
王喜英　河南省卫生厅临床检验中心
邓　昆　重庆医科大学附属第三医院
张永臣　南京市第二医院
王敬华　上海市临床检验中心
毛志国　海军军医大学附属长征医院
梁　艳　海军军医大学附属长征医院

编　委

安　成　中国中医科学院广安门医院
辛海光　上海交通大学医学院附属瑞金医院
李江燕　海军军医大学附属长征医院
刘　佳　解放军总医院第五医学中心
杨　柳　空军军医大学西京医院
辛毅娟　空军军医大学西京医院

丛书序言

健康是人类进化的不懈追求,医学的进步是人类文明进步的重要标志,医学实验室的发展是医学进步的重要组成部分。

近年来,随着我国医学实验室信息化、自动化、数字化的飞速发展,医学实验室检验的质量管理水平面临着快速提高的历史机遇。ISO 15189《医学实验室质量和能力认可准则》是指导和引领医学实验室走向规范化的重要指南,已经逐渐在全球范围内广泛应用,对实验室管理、检验医学学科建设和能力提升等发挥了积极的作用。

医学检验是一门综合性的学科,为患者疾病的诊断及后续的治疗提供了精准数据支持,其准确性备受关注。检验数据要精准可靠,报告速度要迅速及时。但是,在临床检验的过程中,检测结果受到诸多环节、多种因素的影响。而医学实验室 ISO 15189 质量管理体系的建立、运行和持续改进,正是不断提高医学检验质量管理水平、保障检验结果准确性的法宝,是提高实验室核心竞争力的重要因素。

"医学实验室 ISO 15189 认可指导丛书"共有 6 个分册,包括《临床微生物检验标准化操作程序》《分子诊断标准化操作程序》《医学实验室质量管理体系》《临床化学检验标准化操作程序》《临床免疫检验标准化操作程序》和《临床血液和体液检验标准化操作程序》。每个分册严格按照 ISO 15189 质量管理体系文件的要求撰写,可以保证实验的精确性、准确性、可溯源性,是从操作层面对 ISO 15189 的一次详细解读,可作为医学实验室建立自身质量管理体系的具体参考,有利于医学实验室的质量管理和技术能力的标准化和规范化建设。

本套丛书邀请了全国一百余名医学检验专家和认可专家参与编写。编写理念新颖,内容实用,符合临床实际,注重整体,重点突出,编排有序,适合于指导建立医学实验室质量管理体系。相信该套丛书的出版,将对我国医学实验室的规范化建设、质量与能力提升、更好地服务患者起到良好的推动作用。

　　我衷心希望本套丛书能为各实验室开展和运行 ISO 15189 认可发挥积极的作用,并得到读者们的喜爱。我也相信,本套丛书在临床使用的过程中,通过实践的检验,能不断得到改进、完善和提升。

国家市场监督管理总局认可与检验检测监督管理司副司长

2019 年 5 月

丛书前言

随着科学的发展和技术的进步,实验医学对临床医学的贡献越来越大,临床医疗决策对实验医学的依赖越来越高。正是由于医学实验室的重要性不断提高,对其质量和能力的要求也越来越高,医学实验室面临的风险也越来越大。如何保证医学实验室的质量和能力也变得比以往任何时候都重要。ISO 15189《医学实验室质量和能力认可准则》是指导和引领医学实验室走向标准化、规范化的重要指南,已经成为全球范围内被广泛认可和采用的重要标准。

目前,中国医学实验室有以下显著特征:质量管理的标准化、规范化,分析技术的自动化、信息化,以及人员分工的专业化、精细化。医学实验室已进入一个崭新的发展阶段。

为此,我们组织国内一百余名医学检验专家根据 CNAS‐CL02:2012《医学实验室质量和能力认可准则》编写了"医学实验室 ISO 15189 认可指导丛书",共有 6 个分册,包括《医学实验室质量管理体系》《临床血液和体液检验标准化操作程序》《临床化学检验标准化操作程序》《临床免疫检验标准化操作程序》《临床微生物检验标准化操作程序》和《分子诊断标准化操作程序》。本套丛书充分遵循了准则的原则和要求,更是在实际操作层面给读者以提示和指引,旨在提高医学实验室质量的管理能力、室内质控的精确性、室间质评的准确性、测量结果的溯源性等,为各医学实验室自身质量管理体系的建立提供具体参考,对拟申请 ISO 15189 认可的医学实验室具有一定的指导意义和实用价值,可作为医学实验室规范化管理和标准化操作的实用性工具书和参考书。

本套丛书在编写过程中得到了多方的大力支持和无私帮助,尤其是中国合格评定国家认可委员会领导的关心和支持、各分册主编和编者夜以继日的努力与辛勤奉献,在此谨向各位表示诚挚的谢意! 此外,还要感谢郑州安图生物工程股份有限公司和上海标源生物科技有限公司对本书编写给予的大力支持和协助!

　　由于编者水平所限，加之时间仓促，本套丛书一定有欠缺和不足之处，欢迎专家和读者批评指正。

2019 年 6 月

本书前言

分子诊断技术是 21 世纪生物医学领域的前沿检验技术，开创了精准医学和个体化医疗的时代，为检验医学带来了新的繁荣。

随着基因芯片、二代测序、数字 PCR 等检测技术的应用越来越广泛及其医疗需求越来越大，我们也将面临诸多的挑战。首先是标准化操作，精密的分子检测需要我们在进行人员培训和操作自动化的同时，不断加强检验水平和能力；二是性能指标，需要我们在定义其正确度、精密度、参考范围和临床解释的同时，不断对其进行优化；三是质量控制，无论是质控品、质控方法，还是质控策略都有待进一步规范。如何让更多的分子诊断检测项目和技术规范化、标准化，需要同行们认真探索。

本书依据 ISO 15189 认可的要求和标准，在分子诊断平台建设规范化、操作流程标准化、质量控制精细化等方面全面总结、深入探索，秉承持续改进的精神，综合了来自全国多家 ISO 15189 认可实验室的质量体系文件，悉心打磨，以飨读者。

由于我们对 ISO 15189 相关认可规则、准则、应用说明等文件的理解不一定到位，本书难免有不足之处，恳请各位专家、读者批评指正，并提出宝贵意见，更希望引起讨论。期待共同进步、日臻完善。

编者

2019 年 5 月

目 录

第二篇
分子诊断标准操作规程 / 061

第一篇

管理与技术要求

第一章
分子诊断实验室人员
岗位设置及管理

分子诊断实验室组织结构

××医院检验科分子诊断实验室作业指导书	文件编号：××-JY-××-××-×××
版本： 生效日期：	共 页 第 页

1. 目的

为保证质量目标的有效贯彻实施及检验结果的准确性和高效性,根据临床分子诊断实验室的发展需要合理设置实验室组织结构,从而保障各项实验的顺利进行,提高实验室的管理效率。

2. 适用范围

适用于临床分子诊断实验室。

3. 职责

在检验科主任指导下,实验室负责人(组长)依照科室情况及临床工作需要设置合理的组织结构,并保证各项工作的有效运行。

4. 程序

4.1 · 人员配置：根据临床分子诊断实验室的工作需要,配备能独立完成日常工作的专业技术人员5～10人,其中至少包括实验室负责人(组长)1名(具有中级及以上职称、医学相关专业背景,并从事基因扩增工作至少3年)和质量监督员1名(可兼任)。

4.2 · 专业组长

4.2.1 在科室主任和副主任领导下,全面负责分子诊断实验室的临床医疗、科研、教学、人员、质量控制等管理工作,制定实验室年度工作计划。

4.2.2 做好本专业的临床医疗管理工作,及时掌握临床需要,不断开展新项目、探究新方法,提高本专业的技术水平,保证临床医疗工作的顺利完成。

4.2.3 熟悉本专业发展动态,带领全实验室人员参加科研工作,积极参与科研课题的申报,组织指导专业论文的撰写和审查。

4.2.4 负责实验室人员的业务学习、继续教育和技术考核等工作。安排本专业范围内进修、实习人员的学习,切实做好带教工作。

4.2.5 及时了解本实验室人员的意见和建议并向科室主任定期汇报,在权限范围内解决实验室人员提出的问题,不定期召开小组会议,交流经验,协调关系,保证流程优化,建设良好的工作氛围。

4.2.6 做好室内质控和室间质评工作,定期检查各检验项目的室内质控,分析质控数据,提出纠正办法;组织实施、审查签发室间质评回报表,分析质评成绩,提出改进措施。积极参加各级临床检验中心组织的室间质量评价活动。

4.2.7 负责实验室工作的协调,包括设备、人员的调配。

4.2.8 负责实验室各种实验材料(试剂、耗材)的管理。

4.2.9 加强与临床沟通,介绍新的检验项目及其临床意义,不定期参加临床疑难病例讨论,主动配合临床医疗工作。

4.2.10 督促实验室人员贯彻执行各项规章制度并检查其执行的情况,进行考勤考绩、人员安排等。

4.3 · 质量监督员

4.3.1 负责监督检验工作是否符合标准规范和程序的要求。

4.3.2 对监督过程中发现不符合质量管理体系要求的工作应及时纠正,有权对可能存在质量问题的检验结果进行复检或要求有关人员重新检验。对可能造成不良后果的行为,有权要求暂停检验工作。

4.3.3 负责对质量管理体系实施内部审核。

4.3.4 负责制定并执行自查计划。

4.3.5 负责对内审和外审不符合项采取的纠正措施进行跟踪验证。

4.3.6 负责室内和室间质量评价工作的监督。

4.4 · 试剂耗材管理员

4.4.1 负责试剂、耗材的计划、验收、登记、质检、储存等日常管理工作,并做好记录。

4.4.2 负责室内环境、冰箱温度的监控,填写各项记录。

4.4.3 负责实验过程中耗材的准备,RNA专用玻璃器皿的DEPC水浸泡和RNA酶灭活处理,以及其余耗材的高压灭菌处理。

4.4.4 负责PCR检验项目试剂的准备工作,当天实验需使用试剂的配制,或出库完毕后其余试剂应立即收好放回冰箱内。

4.4.5 其他严格按《临床基因扩增管理办法》和《临床基因扩增操作工作规范》要求进行。

4.5 · 标本接收员

4.5.1 负责PCR检验标本的接收、分类、处理、登记、保存等工作。

4.5.2 负责PCR检验DNA/RNA模板的制备及检验工作,PCR定量分析的室内质控操作。

4.5.3 负责做好所用仪器设备的维护、清洁保养工作,并做好相应的记录,保证仪器设备良好的工作状态。

4.5.4 负责室内环境、冰箱温度的监控,填写各项记录。

4.5.5 负责保存检验后标本以备复检。

4.5.6 其他严格按《临床基因扩增管理办法》和《临床基因扩增操作工作规范》要求进行。

4.6 · 基因操作员

4.6.1 负责PCR检验标本的基因扩增工作,并做好相应记录。

4.6.2 负责做好荧光定量扩增仪等设备的维护、清洁保养工作,并做好相应的记录,保证仪器设备良好的工作状态。

4.6.3 负责室内环境温度的监控,填写各项记录。

4.6.4 负责保存扩增原始数据以备查。

4.6.5 其他严格按《临床基因扩增管理办法》和《临床基因扩增操作工作规范》要求进行。

（杨　柳　马越云）

分子诊断实验室人员资质和岗位责任

××医院检验科分子诊断实验室作业指导书	文件编号：××-JY-××-××-×××
版本：	生效日期：	共 页 第 页

1. 目的

规定临床分子生物专业组各岗位资质和职责。

2. 范围

适用于临床分子诊断实验室。

3. 职责

由检验科主任依照认可准则和科室情况及临床工作需要，对组长、质量监督员、授权签字人、基因检测岗位人员设置资质要求、能力要求和岗位责任。

4. 程序

4.1·实验室负责人（组长）

4.1.1 分子诊断实验室组长应至少具有中级专业技术职称和 5 年及以上从事分子诊断工作经验。

4.1.2 负责组织领导本实验室人员完成实验室的各项基本任务，对外提供专业咨询服务；制定岗位责任，负责对本实验室人员（固定、轮转、进修、实习、见习等）的培训及考核工作。

4.1.3 负责实验室的科学管理，组织贯彻有关规章制度，建立正常的研究工作秩序，树立良好的工作作风，提高实验室的综合效益。

4.1.4 每天审核实验室当天的全部工作（FZZD‐SOP‐×××‐×××总表签字）。

4.1.5 在质量监督员因故无法履行职责时，可代其履行。

4.2·授权签字人

4.2.1 认可的授权签字人应至少具有中级专业技术任职资格，从事分子诊断领域专业技术工作至少 3 年。

4.2.2 负责对标有 ISO 15189 认可标识的检验报告单进行审核、签字、发布。

4.2.3 负责分子诊断实验室认可知识的宣贯和组织学习。

4.3·质量监督员

4.3.1 分子诊断实验室质量监督员应至少具有本科学历，从事分子诊断工作至少 3 年。

4.3.2 协助组长负责实验室质量体系的建设和持续改进，包括管理、技术文档的编写及实验室工作的日常运行，负责与质量管理相关活动的组织和执行，包括 IQC 方案的建立、实施和 EQA 的执行、分析等。

4.3.3 协助组长参与实验室的各项基本工作，包括临床检测工作、员工培训及考核等，组长因故无法履行职责时，经其委托，可代其履行。

4.3.4 每天审核实验室当天的室内质量控制方面的工作（LAB‐PF‐013‐01总表签

字),定期(每月和年终)检查、总结实验室室内质量工作。

4.4 **基因检测操作人员**:基因检测操作人员应经过有资质的培训机构培训合格并取得PCR上岗证后方可上岗。

4.4.1 高级职务人员

4.4.1.1 结合实验室特点,编写管理文件、技术文档和撰写论文。

4.4.1.2 学习、追踪本学科国内外实验技术水平及学术发展动态,引进先进的技术和方法。

4.4.1.3 组织承担本学科科研项目,解决科学研究中的技术难题。

4.4.1.4 承担部分科研任务或研究生导师的部分工作,组织制定医疗、科研的实验方案和编写实验指导书。

4.4.1.5 解决本学科实验技术的重要问题,开发新实验项目。

4.4.1.6 通过学术报告、专题讲座等形式培训本科室的相关人员(固定、轮转、进修、实习、见习等)。

4.4.2 中级职务人员

4.4.2.1 掌握本实验室有关的专业知识和技术,努力掌握本学科国内外实验技术,负责实验室某一方面的实验技术工作,组织和实施难度较高的科学实验工作。

4.4.2.2 协助组长拟订实验室的建设方案和仪器设备的配置方案。

4.4.2.3 在上级技术人员的指导下,制定与实验室科研工作相关的技术操作规范和仪器设备的操作规程。

4.4.2.4 参与精密仪器、大型设备的可行性论证,组织仪器设备的安装、调试和维修及技术的开发工作。

4.4.2.5 全面参加临床检测工作,完成相关记录表格(LAB-PF-013-01等)的填写。

4.4.2.6 参与初级专业技术人员的培训和考核工作。

4.4.3 初级职务人员

4.4.3.1 在上级技术人员指导下,开展具体的临床检测工作,完成相关记录表格(LAB-PF-013-01等)的填写,参与制定与实验室科研工作相关的技术操作规范和仪器设备的使用规程。

4.4.3.2 负责实验室仪器设备的维护、保养和一般故障的维修工作,定期检查仪器设备,发现问题时主动与有关部门协调解决。

4.4.3.3 积极参加各种技术培训,认真学习与本专业技术相关的理论知识,不断提高技术水平。

4.4.3.4 帮助进修生和实习生完成进修、实习任务。

4.4.3.5 完成组长和上级人员交办的其他任务。

5. 记录表格

《检验科个人档案》××××-PF-×××-×××。

(杨 柳 马越云)

分子诊断实验室人员培训及能力评估

××医院检验科分子诊断实验室作业指导书	文件编号：××-JY-××-××-×××
版本： 生效日期：	共 页 第 页

1. 目的

规范分子诊断实验室人员的培训和考核程序，有计划地对员工进行理论知识、专业技术和实践能力的培训与考核，以提高分子诊断实验室人员的质量意识、技术水平和业务能力，确保具有足够的专业培训及一定资质的人员满足分子诊断实验室工作的需要。

2. 适用范围

在岗员工、具有某项目检测资质的其他工作人员，包括新员工、周末及夜班值班人员、眼科实验室人员等。

3. 职责

3.1·本实验室组长负责制定和落实在岗人员的继续教育计划，并添加至科室个人档案资料。

3.2·本实验室组长负责组织和实施需要在实验室进行工作或操作的所有人员的培训及考核工作，包括但不限于本实验室的固定员工、轮转和进修人员、实习和见习人员等，并将培训计划、记录及考核结果记录在案。

4. 程序

4.1·岗前培训

4.1.1 新员工和轮转、进修、实习人员在上岗前必须接受医院组织实施的岗前培训，包括医院组织实施的岗前培训，培训内容为规章制度、医德医风等。

4.1.2 新员工和轮转、进修、实习人员还需接受实验室组织实施的岗前培训，内容主要侧重技术层面，如与工作内容密切相关的实验室管理和技术文件、实验原理、操作流程、结果发放、软件使用等内容，培训记录备案于《检验专业技术能力培训手册》。

4.2·新员工岗位轮转、考核及评审

4.2.1 入职1年内的员工称为新员工。

4.2.2 专业组应为新入职员工制定1年内的岗位轮转计划，包括轮转岗位、应掌握的内容等，并指定岗位轮转培训负责人。

4.2.3 新员工轮转结束后，由专业室组织实施对新员工进行考核。考核内容应涵盖专业理论知识和操作技能，考核形式可以为口试、笔试或操作考核，考核结果须记录在《检验专业技术能力培训手册》，通过考核后由本实验室和科室对其进行岗位技能考核评审，评审结果为"合格"及以上者方可被授权在本实验室进行相关工作或操作，否则重新培训并考核。

4.2.4 新员工在最初6个月内至少接受2次能力评估，并记录在《检验专业技术能力培训手册》。

4.3·轮转人员培训及考核：本科室非本实验室员工或当职责变更时，或离岗 6 个月以上再上岗时，或政策、程序、技术有变更时，应对其进行再培训和再评审。内容主要侧重技术层面，如与工作内容密切相关的实验室管理和技术文件、实验原理、操作流程、结果发放等内容，培训记录在《检验专业技术能力培训手册》；考核及评审程序同 4.2。

4.4·进修、实习人员培训及考核：非本科室进修或实习人员，进入实验室前应由组长或指定人员制定学习计划，进修或实习结束后应组织理论和(或)操作考试，考核成绩记录在《检验专业技术能力培训手册》，结束时据此成绩撰写评语。

4.5·固定工作人员的培训与考核

4.5.1 本实验室的固定工作人员，应参加由本实验室组织的每月 1 次的继续教育培训活动，并签到记录。

4.5.2 专业组每年要对员工的工作能力进行评审，结果记入《岗位能力评估表》。

4.6·各级人员的继续教育培训

在每年 12 月 31 日前，分子诊断实验室组长制定下一年度的继续教育培训计划(XXJY - PF - ×××-×××)，也可根据需要与相关专业组联合制定计划，每月安排 1 次继续教育(可适当调整)。

5. 记录表格

5.1·《继续教育培训计划》XXJY - PF - ×××-×××。

5.2·《岗位能力评估表》XXJY - PF - ×××-×××。

5.3·《新员工和进修、实习人员培训表》XXJY - PF - ×××-×××。

（杨　柳　马越云）

第二章
分子诊断实验室设施与环境

分子诊断实验室设施和环境条件程序

××医院检验科分子诊断实验室作业指导书	文件编号：××-JY-××-××-×××	
版本：	生效日期：	共　页　第　页

1. 目的

保证分子诊断实验室设施及环境满足医学实验室人员工作和活动的需要，保障设施与环境对检验结果的影响最小。

2. 适用范围

实验室在常规工作中的设施与环境控制。

3. 主要职责

3.1·技术负责人负责制定并组织环境控制目标。

3.2·各岗位人员负责监督执行监控和记录工作（包括检验环境、样品储存环境、消耗品储存环境等），异常情况需及时报告和应急处理（XXJY－FS－SOP－××××-分子诊断实验室应急处理预案）。

4. 工作程序

4.1·分子诊断实验室设施和环境条件程序原则

4.1.1　技术负责人负责中心区域的划分，实验室所用设施、设备和材料（含防护屏障）均应符合国家相关的标准和要求。

4.1.2　技术负责人负责中心活动空间、环境控制的评估与监督。

4.1.3　各岗位人员负责本实验室具体空间的划分，保证实验室各种物品及资源放置合理有序。

4.1.4　技术负责人组织各岗位人员根据仪器设备的最高使用限制要求和执行的检验标准建立环境控制目标，并报科室主任审核批准，见《仪器设备使用记录表》。

4.1.5　技术负责人根据确定的环境控制目标提出环境监控方法和配套的监控设备。

4.1.6　技术负责人根据样品的最高保存限制条件提出样品储存时的环境控制目标、监控方法及监控设施与设备，见《样品储存时间一览表》。

4.1.7　技术负责人根据检验消耗品注明的保存条件提出消耗品保存时的环境监控目标、监控方法及监控设施与设备。

4.2·实验室和办公设施

4.2.1　划分污染区、半污染区和清洁区。

4.2.1.1　严禁污染区的物品未经消毒处理进入非污染区。

4.2.1.2　禁止患者及其他来访者在未采取隔离措施的情况下进入污染区。

4.2.1.3　所有标本视为污染源，直接接触标本的区域为污染区。

4.2.2　标本接收区域、标本处理区域、标本储存区域应有明显标识。

4.2.3 对进入影响检验质量的区域进行控制;非工作人员未经许可严禁进入检验工作区域。保护医疗信息、样品、实验室资源,防止未授权访问。

4.2.4 检验设施和环境条件用应保证检验操作的正确实施,这些设施可包括能源、照明、通风、噪音、供水、废物处理。

4.2.4.1 实验室温度、湿度符合工作要求且适合于人员工作。各专业组工作人员每日监测实验室相对湿度和温度,并记录《专业实验室环境监控记录》。

4.2.4.2 保证仪器放置区适合工作需要,避免各种干扰。需有备用电源以确保实验室工作期间电力供应不间断。

4.2.4.3 技术负责人对环境条件进行有效监控,应及时对实验结果可能产生影响的环境因素采取必要的整改措施。

4.2.4.4 技术负责人每年对工作区环境控制进行 1 次审核和评估,提交实验室环境保护措施,并进行风险评估。

4.2.4.5 严格规定实验室区域,控制生物污染物从污染区传播至非污染区,控制无关人员进入污染区。

4.2.4.6 严格按照《临床基因扩增检验实验室管理暂行办法》要求对基因诊断区域进行划分,以防止实验室间交叉污染。

4.2.4.7 对可能存在生物污染的区域进行危险标记。

4.2.4.8 对从事可能存在生物污染工作的人员进行个人防护:戴手套、帽子、口罩。

4.2.4.9 对可能存在国家规定的烈性生物传染标本,处理人员需按国家要求佩戴防护装备,并在生物安全柜中进行操作。

4.2.4.10 病原微生物的存放及处置应遵循《实验室微生物安全管理制度》。

4.2.4.11 按《实验室消毒及废弃物处理制度》处理实验室产生的生物污染废物。

4.2.5 实验室内的通信系统与机构的规模、复杂性相适应,以确保信息的有效传输。

4.2.6 提供安全设施和设备,并定期验证其功能。包括:急疏散装置、冷藏或冷冻库中的对讲机和警报系统及便利的应急淋浴和洗眼装置等。

4.3 · 储存设施

4.3.1 储存空间和条件应确保样品材料、文件、设备、试剂、耗材、记录、结果和其他影响检验结果质量的物品的持续完整性,以防止储存检验过程中使用的临床样品和材料交叉污染。

4.3.2 危险品的储存和处置设施应与物品的危险性相适应,并符合适用要求的规定。

4.3.3 试剂存放处区环境条件如发生偏离,技术负责人应组织对试剂的质量进行验证,在证明质量没有发生改变后方可继续使用,验证记录应由技术管理小组存档保管。

4.4 · 员工设施:临检中心应保证配有足够的洗手间、饮水处和储存个人防护装备和衣服的设施。

4.5 · 患者样品采集设施

4.5.1 患者样品采集设施应有隔开的接待、等候和采集区。

4.5.2 执行患者样品采集程序(如采血)的设施应保证样品采集方式不会使结果失效或对检验质量有不利影响。

4.5.3 样品采集设施应配备并维护适当的急救物品,以满足患者和员工需求。

4.6·设施维护和环境条件

4.6.1 实验室要求有良好的工作秩序和互不干扰的工作环境。实验室应保持设施功能正常、状态可靠。工作区应保持洁净并且状态良好。技术负责人组织各专业组组长对各检验场所的实验环境进行经常性的监督检查,以保证检验环境条件不会影响检验质量。

4.6.2 有相关的规定要求,或可能影响样品、结果质量和(或)员工健康时,实验室应监测、控制和记录环境条件。应关注与开展实验相适宜的光、无菌、灰尘、有毒有害气体、电磁干扰、辐射、湿度、电力供应、温度、声音、振动水平和工作流程等条件,以确保这些因素不会使结果无效或对所要求的检验质量产生不利影响。

4.6.3 相邻实验室各部门之间如有不相容的业务活动时,应有效分隔。在检验程序可产生危害或不隔离可能影响工作时,应制定程序防止交叉污染。

4.6.4 技术负责人在指导建立检验环境、样品保管环境、消耗品储存环境控制目标时应考虑不同仪器设备在不同检验作业时,不同样品在同一个储存区域和不同消耗品之间的相互影响。如有影响应采取隔离措施。

4.6.5 实验室的仪器布置在不相互影响的同时还应考虑使用的方便性。

4.6.6 检验过程中对环境进行监控,检验人员应记录环境监控参数,避免环境条件发生偏离后给检验结果造成不良影响。当发现环境监控出现偏离时,检验人员应立即停止检验活动并查找偏离原因,及时向技术负责人汇报。待环境条件恢复到控制标准且保持稳定后,检验人员才能进行正常检验工作。

5. 记录表格

5.1·《温湿度监控记录表》××××-××-××。

5.2·《喷淋装置维护记录表》××××-××-××。

(李伯安　马越云)

分子诊断实验室生物安全风险处置程序

××医院检验科分子诊断实验室作业指导书	文件编号：××-JY-××-××-×××
版本： 生效日期：	共 页 第 页

1. 目的
预防实验室污染工作人员在实验过程中被感染。

2. 适用范围
适用于本实验室环境及所有工作人员。

3. 操作程序
3.1·实验人员在实施生物防护措施时应严格遵守各项规章制度,建立强烈的生物防护意识,严格按照实验室分区要求进行相应实验操作。

3.2·每天实验结束后,将套有塑料袋的污染废物包扎严密并置入垃圾桶,次日上午高压处理。

3.3·每天下午实验结束后采用0.5 g/L的含氯消毒剂对实验操作台面进行常规清洁擦拭,待台面干燥后采用紫外灯照射30~60 min。

3.4·在实验操作过程中,如果移液器黏有血清(血浆),应立即用流水进行清洗,然后用含氯消毒剂擦拭干净,实验评估无污染后再进行实验操作。

3.5·在实验过程中患者标本外漏时,应立即用2 g/L含氯消毒剂消毒后用纸巾遮盖1 h,再移到垃圾桶中,然后用0.5 g/L含氯消毒剂擦拭干净,后使用清水擦净。

3.6·实验操作时必须按照科室安全防护要求着工作服、戴口罩和帽子。发生以下意外伤害时需要采取必要措施并记录。

3.6.1　实验过程中如发生血清飞溅到衣服,应立即更换工作服,并将污染衣物放置在污染待消毒的衣桶中。

3.6.2　如发生血清飞溅到皮肤,应立即用流水和清洁肥皂清洗5~7次,并彻底洗澡;如发生血清飞溅入眼,应立即使用实验室配置的台式洗眼器持续冲洗眼部10~15 min。

3.6.3　实验过程中如需使用锐器操作,应严格遵循操作要求。如不慎被锐器刺破皮肤时,应立即脱下手套,尽可能快速由近心端向远心端彻底挤出伤口血液,然后用流水和清洁肥皂洗涤,碘酒、乙醇消毒。如侵入皮肤或黏膜的污染物为强传染性标本应立即报告科室负责人,当事人应按照医院的传染病锐器伤流程要求,立即抽血检测、注射相关疫苗或进行预防性治疗,并进行医学观察。

3.7·实验室所有垃圾都应装入专用污物袋,各区应备有生活垃圾袋(黑色)及生物污染垃圾袋(黄色)。使用过的一次性消耗品如试管、吸头、离心管等,先放入2 g/L次氯酸钠溶液中浸泡1 h后,再放入黄色垃圾袋内,使用过的手套、鞋套等直接放入黄色垃圾袋内交医院集中消毒处理,并记录交接情况。

3.8·废弃标本由卫生员在科室高压处理后交医院集中处理。

3.9·盛标本的容器若为一次性使用的纸质容器,应将其及其外包被的废纸一同放入污物袋内交医院处理;将可再次使用的玻璃容器等放入 2 g/L 次氯酸钠溶液浸泡 1 h,每天更换消毒液,消毒后用洗涤剂及流水刷洗、沥干、高压蒸汽灭菌后备用。

3.10·日常生活垃圾如纸屑等按一般垃圾交医院处理。

3.11·依次清洁 3 个区的实验操作台面和地面,各区清洁消毒工具均专用,不可混用,注意按照单一方向流程的原则进行清洁。

4. 记录表格

4.1·《废弃物处理记录表》××××-××-××。

4.2·《高压蒸气灭菌使用记录表》××××-××-××。

4.3·《意外伤害登记表》××××-××-××。

4.4·《冲淋装置维护记录表》××××-××-××。

(李伯安 马越云)

分子诊断实验室防污染管理程序

××医院检验科分子诊断实验室作业指导书	文件编号：××-JY-××-××-×××
版本： 生效日期：	共 页 第 页

1. 目的

保持良好的工作环境以确保检测过程的正常运行及结果的可靠性，防止交叉污染及时处理实验室出现的污染。

2. 适用范围

所有本实验室工作人员。

3. 工作程序

3.1 · 本实验室用于基因扩增检测及相关实验，不得进行其他实验操作。

3.2 · 各区的用品不得混用。

3.3 · 进入各工作区域时，人员必须按规定更换鞋、帽、口罩、工作服，并签名登记。

3.4 · 试剂准备区只能进行试剂的储存及配制等操作（见相关 SOP 文件）。

3.5 · 标本处理区只能进行临床标本的保存，以及核酸提取、保存及其加入至扩增反应管和测定 RNA 时 cDNA 的合成（见相关 SOP 文件）。

3.6 · 扩增区只能进行 DNA 或 cDNA 的扩增、实时荧光定量 PCR 扩增产物的分析（见相关 SOP 文件）。

3.7 · 产物分析区只能进行实时荧光定量 PCR 扩增产物的分析（见相关 SOP 文件）。

3.8 · 严格遵守从"试剂准备区→标本处理区→扩增区→产物分析区"的单一流向制度，不得逆向进入前一工作区。

3.9 · 室内仪器由专人负责，非本实验室工作人员未经许可不得入内；进修、实习或其他科室人员因需要进入实验区域（试剂准备区、标本处理区、扩增区、产物分析区）时，需首先熟悉本程序的各项规定并严格遵守执行，在本实验室人员监督指导下进行。

3.10 · 实验中使用的离心管、吸头均需要进行高压灭菌处理（在消毒有效期内使用）。

3.11 · 实验前开启各区的通风系统。

3.12 · 实验后，由相关人员分别在试剂准备区、标本处理区、扩增区用各区专用工具以 10％次氯酸钠溶液擦洗地面和实验操作台面及加样枪。每区均有专用拖把和抹布。使用 75％乙醇日常擦拭实验台面。并经紫外灯消毒 60 min 后，依次关闭各区紫外灯并记录照射时间。

3.13 · 每周使用 70％乙醇清洗 PCR 仪样品槽，以免有灰尘或其他残留物影响扩增管与金属模块充分接触，从而影响扩增效果。

3.14 · 每周将工作服交消毒洗涤，不同实验区的工作服分开清洗。

3.15 · 实验室所有垃圾装入专用污物袋内，各区备有生活垃圾袋（黑色）及生物污染垃圾袋(黄色)。使用过的离心管、吸头须经 10％次氯酸钠溶液浸泡后,同其他废弃物和患者样品一起集中焚毁处理,日常生活垃圾如纸屑等按一般垃圾处理。

3.16·若在各区操作时发生试剂、标本的外泄,此时工作人员应先隔离开其他试剂和相关物品,戴上手套和相应的生物防护装置,用吸水纸吸干液体(吸过液体的吸水纸用清洁袋包裹好移交专职人员焚烧处理),然后用 75％乙醇棉球擦拭;如果外泄的范围和程度较严重,则必须停止当天的下一步实验工作,用紫外灯照射过夜,报告实验室负责人并做相应记录。

3.17·若发生离心管在离心机内破损则先用相应的工具处理掉破损物:用镊子夹出离心管,再用吸水纸吸干液体(吸水纸放入清洁袋中移交专职人员焚烧处理),然后用 75％乙醇棉球擦拭,紫外灯照射过夜。

3.18·若发生实验室工作人员工作服、鞋、帽污染时,必须立即脱掉,并将污染的工作服、鞋、帽包裹好交给实验室专职清洁消毒人员进行消毒处理。换上已经消毒的工作服、鞋、帽后方可继续工作。如果污染程度较严重,则应停止当天的下一步实验工作,或另换其他具有资质的人员进行工作。

3.19·若标本溅到皮肤上用水和肥皂冲洗,并用 75％乙醇浸泡擦洗,如若皮肤损伤或被针刺伤时,应尽可能挤压伤口,尽量挤出伤处的血液,然后用大量的水冲洗,再用碘酒、乙醇消毒处理伤口。若标本溅入眼睛,立即用洗眼器冲洗,连续冲洗至少 10 min。

3.20·定期检测实验室是否发生核酸污染:将 1 个或多个打开的空管静置于标本制备区 30～60 min,然后加入扩增反应混合液,同时以水替代核酸样本扩增,如为阳性,而同样操作的未打开空管扩增结果为阴性,说明实验室有扩增产物的存在。应停止本实验室的使用,且及时进行通风,喷洒纯净水使气溶胶沉淀,用 10％次氯酸钠溶液擦洗地面和实验操作台及加样枪,各区分别喷洒核酸去除试剂,并经紫外灯消毒 60 min,每天处理直至污染消除方可恢复实验室的使用。

4. 记录表格

4.1·《核酸定量检测流程记录表》××××-××-××。

4.2·《基因分型检测流程记录表》××××-××-××。

4.3·《污染事故处理记录表》××××-××-××。

(李伯安　马越云)

第三章
标本采集与接收程序

检验项目申请程序

××医院检验科分子诊断实验室作业指导书	文件编号：××-JY-××-××-×××
版本： 生效日期：	共 页 第 页

1. 目的

规范临床检验项目申请，保证及时、有效地处理和检测待检样本。

2. 范围

所有在岗具有执业医师资格的临床医生，包括新入职员工和进修、规培、实习人员等。

3. 职责

检验科人员向临床宣贯检验项目申请方法、临床指征、局限性等。

4. 程序

4.1·检验项目申请范围

4.1.1 病原微生物检测：通过分子生物学技术检测病原微生物的蛋白或核酸进行感染性疾病的病原学诊断，并对其进行分型、鉴定、耐药性评价。

4.1.2 药物相关基因检测：通过检测已经被证明能影响药物疗效或可导致不良反应的基因变异来指导临床合理用药，提高疾病治疗质量，减少患者医疗费用。

4.1.3 常见遗传病相关基因检测：用于遗传物质改变而导致疾病的诊断。常见于遗传病基因携带者筛查、遗传易感性筛查、产前诊断和新生儿筛查。

4.1.4 肿瘤相关基因检测：检测肿瘤发生相关基因可以帮助预测肿瘤发生的风险，实现早发现、早诊断和早治疗；检测肿瘤治疗药物相关基因有助于临床医生选择适宜的治疗药物，制定个体化治疗方案，避免药物的不良反应。

4.2·检验项目申请方式：医生根据疾病的诊断实际需要（筛查、诊断、治疗方案选择、疗效监测、预后评估和复发监测）选择合适的检验项目。在专用检验申请单详细填写受检者个人信息（姓名、年龄、性别、联系方式等）、标本类型、检验目的、临床诊断、必要的用药史、检验项目、申请医生及其联系方式、申请时间等。

4.3·检验项目局限性：实验检测结果仅反映患者在某一时间点或时段的生命状态，以此来判断疾病复杂的发生、发展过程具有一定的局限性。由于个体差异，患有相同疾病的不同个体同一检验项目可能会获得不同的检测结果，患有不同疾病的个体同一检验项目却有可能获得相似的检测结果。因此在分析检测结果时，必须结合患者的实际临床表现和症状及治疗情况，客观地得出结论，从而指导临床诊疗活动。

4.4·申请检验项目的选择原则

4.4.1 疾病筛检：在人群中进行疾病筛检主要是为了查找可疑患者，以尽可能早发现、早治疗。用于筛检的检验项目和指标应有较高的灵敏度以确保真阳性结果的检出，会有假阳性结果的检验项目需要后续高特异性的实验予以确认和排除。检验方法应简便、价廉和安全,易被受检者接受。

4.4.2　疾病诊断:临床诊断假设建立以后,可能有几个诊断,为了排除某病的可能性,需要选择特异度高的检验项目或指标,以降低假阴性,试验阴性结果有助于排除诊断。

4.4.3　疾病随访:在评价治疗效果及监测药物不良反应时需要检验项目和指标的重复性好,即较高的精密度。临床医生在选择检验项目或指标时,应首先考虑该项检查对患者是否必要、该项检查或试验结果是否会影响对患者的治疗,以及患者的现有病情、已患疾病及已有的治疗对检验结果的影响。

5. 记录表格

《临床沟通记录表》××××-××-××。

（安　城）

标本采集、运送、接收与保存程序

××医院检验科分子诊断实验室作业指导书	文件编号：××-JY-××-××-×××
版本： 生效日期：	共 页 第 页

1. 目的

保证标本在采集、运输、接收与保管等过程中符合检验工作要求。

2. 范围

适用于标本的采集、运输、接收与保管等过程。

3. 职责

3.1 · 标本采集人员负责标本采集。

3.2 · 标本接收人员负责标本的运输和接收。

3.3 · 检验人员负责标本的检验前处理和检验后标本的留存与处置。

4. 程序

4.1 · 标本采集

4.1.1 血液标本

4.1.1.1 血浆样本采集：用一次性无菌注射器抽取受检者静脉血 3～5 ml，注入含 EDTA 抗凝剂的无 RNA 酶、无 DNA 酶的试管中，立即轻轻颠倒试管混合 5～10 次，使抗凝剂与静脉血充分混匀，1 600 r/min 离心 5 min 分离血浆，转移血浆到 1.5 ml EP 离心管中备用。

4.1.1.2 血清样本采集：用一次性无菌注射器抽取受检者静脉血 3～5 ml，注入无菌、无 RNA 酶、无 DNA 酶的试管中，室温不超过 4 h，待本样自行析出血清或直接室温 1 600 r/min 离心 5 min 分离血清，转移血清到 1.5 ml EP 离心管中备用。

4.1.2 尿液标本：留取清晨首次尿液或长时间（至少 1 h）不排尿后中段尿液 1～50 ml，按照实验要求与尿样保存液混合后作为待测样本。

4.1.3 拭子

4.1.3.1 宫颈拭子：使用扩阴器暴露宫颈口，并用棉拭子擦除宫颈口过多的分泌物；将宫颈刷伸入宫颈口 1～1.5 cm 处，朝同一方向轻轻旋转宫颈刷 5 圈，并停留数秒；缓慢抽出宫颈刷，将刷取的脱落细胞样本保存于样本管中，避免碰到阴道壁；旋紧管盖，并注明编号和日期。

4.1.3.2 阴道拭子：拭子深入阴道口 5 cm（2 英寸），轻柔转动拭子 30 s，使拭子摩擦阴道壁。小心取出拭子，放入采样管前拭子不要碰触任何物体表面，将刷取的脱落细胞样本保存于样本管中；旋紧管盖，并注明编号和日期。

4.1.3.3 直肠拭子：小心将拭子插入肛门，在肛门括约肌以上 2～5 cm 处，沿肠壁轻轻旋转取得标本。将采集好的拭子放回无菌拭子套管中，密闭送检。

4.1.3.4 男性生殖道拭子：将专用拭子插入男性尿道口 1～2 cm，旋转 1 周，停留 10 s 后取出，将拭子放回无菌拭子套管中，密闭送检。

4.2·标本运输：标本按照生物安全要求，使用专用的标本转运箱密闭运输，如果是短途运输需使用低温冷藏运输设备（转运箱加冰块），如果是长途运输需冷冻（转运箱加干冰）密闭运输，运输时间应根据待检项目标本储存条件和标本稳定性决定。

4.3·标本接收

4.3.1　标本接收人员按检验项目要求核对标本状态，对符合要求的标本做好标本的接收登记，登记内容包括样本标识、接收时间、接收人等信息。不符合检验要求的标本应拒收并记录。

4.3.2　标本合格标准：所有标本标识明确并具有唯一性，可被追溯至检验项目申请单。

4.3.2.1　全血标本：EDTA抗凝、标本量合适、专用容器、无凝血与溶血发生。

4.3.2.2　血清标本：标本无溶血、无脂血、标本量合适、专用容器。

4.3.2.3　尿液：标本量合适、专用容器、无污染物。

4.3.2.4　拭子：专用拭子和容器。

4.4·标本保存

4.4.1　送检标本不能立即检验的应根据检验项目对标本的要求采取相应的处理，如离心、转移、分装等，并根据要求将标本储存在相应条件的待检区域，如2～8 ℃冷藏、－20 ℃±5 ℃冷冻或－70 ℃冷冻保存，避免标本的反复冻融。

4.4.2　检测完毕的标本应按下列要求存放在相应的区域，如2～8 ℃冷藏、－20 ℃±5 ℃冷冻或－70 ℃冷冻保存，避免标本的反复冻融以备需要时复检，存放人员做好标识。存放标本应按日期存放，便于查取。保存时间按各检验项目的要求执行。

4.5·存放标本的取用：对检验结果有疑问、有争议或被投诉时，取用存放标本进行复检，并记录。

4.6·存放标本的处理：标本保存期满，由技术人员按生物安全条例处理。

5. 记录表格

《标本交接登记表》××××-××-××。

（安　城）

第四章
检验方法性能评价程序

分子定量项目性能验证标准操作规程

××医院检验科分子诊断实验室作业指导书	文件编号：××-JY-××-××-×××
版本： 生效日期：	共 页 第 页

1. 目的

对分子定量项目实验室测定结果的精密度、正确度等性能指标进行分析，验证其是否符合厂家声明的性能及是否满足临床要求。

2. 范围

适用于本实验室分子定量检测的所有项目。

3. 职责

3.1·实验室组长负责性能验证工作的组织和结果确认。

3.2·实验室设备管理员和(或)性能验证管理员负责性能验证的实施和报告。

4. 定量项目性能验证程序

4.1·精密度

4.1.1 验证要求：验证精密度时应考虑核酸提取、信号检测和结果分析等检验过程中可能影响结果的各种因素。应同时验证重复性和中间精密度。用于精密度验证的样本来源或基质应尽可能接近临床标本，应具有良好的稳定性和均一性。样本浓度至少含 2 个浓度水平，应尽可能与厂家精密度评价时所用样本浓度一致，宜确定医学决定水平处的精密度。验证精密度时应做好质量控制。

4.1.2 验证方案

4.1.2.1 方案一：样本每个浓度测定的最低要求是每批测定 3 次，测定 5 天。获得的数据按照《WS/T 420－2013 临床实验室对商品定量试剂盒分析性能的验证》《WS/T 492－2016临床检验定量测定项目精密度与正确度性能验证》或 EP15－A2 的要求进行分析，使用浓度对数值计算重复性和中间精密度，并与厂家声明比较。

4.1.2.2 方案二：重复性为每个浓度样本批内重复测定 20 次，使用浓度对数值计算不同浓度时的测量精密度；中间精密度为每个浓度样本连续测定 20 天，每天测定 1 次，使用浓度对数值计算不同浓度时的测量精密度。

4.1.3 可接受标准：如果实验室测定的重复性和中间精密度小于厂家的声明值或验证值，则通过精密度验证。

4.2·正确度：评价测量正确度的首选方法是分析定值参考物质，其次选择回收实验、使用正确度验证 PT 数据、方法比对等。

4.2.1 分析定值参考物质

4.2.1.1 验证要求：推荐的参考物质为具有互换性的有证参考物质及具有溯源性及互换性的正确度验证物质。选择的参考物质浓度尽可能覆盖线性范围的上限和下限浓度，宜选择

5 个以上浓度进行验证,浓度间宜相差 1 个数量级。至少选择 2 个浓度水平,其中至少 1 个水平为医学决定水平。

4.2.1.2　验证方案:根据厂家说明制备参考物质,在 3~5 天内每批测定 2 次,按照《WS/T 492－2016 临床检验定量测定项目精密度与正确度性能验证》的方法计算平均值、标准差(或合成不确定度)和置信区间,并与参考物质的数值进行比较。

4.2.1.3　可接受标准:如果参考物质实测数值落在置信区间内,则正确度验证通过。

4.2.2　回收实验:回收实验主要是测定比例系统误差。进行回收实验前,应该对待评价系统进行初步评价,并且对待评价系统进行精密度及线性评价(参考相关标准),只有在以上评价完成并且符合相关标准要求后才可进行回收实验。

4.2.2.1　验证要求:应准确加入标准品,加入标准品的含量尽可能不超过原始样本的 10%,添加标准品后的浓度尽可能是决定性水平浓度且在线性范围内。加入的待测物标准液体积不应影响样本基质,加入的溶剂应不影响待测物的测定。

4.2.2.2　验证方案:选择合适浓度的常规检测样本,分为体积相同的 3~4 份。在其中 2~3 份样本中加入不同浓度相同体积(加入体积小于原体积的 10%)的待测物标准品制备回收分析样本,制成 2~3 个不同待测物浓度的待回收分析样本,计算加入的待测物的浓度。在另一份样本中加入同样体积的无待测物的溶剂,制成基础样本。用待评价系统对待回收分析样本和基础样本进行测定,通常对样本进行 3 次重复测定,计算样本回收率(R)的具体公式如下。

$$R = \frac{c \times (V + V_0) - c_0 \times V_0}{V \times c_s} \times 100\%$$

其中,R 为回收率,V 为加入标准品的体积,V_0 为样本体积,c 为样品加入标准品后测定的浓度,c_0 为样品的测定浓度,c_s 为标准品浓度。

然后计算平均回收率,公式如下。

$$平均回收率 = \frac{R_1 + R_2 + \cdots + R_n}{n} \times 100\%$$

4.2.2.3　可接受标准:回收率在 85%~115%,同时每个样本回收率与平均回收率的差值≤10%。

4.2.3　方法比对:在无法获得参考物质时可使用患者样本与其他检验方法或试剂盒进行比对验证正确度。

4.2.3.1　验证要求:使用患者样本进行正确度验证时使用的首选比较方法是参考方法,参考方法不易获得时可选择试剂临床试验时选择的方法或已得到临床验证的常规方法。如果是更新试剂盒,则应与现在使用的试剂盒进行比较。实际上此种"正确度"验证得出的不是真正的"偏倚",而是两种方法间的系统误差。

4.2.3.2　验证方案:在 3~4 天内使用实验方法和比对方法测定至少 20 份患者样本,样本浓度水平应覆盖检测方法的可报告范围。按照《WS/T 492－2016 临床检验定量测定项目精密度与正确度性能验证》的方法进行配对 t 检验，确定两种方法间的平均差值及差值的标准差，计算置信区间和（或）验证限，将测量的差值与厂家的声明差值进行比较。

4.2.3.3 可接受标准：如果实验计算的差值在厂家声明差值的验证限内，说明实验方法与对照方法的差值与厂家声明差值一致。

4.3 · 线性范围

4.3.1 验证要求：所用标本应尽可能与所测标本相似，不含有说明书上指出的干扰，患者标本是进行线性试验理想的标本。可通过高、低浓度的标本配制进行线性试验需要的不同浓度标本，高、低浓度值应在厂家声明的线性范围上下限附近。若高浓度标本不易获得时，可通过向患者标本中添加测定物（加入体积小于总体积 10%）获得；若低浓度标本不易获得时，可通过已验证不含被测物的患者标本稀释患者标本获得。

4.3.2 验证方案：使用高、低浓度的标本配制进行线性试验需要的不同浓度标本，应至少配制 5 种不同浓度（含高、低浓度样本）标本。各浓度值（取对数值）的间距宜基本相等。应在一批内完成各浓度标本检测，每份标本至少测定 3 次。以理论值为横轴，每个稀释浓度的测量值（实测值）的平均值为纵轴做线性回归图。计算线性回归方程：$y = ax + b$ 和决定系数 R^2，计算各浓度标本的理论值与实测值对数值的差值。

4.3.3 可接受标准：如果 R^2 值不低于厂家声明且各浓度的理论值与实测值对数值的差值≤厂家声明差值，则通过线性范围验证。

4.4 · 可报告范围

4.4.1 验证要求：可报告范围验证的基础是已完成线性范围验证。只有经验证的线性范围上限不能满足临床需求时才进行可报告范围验证。

4.4.2 验证方案：选择在线性范围内高值标本，用试剂盒配套或指定的稀释液分别做 10、100 和 1 000 倍等倍比稀释，稀释后的理论值不应低于定量检测下限，每份标本至少测定 3 次取平均值，计算各稀释度理论值与实测值对数值的差值。

4.4.3 可接受标准：如果某稀释度的理论值与实测值对数值的差值小于厂家声明或实验室制定的标准，表明在此稀释度下结果可靠。可报告范围上限为线性范围的上限值乘以能保证结果可靠的最大稀释倍数，下限为线性范围下限。

4.5 · 检出限

4.5.1 验证要求：所用检验程序在厂家试剂使用说明书等有声明检测下限时，应进行检出限验证。选用定值标准物质如国际参考品、国家参考品、厂家参考品进行检出限验证。对于报告具体基因型的方法，选用的标准物质需包括所有的突变类型。对于检测对象同时含有不同比例的不同基因型时，应设置多个梯度，并主要从扩增反应终体系中总核酸浓度和突变序列所占比例两个方面进行评价。

4.5.2 验证方案：使用定值标准物质的样本梯度稀释至厂家声明的检出限浓度，在不同批内对该浓度样品进行测定（如测定 5 天，每天测定 4 份样品），样品总数不得少于 20 个。稀释液可根据情况选用厂家提供的稀释液或阴性血清，该稀释液或阴性血清中除被验证的目标物必须阴性外，试剂说明书上声明的干扰物质必须在允许范围内。

4.5.3 可接受标准：如果≥95％的样品检出阳性，则检出限验证通过。

4.6·定量限：定量限是指能可靠检出分析物的最低实际浓度，并在该浓度下的总误差符合准确度要求（临床可接受）。定量限应≥检出限。

4.6.1 验证要求：所用检验程序在厂家试剂使用说明书等有声明定量限时，应对定量限进行验证。选用定值标准物质如国际参考品、国家参考品、厂家参考品进行定量限验证。

4.6.2 验证方案：使用定值标准物质的样本梯度稀释至厂家声明的定量限浓度，在不同批内对该浓度样品进行测定（如测定 5 天，每天测定 4 份样品），样品总数不得少于 20 个。稀释液可根据情况选用厂家提供的稀释液或阴性血清，该稀释液或阴性血清中除被验证的目标物必须阴性外，试剂说明书上声明的干扰物质必须在允许范围内。计算各样品的理论值与实测值对数值的差值，与厂家声明或实验室制定的差值标准进行比较，计算符合要求的样品的百分比。

4.6.3 可接受标准：如果≥95％的样品符合要求，则定量限验证通过。

4.7·交叉反应（特异度）。

4.8·抗干扰能力

4.8.1 验证要求：验证说明书中涉及的干扰物质对测定结果的影响。这些干扰物质主要包括血红蛋白、三酰甘油、胆红素、免疫球蛋白 G、类风湿因子、抗核抗体和药物等。需要时也应评估抗凝剂和标本保存液等对测定结果的影响。至少在 2 个待测物浓度（宜选择医学决定水平）水平进行干扰物质的验证。

4.8.2 验证方案：用相应溶剂溶解干扰物质，配制浓度尽可能为厂家声明浓度的 10 倍以上。在含不同浓度待测物质的样本中加入干扰物质溶液，使干扰物质的终浓度与厂家声明的浓度相同，在另一份样本中加入等体积的溶剂作为对照。这两份样本分别重复测定至少 3 次，取平均值，计算两者测定值对数值的差值。

4.8.3 可接受标准：如果这两份标本测定值对数值的差值小于厂家声明或实验室制定的差值标准，说明在厂家声明的浓度下，干扰物质对测定结果无显著影响。

5. 记录表格

《性能验证报告》××××-××-××。

（沈佐君）

分子定性项目性能验证标准操作规程

××医院检验科分子诊断实验室作业指导书	文件编号：××-JY-××-××-×××
版本： 生效日期：	共 页 第 页

1. 目的

对分子定性项目实验室测定结果的精密度、正确度等性能指标进行分析，验证其是否符合厂家声明的性能及是否满足临床要求。

2. 范围

适用于本实验室分子定性检测的所有项目。

3. 职责

3.1·实验室组长负责性能验证工作的组织和结果确认。

3.2·实验室设备管理员和(或)性能验证管理员负责性能验证的实施和报告。

4. 性能验证的时机

4.1·新检测系统常规应用前。注意：新检测系统也包括现用检测系统的任一要素，如仪器、试剂、校准品等的变更，以及试剂升级、仪器更新、校准品溯源性改变等应按照新系统进行验证。

4.2·任何严重影响检测系统分析性能的不符合发生后，应在检测系统重新启用前进行性能验证。注意：影响检测系统分析性能的不符合可包括但不限于仪器主要部件故障，仪器搬迁、设施、环境的严重失控等。

5. 实验前准备

5.1·校准仪器，检查各项性能指标合格，若是自动加样则吸样针不存在明显的携带污染等。

5.2·应使用同批号试剂及校准品(适用时)。

5.3·实验操作人员应熟悉方法和原理与操作，确保仪器工作状态正常并能对样品进行正确处理。

6. 符合率验证

6.1·诊断符合率验证：定性检验程序可根据诊断准确度标准是否明确验证诊断符合率。

6.1.1 验证要求：当诊断和被检测物的结果明确，即用"金标准"进行检测，且满足诊断准确度标准时，可采用评估诊断灵敏度和诊断特异度的方法验证诊断符合率。

6.1.2 验证方案

6.1.2.1 当诊断和被检测物的结果明确时，选取阴性样品 20 份、阳性样品 20 份(包含至少 10 份弱阳性样品)，随机盲号法重新分号，检测样品，将所有检测结果按表 4-0-1 归总填表。

6.1.2.2 诊断符合率计算：诊断灵敏度 $= a/(a+c) \times 100\%$；诊断特异度 $= d/(b+d) \times 100\%$；诊断符合率 $= (a+d)/(a+b+c+d) \times 100\%$。

表 4-0-1 诊断符合率验证

候选方法	金标准(诊断准确度标准)		合 计
	阳 性	阴 性	
阳性	a	b	a+b
阴性	c	d	c+d
合计	a+c	b+d	a+b+c+d

6.1.3 可接受标准:如果实验室计算得出的诊断灵敏度、诊断特异度和诊断符合率不低于所用厂家检验方法声明的相应标准值,验证通过;如果小于所用厂家检验方法声明的相应标准值,即未通过验证,则应寻找原因或更换检验方法。

6.2·方法符合率验证:当诊断准确度标准不明确时,可采用评估方法符合率的方式实现符合率的验证,包括用候选方法评估已知能力验证或室间质评的样本以及不同方法学和(或)相同方法学在不同实验室之间的比对。

6.2.1 采用 PT/EQA 控制品验证

6.2.1.1 验证要求:采用的 PT/EQA 控制品已公布的靶值,且按照室间质评组织者声明的稳定期及保存条件正确保存。

6.2.1.2 验证方案:样品为 PT/EQA 控制品,不少于 20 份,且应包括阴性、阳性(包括弱阳性至少 5 份)水平。按照患者样品检测程序进行检测,记录检测结果,计算符合率。

6.2.1.3 可接受标准:符合率≥80%。

6.3·与经过性能验证符合的在用检测方法的比对

6.3.1 验证要求:在用检测方法是指经验证性能符合设定标准,日常室内质控、室间质评或能力验证合格的方法。优先选用符合以上要求的相同检测系统和 ISO 15189 认可的实验室检测方法。

6.3.2 验证方案

6.3.2.1 样品:选取阴性样品 20 份、阳性样品 20 份(包括至少 10 份弱阳性样品),共 40 份样品,随机每 8 份分成 1 组。按照患者样品检测程序采用在用检测方法和候选方法每天平行检测一组样本。

6.3.2.2 将所有检测结果按表 4-0-2 计算符合率:阳性符合率 = $a/(a+c)\times100\%$;阴性符合率 = $d/(b+d)\times100\%$;总符合率 = $(a+d)/(a+b+c+d)\times100\%$。

表 4-0-2 方法符合率验证

候选方法	在用检测方法		合 计
	阳 性	阴 性	
阳性	a	b	a+b
阴性	c	d	c+d
合计	a+c	b+d	a+b+c+d

6.3.3 可接受标准：可接受标准为所用厂家检验方法（候选方法）标准。若无可用的厂家标准时，可根据实验室检测方法的稳定性等指标制定实验室验证可接受标准。

7. 精密度验证

7.1 · 验证要求：PCR技术相关定性检验的检测对象主要分两类。一类是检测对象有或无，如各类病原体的定性检测，报告阴阳性；另一类是检测对象一定有，只是基因型不同，如某人类基因某个位点的多态性检测，报告具体基因型。选择精密度验证样品时，前者应包括阴性、弱阳性和阳性水平，后者应包括至少2个浓度的模板（如不同浓度的人基因组DNA），如果检测对象同时含有不同比例的不同基因型时，应按照厂家声明的基因型比例分别验证精密度。用于验证的样品应具有很好的稳定性和均一性。

7.2 · 验证方案：参照CNAS-CL02-GLXXX《临床化学定量检验程序性能验证指南》。对于以阴阳性报告结果的方法，阴性结果以是否阴性为判断标准，阳性结果以Ct值进行统计学分析；对于报告具体基因型的方法以Ct值进行统计学分析。

7.3 · 可接受标准：可接受标准为所用厂家检验方法的标准。若无可用的厂家标准时，可根据实验室检测方法的稳定性等指标来制定实验室验证可接受标准。

8. 检出限

8.1 · 验证要求：所用检验程序在厂家试剂使用说明书等有声明检测下限时，应对检出限进行验证。选用定值标准物质如国际参考品、国家参考品、厂家参考品进行检出限验证。对于报告具体基因型的方法，其选用的标准物质需包括所有的突变类型。对于检测对象同时含有不同比例的不同基因型时，应设置多个梯度，并主要从扩增反应终体系中总核酸浓度和突变序列所占比例两个方面进行评价。

8.2 · 验证方案：使用定值标准物质的样本梯度稀释至厂家声明的检出限浓度，在不同批内对该浓度样品进行测定（如测定5天，每天测定4份样品），样品总数不得少于20个。稀释液可根据情况选用厂家提供的稀释液或阴性血清，该稀释液或阴性血清中除被验证的目标物必须阴性外，试剂说明书上声明的干扰物质必须在允许范围内。

8.3 · 可接受标准：如果≥95%的样品检出阳性，则检出限验证通过。

9. 交叉反应（特异性）

9.1 · 验证要求：验证与检测对象可能存在交叉反应的核酸物质对检测结果的影响。病原体核酸检测主要指与检测对象核酸序列具有同源性、易引起相同或相似临床症状的病原体核酸，宜在病原体感染的医学决定水平进行验证。对于报告具体基因型的方法，应验证其他基因型对待测核酸测定的影响，应在待测核酸浓度水平进行验证。

9.2 · 验证方案：对于病原体核酸检测，取一定浓度与待测核酸可能存在交叉反应的病原体加入标本保存液或经确认为阴性的标本，与常规标本同样处理，重复检测至少3次。对于基因型检测，取一定浓度经其他方法（如测序等）确认为其他基因型的标本，与常规标本同样处理，重复检测至少3次。

9.3 · 可接受标准：结果应为阴性。

10. 抗干扰能力

10.1·验证要求：应验证说明书中涉及的干扰物质对测定结果的影响。常见的干扰物质主要包括血红蛋白、三酰甘油、胆红素、免疫球蛋白G、类风湿因子、抗核抗体和药物等。需要时也应评估抗凝剂和标本保存液等对测定结果的影响。

10.2·验证方案：用相应溶剂溶解干扰物质，配制浓度尽可能为厂家声明浓度的10倍以上。在阴性和弱阳性样本中加入干扰物质溶液（对照组加入等体积的溶剂），使干扰物质的终浓度与厂家声明的浓度相同，重复测定3次以上。

10.3·可接受标准：如果阴性结果仍为阴性，弱阳性结果仍为弱阳性，说明在厂家声明的浓度下干扰物质对测定结果无显著影响。

11. 记录表格

《性能验证报告》××××-××-××。

（沈佐君）

核酸提取效率验证标准操作规程

××医院检验科分子诊断实验室作业指导书	文件编号：××-JY-××-××-×××
版本： 生效日期：	共 页 第 页

1. 目的

对分子检测项目的核酸提取效率进行测定，验证其是否符合厂家声明的性能及是否满足临床要求。

2. 范围

适用于本实验室所有的分子检测项目。

3. 职责

3.1·实验室组长负责性能验证工作的组织和结果确认。

3.2·实验室设备管理员和（或）性能验证管理员负责性能验证的实施和报告。

4. 核酸提取效率验证

4.1·验证要求：核酸提取效率包括核酸纯度、核酸提取得率和完整性。对于商品化的诊断试剂，一般情况下不需要验证核酸提取效率。在标本来源有限、标本组成复杂、目的基因在标本中含量低或怀疑提取试剂有质量问题时才需要进行验证。

4.2·验证方案

4.2.1 核酸纯度：按照试剂盒要求，提取含有不同浓度待测核酸的标本，核酸浓度宜覆盖厂家声明的可提取的核酸浓度，将核酸提取液用分光光度计测定 A260/A280 比值。

4.2.2 核酸提取得率：将含有待测物质的标本平均分成 2 份，其中一份（A）加入一定体积（小于总体积的 10%）已知浓度的待测核酸，另一份（B）加入同体积核酸溶解液，按照试剂盒要求提取核酸，分别测定 A 和 B 提取的核酸量，按公式计算核酸提取得率：核酸提取得率＝（A 核酸提取量－B 核酸提取量）/加入的待测核酸量×100%，重复测定 3 次，计算平均值。

4.2.3 核酸完整性：按照试剂盒要求，提取含有不同浓度待测核酸的标本，核酸浓度宜覆盖厂家声明的可提取的核酸浓度，取一定量的核酸提取液进行琼脂糖凝胶电泳，与待测核酸标准物比较。

4.3·可接受标准

4.3.1 核酸纯度：待测物质为 DNA 时，A260/A280 比值为 1.7～1.9；待测物质为 RNA 时，A260/A280 比值为 1.8～2.0。

4.3.2 核酸提取得率：核酸提取得率应不低于厂家声明或实验室制定的标准。

4.3.3 核酸完整性：在待测核酸碱基对相同的位置可观察到清晰的条带，无明显降解。

5. 扩增效率验证

5.1·验证要求：扩增效率包括标本和标准品的扩增效率，只有两者扩增效率良好且一致时，定量结果才更准确。如果怀疑 PCR 扩增系统有问题时应进行扩增效率验证。扩增效率太低提示 PCR 体系可能存在抑制物,扩增效率太高提示可能存在非特异扩增。

　　5.2·验证方案:将接近线性范围上限浓度的标本以 10 倍稀释获得 4～6 个浓度的样本,最低浓度应在线性范围内或将标准品按照厂家要求处理,然后进行扩增。将浓度对数值为横轴,对应的 Ct 值为纵轴,绘制曲线,计算斜率(K),按以下公式计算扩增效率(E),$E = 10^{-1/K} - 1$。

　　5.3·可接受标准:标本和标准品的扩增效率均≥90％且≤110％。

6. 记录表格

《核酸提取效率验证报告》××××-××-××。

(沈佐君)

第五章
质量保证

能力验证、实验室间比对程序

××医院检验科分子诊断实验室作业指导书	文件编号：××-JY-××-××-×××
版本： 生效日期：	共 页 第 页

1. 目的

了解实验室测定结果的准确性和实验室所处的水平，从而保证检测结果的准确性。

2. 室间质评的适用性

2.1·确定实验室进行检测的能力，以及监控实验室的持续能力。

2.2·明确实验室中存在的问题并制定相应的纠正措施。

2.3·确定新的检测和测量方法的有效性和可比性，并对这些方法进行相应监控。

2.4·增加实验室用户的信心。

2.5·识别实验室间的差别。

3. 室间质评的组织机构

国家卫生健康委临床检验中心或省临床检验中心。

4. 室间质评的测定原则

室间质评样本测定时须与患者样本同样操作，不得特殊对待，并且不能与其他医院核对测定结果，应如实地反映实验室的真实工作状况和水平，如有疑问，可与室间质评的组织机构沟通。

5. 质评样本检测操作程序

5.1·质评前准备

5.1.1 在建立实施室内质控体系的基础上参加室间质评活动。

5.1.2 收到质控物后根据质评标本的有关说明，认真检查核对血清的数量、批号、包装，如有破损、缺失、标本编号错误等及时向科室反映，以便及时与国家卫生健康委临床检验中心或省临床检验中心联系，及时补寄。

5.1.3 仔细阅读室间质评的通知和要求，由实验室组长将质评样本保存在标本制备区的−20℃冰箱，妥善保管好报表和项目编码。

5.2·测试环境、仪器、试剂的要求

5.2.1 室温 18~30℃，湿度<80％。

5.2.2 试剂：见各个项目操作程序中的试剂。

5.2.3 质控品：试剂盒内自带质控品或第三方质控品，并在使用效期内，同时无变质或污染。

5.2.4 仪器：每天常规工作状态。

5.3·质评样品的准备

5.3.1 按测定日期从冰箱中取出质评物，放置室温下完全解冻（约30 min）。

5.3.2　将 5 份复溶好的质评物瞬时离心后,按 1～5 批号顺序置于标本架上。

5.4·质评样品的测定

5.4.1　质评物与常规标本平行操作(制备、扩增),详细操作见相应检测项目的检测作业指导书。

5.4.2　每个质控品严格按照患者标本进行检测,不可平行重复检测。

5.4.3　所有质控品检测完毕后,将剩余质控标本按说明要求保存,以备复查。

5.5·填写报表或网上回报

5.5.1　填写报表时应按要求逐项填写,字迹清晰整洁。填完后再次核对,以防笔误、样本编号或顺序错误等。

5.5.2　测定者、实验室组长签字。

5.6·结果存档:填写完后复印或将网页另存,一份寄出,一份存档,以备核查。

6. 评价方法

6.1·单项 PT 值评分标准:每一批号每一项目结果在允许范围内时,测定结果合格,得分为 100%;若在允许范围外时,测定结果不合格,得分为 0 分。单个项目的测定得分 = 该项目的合格结果数/该项目的总的测定样本数 × 100%。合格:该项目的测定得分 ≥ 80%。不合格:该项目的测定得分 < 80%。

6.2·总项目的 PT 值评分标准:总项目的测定得分 = 总项目的合格结果数/总项目的总的测定样本数 × 100%。合格:总项目的测定总得分 ≥ 80%;不合格:总项目的测定总得分 < 80%。

6.3·国家卫生健康委临床检验中心给参加的实验室发放证书的规定

6.3.1　合格证书:每年每个专业参加 2 次或 3 次以上,不得缺席,每次有 5 个调查样本。每次总项目的测定总得分 ≥ 80%,颁发合格证书。

6.3.2　参加证书:若不符合合格证书的要求和标准,则颁发参加证书。

7. 质评结果处理

7.1·反馈结果分析:收到反馈结果后应及时分析,检查各项目的准确度、有无系统性误差、有无不合格项目,对不合格项目需要分析失误的原因,并填写《质量控制分析报告》。

7.2·影响质评结果的原因

7.2.1　书写误差

7.2.1.1　此类误差大多由于不正确的报告单位或小数点位数错误引起。

7.2.1.2　在报告单上填写仪器、方法、试剂等编码错误。

7.2.1.3　没有将仪器、磁盘、读数窗口中的检测结果正确地抄写到报告单上(如标本的结果以相反的顺序抄写或拷贝)。

7.2.2　方法学问题

7.2.2.1　仪器功能检查(如温度、荧光等)未按要求执行,性能指标不在可接受范围内。

7.2.2.2　未能适当地进行仪器的定期维护或不正确的仪器校准。

7.2.2.3　使用的试剂保存不当,反复冻融或超出有效期。

7.2.2.4 仪器数据处理功能出现问题。

7.2.2.5 厂家试剂或生产厂家规定的仪器设置问题(实验室需要与厂家联系来评价此类问题)。

7.2.3 技术问题

7.2.3.1 对室间质评物不恰当的复溶或复溶后延迟检测。

7.2.3.2 测定时样本放置顺序有误。

7.2.3.3 当天的室内质控结果失控但仍检测室间质控品并发出报告。

7.2.3.4 室内质控数据虽在可接受限之内,但检测结果显示出趋势性。

7.2.3.5 不适当的质控限或规则(如果可接受的质控范围太宽,结果落在可接受的范围内的概率增加,同时超过可接受的室间质评限的概率增加)。

7.2.3.6 没有按实验室的规范程序操作。

7.2.4 室间质控品的问题

7.2.4.1 基质效应:有些仪器或方法的性能会受到 EQA 样本基质的影响,导致结果不准确。

7.2.4.2 非均匀性质控物(如质控物不恰当的混匀,或质评物不一致的前处理等)。

7.2.4.3 质控物被污染。

7.2.5 室间质量评价的问题:不适当的分组、不适当的靶值、不适当的评价区间、EQA 组织者不正确的数据输入。

7.2.6 经调查后无法解决的问题

7.2.6.1 当排除了所有的可识别误差,单个不可接受结果可能是由于随机误差,特别是当重复分析结果可接受时,不应采取纠正措施。

7.2.6.2 所发质控物本身不合格(不在标准质控范围),导致结果偏差较大,无法进行统一质评。

7.2.6.3 经调查后无法解决的问题(因是质控品),应及时与检验中心联系,说明问题,并给出解决办法。

7.2.6.4 将所有的失控调查原因及纠正措施做好记录,并上报科室质量控制小组和科室主任,由科室主任签字后,归档保存。

8. 记录表格

8.1·《室间质评记录表》XXJY - ×× - ××。

8.2·《失控分析报告》XXJY - ×× - ××。

(辛毅娟　马越云)

室内质量控制管理程序

××医院检验科分子诊断实验室作业指导书	文件编号：××-JY-××-××-×××
版本： 生效日期：	共 页 第 页

1. 目的

对分子诊断实验室检验程序进行精密度控制，保证检测结果的稳定性。

2. 室内质控的适用性

2.1·适用于本实验室开展的各项检测项目。

2.2·连续监测和评价本实验室的工作质量，以及评价结果的可信性。

2.3·排除质量环节中所有阶段导致不满意的原因。

2.4·反映检验操作中所有步骤的工作情况，包括从收集标本到结果发出的全过程。

2.5·提高常规测定工作的批间和批内标本检测结果的一致性。

3. 职责

3.1·分子诊断实验室组长负责制定检测项目的室内质量控制计划，定期汇总，总结室内质控报告。

3.2·检测人员负责执行检验过程的室内质量控制计划，及时纠正，填写质控报告。

4. 室内质控的方法

L-J质控图和多规则质控方法。

5. 靶值及标准差的设定

5.1·在开始室内质控前，首先设定质控品的靶值。实验室应自行对新批号质控品的各个检测项目确定靶值，靶值必须在实验室内使用自己现行的测定方法进行测定。

5.2·每天新批号的质控物与当前使用的质控物一起测定1次，至少测定20天，收集20个在控数据，计算平均值、标准差（SD）及变异系数（CV），此CV即为常规条件下的变异，以此平均值作为该批号质控品的下一个月（第1个月）暂定靶值；第一个月与前20次数据计算的平均值作为第2个月室内质控图的靶值、SD；重复此过程5个月将所有数据和最初20个数据汇总计算平均值、SD作为该批号质控物常规的靶值和标准差，以此作质控图。

6. 室内质量控制操作程序

6.1·质控前准备

6.1.1　培训实验室工作人员，保证所有工作人员都应对质控的重要性、基础知识、实验方法有较充分的了解，并在实际工作中不断进行培训提高。

6.1.2　建立一套完整的标准操作规程（SOP文件）。

6.1.3　仪器必须定期校准，确立校准频度。

6.1.4　质控品选择试剂盒内自带质控品或第三方质控品，并按说明正确保存与使用。

6.2·测试环境、仪器、试剂的要求

6.2.1　室温 18～30 ℃,湿度＜80%。

6.2.2　试剂:见各个项目操作程序中的试剂。

6.2.3　质控品:试剂盒内自带质控品或第三方质控品,并在使用效期内,同时无变质或污染。

6.2.4　仪器:每日常规工作状态。

6.3·质控品的准备:从冰箱中取出质控品,放置在室温下完全解冻(约 30 min)。

6.4·质控品的检测

6.4.1　质控品与常规标本平行操作(制备、扩增),详细操作见相应检测项目的作业指导书。剩余质控品随生物垃圾丢弃,不再重复使用。

6.4.2　质控品编号尽量编为大且易于识别、记忆的数字,如 8001 等。

6.4.3　用已知拷贝数的阳性标准品系列同步扩增检测,建立标准曲线(决定系数≥0.97),然后根据标准曲线计算质控品的拷贝数。

6.5·质控数据处理:质控原始结果对数转化,将对数值按日期及项目输入 LIS 质控系统进行分析,详见《LIS 系统质控管理程序检测作业指导书》相关步骤。

6.5.1　在 LIS 系统质控管理程序的主菜单窗口中,点击"数据处理",进入"数据处理"界面,在其中按日期、次号及检测编号接收数据,并按日期、质控计划浏览、打印质控数据及其目标平均值、SD、CV 和质控图。

6.5.2　LIS 质控管理程序也可根据检测数据和该检测项目的质控规则自动判断在控与否,弹出信息窗口显示质控异常情况和并以红色文字显示当前失控数据。

6.5.3　质控品检测数据"在控"后,才能发出常规报告。

6.6·质控规则及频次

6.6.1　质控规则

1_{2s}:1 个质控测定值超过 $X \pm 2s$ 质控限,在临床检验中常作为警告界限。

1_{3s}:1 个质控测定值超过 $X \pm 3s$ 质控限,判定为失控。

2_{2s}:连续 2 个质控测定值超过 $X \pm 2s$ 质控限,判定为失控。

6.6.2　质控频次:质控品应按照实验频次进行,必须按实验室常规工作进行,由进行常规工作的人员检测。

6.7·质控结果记录

6.7.1　每天将日期、检测原始结果、转换对数值和记录者如实记录在《原始结果记录表》相应位置。

6.7.2　如果在 $X \pm 2s$ 质控限以外,应及时向有关负责人反映,并积极查找原因,但当天的检验结果一般可以发出。

7. 失控情况处理及原因分析

7.1·失控情况处理:操作人员发现失控后应尽快查明引起失控的原因,并采取相应的纠正措施,同时应立即报告专业负责人。在失控纠正前不得对患者标本进行检测,如已经检测不得发出报告。纠正完成后,由当班检验人员填写《失控分析报告》,并由经手人、专业负责人和科室主任签字、保存。

7.2·失控原因分析

7.2.1 查看质控品是否过期,是否在反复冻融下使用,是否按照规定的方法进行保存和复溶等。

7.2.2 检查试剂的有效期,Taq 酶或反转录酶是否失活,使用过程中是否出现差错。

7.2.3 检查失控项目使用仪器的检测程序,检查离心机、金属浴及扩增仪有关参数是否更改,如有变化按要求复原。

7.2.4 检查扩增仪孔间温度的一致性是否良好。

7.2.5 检查仪器温控部分运行的过程是否正确。

7.2.6 检查是否为核酸提取过程中的随机误差导致,如靶核酸提取过程中丢失、有机溶剂去除的不彻底、标本中扩增抑制物的残留、所使用耗材中存在抑制物等。

7.3·失控处理程序

7.3.1 观察临床标本是否有一致性改变,从而确定误差产生的类型。

7.3.2 在同一反应孔内重新扩增该质控品,以查明是否为偶然误差。

7.3.3 更换反应孔重新扩增该质控品,查明是否为孔间差异导致误差。

7.3.4 使用同批号新质控品,重新测定失控项目。

7.3.5 检查试剂,必要时可更换试剂以查明原因。

7.3.6 检查仪器状态,进行仪器维护,重新测定失控项目。

7.3.7 如果执行上述步骤后也未能得到在控结果,则应求助厂家工程师。

7.4·确认解决问题并做好记录:找出原因,经纠正后须重新测定质控品,以"在控"确认问题是否解决,在失控时测定的患者样本也须重新测定,应将出现的质控事件和纠正过程形成文件。

8. 室内质控数据的管理

8.1·每个月末应对当月的所有质控数据进行汇总整理和统计处理,并打印质控图表,填写《质量控制分析报告》,上报实验室组长并存档。

8.2·每个月末应对室内质控数据进行周期性评价。如果发现有显著性的变异,需对质控图的平均值、标准差进行修改,并要对质控方法重新进行设计。

8.3·每个月末应填写该月所有测定项目的室内失控情况汇总表。

9. 记录表格

9.1·《月质控分析报告》XXJY-××-××。

9.2·《失控分析报告》XXJY-××-××。

(辛毅娟　马越云)

室内人员比对、留样再测程序

××医院检验科分子诊断实验室作业指导书	文件编号:××-JY-××-××-×××
版本: 生效日期:	共 页 第 页

1. 目的

规范分子诊断室内人员比对和留样再测实验的操作方法和判断规则。

2. 定义

2.1·实验室有2个或2个以上的检测人员进行相同项目的手工操作前,应该检查规定数量的相同样品,从测定结果间的差异了解检测人员之间的偏差。如果偏差在允许误差范围内,说明检测人员对样品的测定结果基本相符,不会对临床造成明显偏差。

2.2·系统故障修复、评审或其他需要的情况下,收集已检测样本再次测定以评估判断的一致性。

3. 实验对象

分子诊断实验室内实验操作人员。

4. 实验基本要求

4.1·样本要求:选取5例患者的新鲜血清,包括1例阴性及4例病毒定量值在检测病毒的可报告范围内(覆盖临界值、低值、中值和高值),不应使用溶血、脂血等异常样本。

4.2·数据要求

4.2.1 数据记录:记录实验结果备查。

4.2.2 数据有效性:整个实验项目保证有室内质量控制。失控时必须及时处理,并待质量控制在控后再检测。

5. 实验程序

5.1·标本检测:实验人员在同一时间、同一实验环境下对选取的样本分别进行单次检测,收集检测结果。

5.2·数据处理:将数据录入 EXCEL 表格,计算偏移[变异系数(CV)=标准差(SD)/平均值(mean)×100%]。

6. 判断规则

至少4个样本检测结果的偏移在 $-7.5\%\sim7.5\%$ 范围内,表示验证通过。否则验证未通过。未通过应按不符合处理。

7. 记录表格

7.1·《分子诊断实验室内人员比对记录表》XXJY-SOP-××-××。

7.2·《分子诊断实验室留样再测记录表》XXJY-SOP-××-××。

(辛毅娟　马越云)

检测系统间比对程序

××医院检验科分子诊断实验室作业指导书	文件编号：××-JY-××-××-×××
版本： 生效日期：	共 页 第 页

1. 目的

规范分子诊断室内仪器间比对实验的操作方法和判断规则。

2. 定义

实验室有 2 套或 2 套以上的检测仪器进行相同项目检测时，应该检查规定数量的相同样品，从测定结果间的差异了解检测仪器间的偏差。如果偏差在允许误差范围内，说明检测仪器对样品的测定结果基本相符，不会对临床造成明显影响。

3. 实验对象

分子诊断实验室内相同项目分析系统。

4. 实验基本要求

4.1·样本要求：选取 20 例患者新鲜血清，其病毒定量值位于检测病毒的可报告范围之间，不得使用溶血、脂血等异常性状样本。

4.2·数据要求

4.2.1 数据记录：将实验结果记录下来保留备考。

4.2.2 数据有效性：整个实验保证有室内质量控制。失控时，必须及时处理，并待质控在控后再检测。

5. 实验程序

5.1·标本检测：实验对象在同一时间、同一实验环境下，对选取的样本分别进行单次检测，收集检测结果。

5.2·数据处理：将数据录入 EXCEL 表格，计算偏移（$CV = SD/mean \times 100\%$）。

6. 判断规则

20 例样本中至少 18 例偏移在 $-7.5\% \sim 7.5\%$ 范围内，表明验证通过。否则不通过。未通过按不符合处理。

7. 记录表格

《分子生物实验室检测系统比对记录表》XXJY-SOP-××-××。

（辛毅娟 马越云）

风险评估管理程序

××医院检验科分子诊断实验室作业指导书		文件编号：××-JY-××-××-×××	
版本：	生效日期：	共　页　第　页	

1. 目的

针对实验过程中可能出现的干扰因素，采取一定措施（包括预防错误、偏倚与意外）进行识别、预测、监控、评估和管理，从而避免或预防对患者造成不良的结果或伤害，使不良事件发生的概率和影响最小化。

2. 适用范围

适用于检验科质量管理体系及检验程序等各方面潜在风险因素。

3. 职责

3.1·科室主任全面负责实验室风险管理。

3.2·质量主管负责实验室风险管理思路的设计。

3.3·各专业组长负责组织相关人员讨论、识别风险因素，并建立潜在的风险因素列表，分类、评估关键风险因素。

3.4·质量主管确认、分析潜在的差错或影响患者的安全因素，对不可接受项目提出纠正或预防措施。相应措施可落实到程序文件、样品采集手册、作业指导书等相关文件中。

3.5·各专业组质量监督员监督和验证风险评估及其相应措施的落实情况和效果。

3.6·质量主管负责年度风险管理评审，制定风险评估报告。

4. 工作程序

4.1·识别实验室潜在的和（或）实际发生的风险因素

4.1.1　分析前风险因素：标本采集不符合要求、运送不规范、交接问题、前处理不规范、标本不合格和其他人为差错等。

4.1.2　分析中风险因素

4.1.2.1　仪器设备：性能异常、未按校准程序校准、无使用维护记录、无准入资质证件、无档案和状态标识等。

4.1.2.2　试剂耗材：无性能评价、无出入库记录、无资质材料、试剂过期或失效、自行配制的试剂没有质量评价和记录等。

4.1.2.3　质控：未做室内质控或失控、未参加室间质评等。

4.1.2.4　实验操作：无规范统一的作业指导书、记录资料不完整、人员操作错误等。

4.1.2.5　环境：温度、湿度异常，水质不合格，电力不满足等。

4.1.3　分析后风险因素

4.1.3.1　危急值未严格按照程序报告。

4.1.3.2 未识别出异常结果。

4.1.3.3 信息记录错误。

4.1.3.4 超出标本周转时间(turn around time,TAT)。

4.2·评估风险因素

4.2.1 将识别的风险因素根据其严重程度、发生频率依次排序。

4.2.2 利用风险评估矩阵(risk assessment matrix,RAM),依据风险发生的严重程度、概率,计算风险系数积分(risk priority number,RPN=严重程度×概率),RPN得分越高代表风险越高,以≥4分为不可接收(表5-0-1)。

表5-0-1 风险系数积分计算

风险发生的概率	风险发生的严重程度			
	可忽略的(1)	微不足道(2)	较重的(3)	严重的(4)
经常(4)	不可接受	不可接受	不可接受	不可接受
可能(3)	接受	不可接受	不可接受	不可接受
偶尔(2)	接受	接受	接受	不可接受
很少(1)	接受	接受	接受	接受

4.3·风险评估的输出

4.3.1 形成风险评估报告并提交管理评审。评价识别的全部实验室风险因素是否控制在可接受风险标准内,如果风险评估结果不可接受,则必须对相应的失效模式采取控制措施,使其降低至可接受水平。

4.3.2 适用时,可输出到下列因素相关的质量手册、作业指导书和程序文件中,包括培训与能力评估人员、设施与环境条件、检验前过程、检验过程、检验后过程、预防措施、持续改进、质量指标。

5. 支持性文件

《不符合检验工作控制程序》《纠正措施控制程序》《预防措施控制程序》《投诉处理程序》《设施和环境管理程序》《仪器设备管理程序》《检验试剂耗材控制程序》《检验方法管理程序》《检验结果质量控制程序》《检验报告管理程序》《检验结果发布程序》《持续改进管理程序》《样品管理程序》。

6. 记录表格

6.1·《不符合工作处理报告》××-××。

6.2·《预防改进措施处理表》××-××。

6.3·《临床工作人员满意度调查表》××-××。

6.4·《患者满意度调查表》××-××。

6.5·《质量监督记录表》××-××。

6.6·《质量控制分析报告》××-××。

6.7·《不合格标本拒收登记表》××-××。

（杨　柳　马越云）

质量指标管理程序

××医院检验科分子诊断实验室作业指导书	文件编号：××-JY-××-××-×××
版本： 生效日期：	共 页 第 页

1. 目的

根据分子诊断室检测系统的实际水平制定质量目标，通过质量目标管理不断提高检测质量，保证检测结果的准确性。

2. 适用范围

适用于分子诊断室所有检测项目。

3. 职责

3.1·质量监督员负责策划监控质量指标的过程，包括建立的目的、方法、解释、措施计划和监控周期。

3.2·分子诊断室负责人（组长）对本室各项目的检测分析过程全面监控，促进质量目标的达成。对于未达到质量目标的项目，应与本实验室质量监督员共同分析原因并采取相应改进措施。

4. 程序

4.1·质量指标建立来源

4.1.1 检验前、检验中、检验后过程中对实现质量目标的影响因素。

4.1.2 风险评估过程中发现的必须受到监控的重要因素。

4.1.3 国家卫生管理部门发布的医学实验室质量指标。

4.2·质量指标的策划和建立（表5-0-2）

表5-0-2 质量指标的策划和建立

质量目标		质 量 指 标	质量标准
服务质量		患者整体满意度	＞90％
		样本采集满意度	＞95％
		咨询服务满意度	＞90％
		便利提供满意度	＞85％
工作质量	检验前	样本拒收率	＜3％
		样本处理差错率	＜0.1％
		检验前TAT合格率（急诊检验TAT≤2h；普通检验在规定时间内完成）	＞90％
		样本采集手册发放率	100％
		临床医护人员满意率	＞95％
	检验中	仪器校准合格率	100％

（续表）

质量目标	质 量 指 标	质量标准
	室内质控项目开展率	＞90％
	室内项目变异系数不合格率（室内质量控制项目的偏倚和RCV在规定范围内）	＜3％
	室间质评项目参加率	＞90％
	执行实验室间比对的检验项目数占同期室间质评计划检验项目总数	100％
	参加国家卫生健康委临床检验中心能力验证计划项目的合格率	＞80％
	参加国家卫生健康委临床检验中心室间质量评价项目的合格率	＞80％
	参加国内其他室间质量评价项目的合格率	＞80％
	国际酶学参比实验室室间PT（Ringtrials）项目合格率	＞80％
检验后	危急值通报率	100％
	危急值报告处理合格率	＞95％
	报告单合格率	＞95％
	TAT合格率	＞95％
	临床咨询与会诊满意率	＞80％
	临床医护人员满意率	＞90％
安全质量	重大工作差错（检验过程或结果导致患者诊断或治疗出现重大错误）发生情况	0
	重大工作事故（针刺伤、样本沾染、试剂遗漏等导致的伤病）发生情况	0
	重大环境事故（火灾、偷盗、水电事故等）发生情况	0

4.2.1　报告及时率：＞90％，按总检测项目统计计算。

4.2.2　报告合格率：＞95％，按总检测项目统计计算。

4.2.3　患者满意度（投诉）：≥90％，按总检测项目统计计算。

4.3 · 解释

4.3.1　室内质控：基因扩增实验室开展了室内质控的检测项目的室内质控的偏倚CV≤7.5％，失控处理的及时率达99％。

4.3.2　室间质评：基因扩增实验室认可项目参加国家卫生健康委临床检验中心和陕西省临床检验中心室间质评，室间质量评价每年每项目能力验证（proficiency testing，PT）成绩≥80％；本实验室非认可项目，可根据基因扩增实验室累积1年达到的分析质量水平和生物学变异水平确定其质量目标要求。

4.3.3　结果报告：基因扩增实验室检测项目报告合格率达95％。

4.3.4　TAT时间：基因扩增实验室检测项目实际TAT时间的90％满足科室制定的TAT时间。

4.4 · 监控周期与纠正措施：每月统计质量指标的完成情况，填写《质量指标统计表》。对于不达标的指标开不符合工作报告，采取纠正措施。

4.5·定期评估：每年提交管理评审，评价质量指标的完成情况和适宜性，以修改质量指标标准，或增加、删除质量指标，并填写《质量指标评审表》。

5. 记录表格

5.1·《质量指标统计表》XXJY-××-××。

5.2·《质量指标评审表》XXJY-××-××。

（杨　柳　马越云）

工作流程管理程序

××医院检验科分子诊断实验室作业指导书	文件编号：××-JY-××-××-×××
版本： 生效日期：	共 页 第 页

1. 工作岗位及职责

1.1 · 分子诊断实验室工作岗位包括每天常规工作岗位和专项管理岗位。

1.1.1 每天常规工作岗位包括标本接收和处理、分子实验分析仪上机操作和结果报告、杂项检测。常规工作岗位工作人员每日由专业组组长指定。

1.1.2 专项管理岗位包括试剂采购和出入库管理、仪器维护保养管理、质量控制管理。专项管理岗位由专业组组长定期(一般半年以上)指定。

1.2 · 各岗位工作内容和职责

1.2.1 标本接收和处理在岗工作人员负责门诊、急诊、病房标本的接收和签收，以及离心、编号、条码扫描。填写记录表格包括标本不符合记录、小型仪器使用记录。

1.2.2 分子实验分析仪上机操作和结果报告在岗工作人员负责当日检测和结果报告，包括开机、室内质控、上机检测、结果审核发送。记录表格包括仪器使用记录、失控报告记录、检测结果修改和变更记录。

1.2.3 杂项检测在岗工作人员负责人乳头瘤病毒(HPV)DNA、EB病毒(EBV)DNA、巨细胞病毒(CMV)DNA、甲型流感病毒(H1N1)RNA、细胞外乙型肝炎病毒(ccc)DNA、肠病毒(EV)RNA、TTV DNA、HGV RNA等的检测与报告工作，实时荧光定量PCR仪、芯片杂交系统、冰箱、离心机等仪器的使用登记。记录表格包括仪器使用记录、维护保养记录、校准记录、失控记录、小型仪器使用记录、检测结果修改变更记录。

1.2.4 午班在岗工作人员主动与其他岗位人员进行交班，负责当天所有未完成检测的报告发送、所有仪器的关机、关水电。记录表格包括仪器的使用和登记记录、检测结果修改和变更记录、检测结果延迟发布记录。

1.2.5 试剂采购和出入库管理在岗工作人员负责试剂订购、接收、入库、出库，每月进行1次组内试剂出入库。记录表格包括订货记录、入库记录、出库记录、分子诊断实验室试剂每月计划表。

1.2.6 仪器维护保养管理在岗工作人员每周对扩增仪进行保养，保养内容包括：仪器表面、仪器光路有效性、存储保养信息等。

1.2.7 质量控制管理包括室内质控和室间质评。室内质控内容包括每月小结、打印报表、汇总分析、年度汇总分析。室间质评内容包括按要求时间检测、每次收到结果后写出汇总报告、年底写出年度汇总报告。

2. 工作前准备

检查工作环境条件，检查水、电和仪器状态，进行检测前相关准备，并做好记录。

3. 标本接收和处理

3.1·每天早上由科室工勤人员到病房取回当天检测标本,与临床医护人员交接并记录完整、清楚。

3.2·送到检验科窗口的标本,首先检查标本是否合格,合格标本登记到标本接收表。不合格标本登记《不符合标本记录》。

3.3·对接收标本进行分类,按检测仪器不同、项目不同分类处理。

3.4·离心条件和离心机的操作使用参照相关文件和作业指导书。

3.5·编号按不同分类分别编号。当出现分类交叉(例如同一管血多个仪器检测)时需进行二次编号。

4. 标本检测信息采集

4.1·将待测标本的患者信息和检测项目信息,通过条码扫描采集到实验室信息管理系统(LIS)中,LIS操作见相关作业指导书。

4.2·不同仪器对应不同分组。

4.3·标本编号需要和LIS编号严格对应。扫描过程和之后需要进行核对,杜绝隔号或错位出现。

5. 上机检测

认真核对号码次序,依次上机检测,仪器操作见相关作业指导书。

6. 结果审核

6.1·数据传输后,在LIS程序中进行结果审核。

6.2·审核结果与临床诊断的符合性。

6.3·审核当次结果与历史结果的符合性。

6.4·发现异常结果需寻找原因,加强与临床医生的沟通,最终决定是否发出报告。

7. 发送、打印报告

结果审核后的报告通过网络发送到病房或门诊各医生、护士工作站,一般由该终端执行打印。

8. 检验结果变更

8.1·当发现已经发送化验结果存在错误或其他不符合临床实际状况时,需要由质量主管人员进行审核,复查确认或修改后方可发送。

8.2·批量结果差错如果已经发送,必须及时报告质量主管负责人,及时告知临床,并采取补救措施,经质量主管人员复核确认后方可发送结果信息。

9. 记录表格

9.1·《核酸定量检测流程记录表》××××-××-××。

9.2·《基因分型检测流程记录表》××××-××-××。

(李伯安　马越云)

第六章
结果报告程序

感染性疾病分子检验结果报告程序

××医院检验科分子诊断实验室作业指导书	文件编号：××-JY-××-××-×××
版本： 生效日期：	共 页 第 页

1. 目的

规范感染性疾病分子检验结果报告的格式、发放与时间，并对检验报告内容的编辑、审核、签发、登记与保存、更改、补发、结果解释与说明、危险值报告及处理等进行有效控制和管理，保证向实验室服务对象提供准确、及时、可靠的检验数据和结果。

2. 范围

适用于感染性疾病分子检验结果的书面报告、电子报告、电话或传真报告。

3. 职责

3.1·实验室管理层负责确定检验报告的格式、发放与时间。

3.2·检验人员负责标本的检测和结果录入。

3.3·授权签字人负责对检验报告进行审核、签发。

3.4·中级以上职称人员负责结果的解释和说明。

4. 程序

4.1·报告单的格式：由实验室根据项目要求统一设计。实验室发出的所有报告单必须清晰显示报告单的格式内容，报告单必须干净、美观。

4.2·报告单的内容：每份报告应包含以下信息（除客户有特殊要求外）。

4.2.1 标题。

4.2.2 实验室名称、地址、联系方式（外包项目报告单上必须注明外包实验室的名称、地址应报告）。

4.2.3 客户名称、地址。

4.2.4 患者的基本资料包括姓名、性别、年龄、住院号、病床号、科室名称、临床诊断、报告唯一性标识（如条形码）等。

4.2.5 标本状态（如血清、血浆、体液等）。

4.2.6 要有合法授权的开单医生的姓名、工号或代码（如果是工号或代码，需通过计算机索引系统或其他编码记录形式查找到相应的开单医生）。

4.2.7 标本采集日期和时间。

4.2.8 标本接收日期及时间。

4.2.9 报告日期和时间（如果报告单上没有时间，应确保能够在检验系统或通过原始测量数据中查到）。

4.2.10 检测项目、检测方法、检测结果、测量单位。

4.2.11 正常参考值范围（在某些情况下，可以适当地发放参考范围的清单或表格给所有使用者或报告单接收医院,这可能有困难,但如果适合并严格控制还是可以接受的)。

4.2.12 操作者、审核者的姓名及批准人电子签名标识。

4.2.13 报告结果的附加信息。

4.2.14 必要给予建议与解释。

4.2.15 客户要求的或实验室各科室特殊性的附加信息。

4.3 · 报告单审核内容

4.3.1 检测项目和项目方法是否满足客户要求。

4.3.2 检测报告单的患者基本资料是否与客户申请单一致。

4.3.3 项目检测结果录入后技术人员必须认真校核检验系统内的结果是否与原始数据一致,确保患者检测结果真实。

4.4 · 报告单的批准

4.4.1 基本资料和实验结果审核后才能进行结果的批准,每一份报告单都需经 2 人审核,以确保检测项目与临床需求项目一致,从而避免漏检与错检的发生。

4.4.2 授权批准人认真分析当天结果是否有危急值的出现并参照《危急值管理程序》进行处理。

4.4.3 认真审核结果与临床诊断的相关性。对实验中出现的异常结果,与患者的年龄、性别、临床诊断等相关信息进行评价,是否能从不同的角度进行解释。若发现明显不符情况时建议患者及时复查。

4.4.4 认真审核结果是否超出本项目 SOP 内规定的测量允许范围,对高出测量允许范围上限的结果稀释样本后测量并得到最终的真实结果。

4.4.5 如果当天检测结果出现整体增高或下降时应该分析原因,可根据室内质控的相关程序进行处理。

4.4.6 授权批准人批准报告时可能通过实验室检验信息系统历史查询功能关注客户的连续检测过程和结果的变化趋势,帮助分析当天检测结果的准确性,对变化大的结果可通过复查或电话联系客户了解原因后做出准确判断。

4.4.7 注意不同检测项目结果之间的相关性:对一份样本同时进行几个项目检测的情况,需要注意结果之间是否存在内部联系,能否互相支持以判断测定结果的可靠性。

4.5 · 报告单的更改:已经批准并发放到客户的结果报告单,当发现结果报告中有错误时,实验室应当及时通知相关科室并补发正确报告,按照《修改和补发实验报告的管理程序》进行操作。

5. 记录表格

5.1 ·《临床沟通记录表》××××-××-××。

5.2 ·《服务协议评审表》××××-××-××。

(杨 军 李晓华)

遗传性疾病分子检测结果报告程序

××医院检验科分子诊断实验室作业指导书	文件编号：××-JY-××-××-×××
版本： 生效日期：	共 页 第 页

1. 目的

规范遗传性疾病分子检测结果报告，包括报告格式、发放时间与流程，并对检验报告的编辑、审核、签发、结果解释与说明及处理等进行有效管理，保证向服务对象提供准确、及时、可靠的检测数据和检验结果。

2. 范围

适用于遗传性疾病分子检测结果书面报告、电子结果报告、电话或传真结果报告。

3. 职责

3.1・实验室负责人或组长负责确定检验报告的格式、发放时间与流程。

3.2・经过分子检测技术理论与技能培训合格并取得临检中心《临床基因扩增实验室技术人员培训合格证》的检验人员负责标本的检测、结果的录入。

3.3・有临床医学、分子生物学或遗传学背景的生物信息人员对分子检测的数据进行分析。

3.4・中级以上职称、并经培训合格的临床遗传咨询医师结合患者的临床症状进行结果的解释和说明。

3.5・授权签字人负责对检验报告进行审核、签发。

4. 程序

4.1・检测报告内容

4.1.1　检测样本的识别信息，包括患者姓名、出生日期（产前诊断应同时列出目前的年龄和孕周）、样本采集时间、实验编号、样本类型、送检医生、检测方法、报告时间等。

4.1.2　清楚描述检测结果，包括个体的基因型、检测到的突变位点等信息，根据人类基因组变异协会（HGVS）命名规则对检测到的变异进行标注，变异的标注方式应包括基因名称、杂合/纯合性、cDNA命名、蛋白质命名、外显子序号等。必要情况下需包括检测项目的正常范围、阳性判断值（cut-off）等。

4.1.3　针对相应的遗传检测目的，应对实验结果（临床意义）有解释性的表述，同时需要将随访建议、遗传咨询建议等内容体现在检测报告中。以DNA测序为例，结果的报告和解释还应包括以下内容：① 预测碱基变异与已知基因结构和其他数据的相关性、碱基变异对基因的影响。② 所有检测到的基因变异均应根据国际标准进行评估和分类［参考美国医学遗传学与基因组学学会（ACMG）序列变异解读指南］。按照5级术语系统"致病的""可能致病的""意义不明确的""可能良性的"和"良性的"进行变异分类解读。③ 对于遗传病，实验室均应首先以相应的数据库为参考依据。如检测到的变异为新突变，而且突变的性质和意义目前可能并不明确时,应当在报告中说明。如未检测到突变,报告中应对此阴性结果的可能原因进行解释和描述。④ 检测报告中还应列出相应的支持证据。

4.1.4 报告应包括对临床医生的建议,如建议患者进行细胞酶学/功能检测、患者家系其他成员进行变异检测等,以便为进一步解读变异检测结果提供支持。

4.1.5 对遗传检测的局限性(如实验技术的局限性和临床的有效性等)应有清楚的解释和描述。当采用的二代测序方法尚不能覆盖所有基因,应在检测报告中注明实际可覆盖的基因和基因区域。在二代测序检测报告中应清楚注明检测的局限性,并描述数据处理方法和过程。

4.1.6 需要在报告结尾处列出对变异检测结果分类时引用的全部参考文献和信息。

4.1.7 实验检测结果需要有实验室负责人和审核人签字。

4.1.8 荧光原位杂交(FISH)检测结果报告中应包括试剂来源和应用的探针(基因标记或位点标记)、分析的细胞数目。荧光原位杂交仅提供疑似位点的探针部位信息,不能替代完整的核型分析。另外在结果报告中,应根据检测实验室自己建立的参考值范围的有效性对嵌合体的可能性进行描述。

4.1.9 若检测失败,应当阐述失败的原因。

4.2·报告单的审核与批准

4.2.1 审核内容

4.2.1.1 检测项目和项目方法是否满足客户要求。

4.2.1.2 检测报告单的患者基本资料是否与客户申请单一致。

4.2.1.3 项目结果录入后,实验技术人员必须认真校核数据的准确性,确保患者检测结果真实,同时按照检测结果判断和诊断标准对实验结果进行审核。

4.2.2 报告单批准

4.2.2.1 基本资料和实验结果审核后才能进行结果的批准,确保每一份报告单都经临床专业人员审核;确保检测项目与临床需求项目一致,避免发生漏检与错检。

4.2.2.2 认真审核结果与临床诊断的相关性,对实验中出现的异常结果,应从患者的年龄、性别、临床诊断等不同的角度进行解释。若发现明显不符情况时建议及时复查。必要时需在其他技术平台补充验证后,由具备资格的人员进行判断处理。检测结果可参考应用已知基因型的家族内成员作为对照进行分析解释。

4.2.2.3 认真审核测序原始数据参数是否在控,确保分析数据的可靠性。

5. 记录表格

5.1·《临床沟通记录表》××××-××-××。

5.2·《服务协议评审表》××××-××-××。

(李志强　李晓华)

NGS 分子检验结果报告程序

××医院检验科分子诊断实验室作业指导书	文件编号：××-JY-××-××-×××
版本： 生效日期：	共 页 第 页

1. 目的

规范下一代测序技术（Next-generation Sequencing Technology，NGS）分子检验结果报告的格式、发放与时间，并对检验报告的编辑、审核、签发、登记与保存、更改、补发、结果注释与说明及处理等进行有效控制和管理，保证向实验室服务对象提供准确、及时、可靠的检验数据和检验结果，并据此提供遗传咨询服务。

2. 范围

适用于 NGS 分子检验的书面结果报告、电子结果报告、电话或传真的结果报告。

3. 职责

3.1 · 实验室负责人或组长负责确定检验报告的格式、发放与时间。

3.2 · 经过 NGS 技术理论与技能培训合格并取得临检中心临床基因扩增实验室技术人员培训合格证的检验人员负责标本检测和数据录入。

3.3 · 具有医学或生物学背景，并掌握计算机相关知识，能利用至少一种计算机语言的生物信息人员，对所获得的数据在特定程序软件进行临床相关数据获取；然后经具有临床医学、分子生物学或遗传学背景的专业人员对获得的数据进行分析和注释，并提供初步报告和咨询意见。

3.4 · 经培训合格的中级以上职称专业人员负责对上述报告和意见进行全面论证和审核。

3.5 · 授权签字人负责对检验报告进行最终审核和签发。

4. 程序

4.1 · NGS 结果解释及报告内容

4.1.1　检测名称：如××基因变异检测报告。

4.1.2　患者基本信息：如姓名、年龄、性别、住院号、送检医院科室及医师等。

4.1.3　样本信息：如取材部位，送检样本类型（石蜡包埋组织、新鲜组织、血液等）、样本送检时间、报告日期等。

4.1.4　如果涉及病理检查，需添加病理信息：如肿瘤组织类型、位置、细胞含量、肿瘤细胞比例、特殊说明（如出血、坏死、酸脱钙处理等）。

4.1.5　检测技术：基因 Panel 的名称、检测平台的名称、检测方法的检测范围及局限性、分析软件的版本等。

4.1.6　结果列表应包括：基因名称、变异位置、变异频率（肿瘤样本）、cDNA 的 GenBank 号（NM 开头）及符合人类基因组变异协会（HGVS）书写规范的突变类型、编码蛋白 GenBank

号(NP 开头)及突变类型、杂合/纯合状态。

4.1.7　临床意义的注释和解读：报告变异位点的临床意义，并给予相应的临床解释。临床意义的解读要客观平实的描述；对于疾病相关性只描述既往研究中的疗效和监测，不能出现使用何种治疗手段或策略的文字。

4.1.8　若检测失败，应当阐述失败的原因。

4.1.9　由实验检测者、报告医师或指定审核人联合签发。

4.2 · NGS 的数据分析：NGS 数据的生物信息分析包括对测序数据进行质控分析和过滤，以及对通过质控的序列进行变异位点鉴定分析并注释。所用各种生物信息分析软件都要通过适量标准品测序数据进行验证，确保所用软件及参数可达到临床报告的要求。具体操作步骤如下。

4.2.1　测序数据质控分析：测序质量将直接影响后续数据分析的结果。为保证分析结果的可靠性，需要对原始的测序数据进行过滤与筛选。测序数据的质量控制主要包含 4 个方面：质量评估、去接头序列、去低质量序列、去重复序列。

4.2.2　序列比对：数据通过第一步的质量控制之后，如果提供了参考序列(reference)，与参考基因组进行比对分析。通过比对软件将测得的每条序列(read)定位到基因组上，得到 reads 在基因组上的位置。

4.2.3　变异鉴定：对每个位点进行变异鉴定。在肿瘤 panel 测序中，主要检测 SNV 和 Indel 两种突变类型，参数调整后可分析 CNV。部分 panel 的设计还可以鉴定染色体易位。对于肿瘤 panel 基因测序数据，鉴定后的变异位点都需要进行该位点可视化查看和确认，如是否引起蛋白质一级结构的改变。

4.2.4　变异注释：基于通用数据库，对突变基因进行注释。对于基因变异的命名按照人类基因组变异协会命名指南。对于遗传病相关基因命名，推荐美国医学遗传学学院(ACMG)的遗传疾病变异分类指导的命名、遗传背景说明及权威文献说明。

4.2.5　变异基因与疾病关系注释的参考数据库：① 人类基因突变数据库(HGMD)，是目前收集人类突变信息最全的数据库；② 在线人类孟德尔遗传数据库(OMIM)；③ ClinVar 数据库，该数据库与其他数据库的重要区别在于其有一系列专家小组对其大量数据进行评估和归纳，能更好地解释基因型和表现之间的关系。

4.3 · 报告单的审核与批准

4.3.1　审核内容

4.3.1.1　检测项目和项目方法是否满足客户要求。

4.3.1.2　检测报告单的患者基本资料是否与客户申请单一致。

4.3.1.3　项目结果录入后生物信息人员必须认真校核数据的准确性，确保病人检测结果真实。

4.3.2　报告单的批准

4.3.2.1　基本资料和实验结果审核后才能进行结果的批准，确保每一份报告单都经生物信息人员及临床专业人员审核；确保检测项目与临床需求项目一致，避免发生漏检与错检。

4.3.2.2　认真审核结果与临床诊断的相关性，对实验中出现的异常结果，从患者的年龄、性别、临床诊断等不同的角度进行解释。若发现存在明显不符情况时建议及时复查。

4.3.2.3　认真审核测序原始数据参数是否在控，确保分析数据的可靠性。

5. 记录表格

5.1·《临床沟通记录表》××××-××-××。

5.2·《服务协议评审表》××××-××-××。

（李志强　李晓华）

药物敏感相关基因分子检验结果报告程序

××医院检验科分子诊断实验室作业指导书		文件编号：××-JY-××-××-×××	
版本：	生效日期：	共 页 第 页	

1. 目的

为保证实验室按照标准和规范的要求，及时出具检测报告，并在检测报告中准确、清晰、明确、客观地描述药物敏感相关基因分子检测结果。

2. 范围

分子诊断实验室工作人员。

3. 职责

3.1 · 检测人员负责提供检测报告所需的数据；所需信息数据不全时应主动向申请医师咨询，并补充完整。

3.2 · 具备资质的审核人员负责对检测报告进行审核、发放、解释，并接受咨询。

4. 程序

4.1 · 检测报告内容

4.1.1 标题应明确该报告的检测内容，如"＊＊＊药物敏感基因检测报告"。

4.1.2 患者信息：应包括患者唯一性标识（就诊卡号）、姓名、性别、年龄、种族/地域来源（必要时）。

4.1.3 临床信息：申请检验时应至少包括诊断、申请检验目的、家族史和（或）既往史（必要时）。

4.1.4 检测样本信息：唯一性编号、标本来源、类型及质量评价、原始标本采集日期和时间，实验室接收标本的日期和时间。

4.1.5 应简单注明本次检测采用的检测方法。

4.1.6 检测结果报告及其解释、参考值范围。

4.1.7 备注信息：包括检测项目的临床意义、检测结果的分析说明、检测方法的局限性和特异性，以及综合临床资料给予的用药建议等。

4.1.8 其他信息：申请医师的姓名、检测者与审核者的签名、报告审核和打印日期、实验室名称和联系电话（必要时）。

4.1.9 检测结果仅对被测标本负责的声明。

4.2 · 检测结果报告方式

4.2.1 应规范使用术语。尽量不使用缩写语，如"金黄色葡萄球菌"不应缩写为"金葡菌"。

4.2.2 检测结果报告应准确客观地描述结果，避免引起歧义，如阴性结果可简单描述为"＊＊＊耐药基因未检出"。定性检测结果不应简单地报告为"阳性""阴性"或"不确定"，也不可使用"＋"或"－"符号。

4.3·针对耐药基因检测报告进行解释时,应将原始检测数据和患者其他临床信息相结合,并基于现有的知识归纳出一个清晰的解释,以便临床医师参考并决定是否调整用药方案。

4.4·如果实验室收到的检测样本不适合检验,或可能影响检验结果时,但应临床要求必须进行检测时,应在报告中注明实际情况。

4.5·检测报告的审核与签发

4.5.1 为避免错误,不支持手写报告,工作人员应使用计算机录入结果。

4.5.2 审核人员逐一对检验结果、患者信息进行审核,审核无误后签发。一经发布,结果与相关信息将不再进行修改。

4.5.3 当发现已发出的检验报告有误需要更改时,首先查找错误原因,并及时和临床医师沟通。将原报告收回、注销,重新发出新的检验报告。新报告的编号与原报告一致,经原检验者、原审核者审核后方可报告。总结分析、制定相应措施,并记录备案,培训和教育员工,杜绝错误再次发生。

4.6·检测报告的保密

4.6.1 临床基因扩增检验实验室所有原始资料包括实验原始记录及汇总表各自归档,保存至少3年。所有患者资料未经许可,一般人员不可查询。

4.6.2 当临床科室要求电话报告时,应先确定对方身份,核对其查询的患者基本信息后,在实验室负责人授权的情况下方可报告结果,并明确告知对方实验的最终结果以检测报告为准。

4.6.3 应收集检验项目必需的相关信息,不应收集无关的个人信息。患者有权知道收集检验项目的信息和目的。

4.6.4 当患者同意或法律要求时方可报告给相应的其他方。检验结果可用于流行病学或其他统计分析,但不能有患者个人信息。

4.7·当临床科室或患者对检测结果提出疑问或咨询时,由报告审核者解释临床基因扩增检验结果。结合患者病情,向临床医师介绍检测定量或定性结果的临床意义,提供定量及定性结果的解释。沟通后及时做好相应记录。

5. 记录表格

5.1·《临床沟通记录表》××××-××-××。

5.2·《服务协议评审表》××××-××-××。

(江佳佳 李晓华)

第二篇

分子诊断标准操作规程

第七章
仪器设备标准操作规程

荧光定量扩增仪标准操作规程

××医院检验科分子诊断实验室作业指导书	文件编号：××-JY-××-××-×××
版本： 生效日期：	共 页 第 页

1. 目的

确保荧光定量扩增仪的正常使用和良好状态。

2. 仪器名称及型号

××(品牌)××(型号)荧光定量扩增仪。

3. 应用范围

适用于检验科分子诊断实验室授权技术人员。

4. 仪器简介和测试原理

4.1·仪器简介：使用××公司荧光定量扩增仪，其反应速度及准确性、操作实用性和使用灵活性均较高，能满足科研/临床对荧光定量扩增系统高通量的要求，是特异性靶基因检测与定量一体化的平台。

4.2·测试原理：荧光检测和各种应用分析软件结合，可动态观察 PCR 每一循环各反应管中 PCR 扩增产物逐渐增加的情况。荧光扩增曲线分为 3 个阶段：荧光背景信号阶段、荧光信号指数扩增阶段及平台期。在荧光信号指数扩增阶段，PCR 产物量的对数值与起始模板量之间存在线性关系，因此可以在此阶段进行定量分析。

5. 仪器开展检测项目

① HSV	⑨ 呼吸道合胞病毒	⑰ 药物性耳聋基因
② UU	⑩ 柯萨奇 A16 病毒	⑱ 先天性耳聋基因
③ CT	⑪ 人冠状病毒 HKU1	⑲ KRAS 基因突变检测
④ GBS	⑫ APL 罕见融合基因	⑳ EGFR 基因突变检测
⑤ HBV	⑬ 甲型流感病毒	㉑ NRAS 基因突变检测
⑥ HCV	⑭ BCR - ABL1 融合基因	㉒ PIK3CA 基因突变检测
⑦ BK	⑮ ALK/ROS1 融合基因	㉓ BRAF 基因突变检测
⑧ 人偏肺病毒	⑯ ALL 相关融合	㉔ 其他

6. 仪器环境要求

实验室温度：应控制在 18～30 ℃。湿度：应＜80％相对湿度。

7. 操作规程

7.1·插上电源，开启计算机。

7.2·启动 PCR 仪。前面板左侧的绿指示灯亮，提示仪器正常。若绿指示灯闪烁，提示托盘未关闭。红灯亮则提示启动错误，应检查并排除故障。

7.3·点击计算机屏幕上的×× SDS Software 运行程序。

7.4·运行前设置(新增或更改反应条件时)。

7.4.1　创建反应板文件：选择 FILE（文件）→NEW（新建），在 New Document Wizard（新建文件向导）窗口中从 Assay（试验）下拉列表中选择试验类型，接受 Container（容器）和 Template（模板）字段中的默认设置［即分别为 96－Well Clear（空白 96 孔板）和 Blank Document（空白反应板）］。在 Default Plate Name（默认反应板名）字段中输入反应板文件名，或接受默认文件名，然后点击 Next（下一步）。将探针加到反应板文件中，然后点击 Next（下一步），为每个反应孔指定探针和任务，然后单击 Finish（完成）。根据 SDS 软件提示输入样本名称，点击 OK（确定）。SDS 软件即会创建反应板文件，并显示 Well Inspector（反应孔设定）。在 Well Inspector（反应孔设定）窗口中，单击一个反应孔或拖动鼠标选取多个重复反应孔。输入样本名称（Sample name）、类型（Type），若做定量分析，则应输入阳性参考品的拷贝数（Concentration）。关闭 Well Inspector（反应孔设定）窗口。在 Setμp（设定）选项卡上，检查并核对每个反应孔的信息。

7.4.2　设定热循环条件：在 Instrument（仪器）选项卡上，设定热循环条件，选择 File（文件）＞Save as（另存为），输入反应文件模板指定文件名，单击 Save 保存。

7.5·运行前设置完毕后，将反应板装入仪器中，反应板 A1 位应位于仪器托盘的左上角。

7.6·单击 Start，开始运行指定 PCR 程序。运行程序完成后，Analysis（分析）按钮变为可用状态，并显示信息提示程序是否运行完成。

7.7·分析检测数据并报告检测结果：依次进行分析参数设置、基线和域值调整，最后分析并查看结果，做出检测报告。

7.8·分析完毕后，打开仪器托盘，取出反应板。关闭仪器托盘。关闭 PCR 仪电源，退出系统。关闭计算机电源。

8. 维护保养

8.1·日保养：每次实验结束后用清水擦拭仪器外表。

8.2·周保养：纱布或棉签蘸 75％乙醇擦拭和清水擦拭仪器外表面。

8.3·月保养：正常情况下，每月至少使用 1 次时，应在当月第 1 次实验结束后清洁，可用纱布或棉签蘸 75％乙醇擦拭和清水擦拭，再用移动紫外灯照射 1 h。若超过 1 个月未使用，则启用时清洁。用纱布或棉签蘸 75％乙醇擦拭和清水擦拭，再用移动紫外灯照射 1 h；若仪器被试剂或样本污染时，应在使用 75％乙醇擦拭后，用清水擦拭，再用移动紫外灯照射至少 1 h。

8.4·年保养：由厂家工程师进行校准，或出现问题时由工程师负责校准，并由公司出具测试校准证明。一般实验室工作人员不得进行仪器的校准。测试校准频率为每年 1 次，校准检测报告的保存参照《设备管理程序》。

9. 报警及处理

在扩增仪运行之前或期间，可能显示警告，按警告要求进行目标区（ROI）校正、背景校准、光学校准、染料校准、仪器性能验证试验等。

10. 记录表格

《×× PCR 仪保养记录表》××××-××-××。

（王敬华　余娟平）

全自动核酸提取仪标准操作规程

××医院检验科分子诊断实验室作业指导书	文件编号：××-JY-××-××-×××
版本：	生效日期：	共 页 第 页

1. 目的
确保全自动核酸提取仪的正常使用和良好状态。

2. 仪器名称及型号
××(品牌)××(型号)全自动核酸提取仪。

3. 应用范围
适用于检验科分子诊断实验室授权技术人员。

4. 仪器简介和测试原理
4.1·仪器简介：××仪器是××公司最新研制的自动液体工作站,基于智能化流程管理软件的多模块组合,采用了先进的模块化设计理论。本实验室仪器由××/××模块组成的全自动核酸提取仪。

4.2·测试原理

4.2.1 抽吸法：也叫移液法,是通过固定磁珠、转移液体来实现核酸的提取,一般通过操作系统控制机械臂来实现转移。

4.2.2 磁棒法：是通过固定液体,转移磁珠来实现核酸的分离,其原理和过程与抽吸法相同,不同的是磁珠和液体分离的方式。磁棒法是通过磁棒对磁珠的吸附将磁珠从废液中分离开,放入下一步的液体中,实现核酸的提取。

5. 仪器开展检测项目
广泛应用在疾病控制中心、临床疾病诊断、输血安全、法医学鉴定、环境微生物检测、食品安全检测、畜牧业和分子生物学研究等多个领域。

6. 仪器环境要求
6.1·仪器的安装环境：正常的大气压(海拔高度应低于 3 000 m)、温度 20～35 ℃、使用温度 25 ℃、相对湿度 10%～80%、畅通流入的空气温度为 35 ℃ 或以下。

6.2·避免将仪器放置在靠近热源的地方,如电暖炉;同时为防止电子元件短路,应避免水或其他液体溅入其中。

6.3·进风口和排风口均位于仪器背面,应避免灰尘或纤维在进风口聚集,保持风道的畅通。

6.4·核酸提取仪离其他竖直面应至少 10 cm。

6.5·仪器接地：为了避免触电事故,仪器的输入电源线必须接地。

6.6·远离带电电路：操作人员不得擅自拆解仪器、更换元件或进行机内调节,这些必须由持证的专业维修人员完成,不能在接通电源的情况下更换元件。

7. 操作规程

7.1·按照试剂盒说明书要求准备试剂及标本。

7.2·开机,待磁棒框、磁套框上升到位后抽出仪器的孔板运送架。

7.3·将 96 孔深孔板按正确位置(A 位朝左侧)小心缓慢地放置在孔板运送架上,再将孔板运送架归位。

7.4·将磁套插入沟槽中并往里轻推,直至听到"咔嗒"一声,提示磁套已完全插入到沟槽中。

7.5·关门以避免环境污染。

7.6·按照说明书选择程序[如提取乙型肝炎病毒(HBV)核酸,选择 DNA/RNA‑3],按"启动"键开始运行。

7.7·程序运行完毕后取出 96 孔深孔板和磁套,立即收集洗脱下来的核酸溶液,并将其转移到 EP 管中用于后续实验,也可暂时置于 4 ℃或长久保存于 ‑20 ℃。

8. 维护保养

8.1·日保养:提取结束且深孔板及磁套取出处置妥当后,盖上盖子后开启内置的紫外消毒灯 30 min 进行消毒。

8.2·周保养:使用温和的实验室清洁剂(如 75％乙醇)擦拭仪器外壳及内部,不建议使用腐蚀性的清洁剂;若怀疑仪器存在生物危险材料污染,可使用温和的消毒剂(如 84 消毒液)消毒。

8.3·月保养:使用 75％乙醇擦拭仪器外壳表面,以清洁和消毒。

8.4·年保养:由厂方专业技术人员对仪器进行校准和保养,并由公司出具测试校准证明。一般实验室工作人员不得进行仪器校准。

9. 报警及处理

在系统运行之前或运行期间,可能显示警告,按警告要求进行处理或仪器校准、仪器验证等。

10. 记录表格

《××全自动核酸提取仪保养记录表》××××‑××‑××。

(王敬华 李志强)

全自动核酸提取工作站标准操作规程

××医院检验科分子诊断实验室作业指导书	文件编号：××-JY-××-××-×××
版本： 生效日期：	共 页 第 页

1. 目的

确保全自动核酸提取工作站的正常使用和良好状态。

2. 仪器名称及型号

××(品牌)××(型号)全自动核酸提取工作站。

3. 应用范围

适用于检验科分子诊断实验室授权技术人员。

4. 仪器简介和测试原理

4.1·仪器简介：整个系统主要由自动××模块、试剂和样品模块、磁性吸附模块、加热模块及控制中心构成。可满足从各种来源样品中全自动化提取、纯化核酸；针对第三方检测中心和企业的大批量样品核酸纯化，大大节约了提纯时间，满足用户的高通量需求。

4.2·测试原理：核酸纯化工作站，操作系统控制机械臂完成移液过程，××技术代替传统的纯化过程，高效完成样品核酸的提取与纯化。

5. 仪器开展检测项目

广泛应用在疾病控制中心、临床疾病诊断、输血安全、法医学鉴定、环境微生物检测、食品安全检测、畜牧业和分子生物学研究等多个领域。

6. 仪器环境要求

6.1·仪器的安装环境：正常的大气压(海拔高度应低于 3 000 m)、温度 20～35 ℃、使用温度 25 ℃，相对湿度 10%～80%、畅通流入的空气温度为 35 ℃或以下。

6.2·避免将仪器放置在靠近热源的地方，如电暖炉；为防止电子元件的短路，应避免水或者其他液体溅入其中。

7. 操作规程

7.1·实验前准备：首先制定实验计划，确定检测样本的数量、检测项目及各种检测项目对应的样本数量；根据实验计划准备足够的试剂，包括所有检测试剂与提取试剂；根据实验计划准备足够耗材，包括 1 000 μl 枪头、250 μl 枪头、深孔板、PCR 板(或 PCR 管)、试剂混匀管、稀释液；将细胞保存管内的刷子取出弃掉，保存管直接插入样本架内，样本全部放入后，在下一个位置插入稀释液(条码是 W00000000000)。

7.2·运行系统：打开设备电源开关，登录××软件系统。电源开启后，等待系统自动进入登录界面，输入用户名和密码，并点击 Login，软件进入功能选择界面，点击 Run 进入开始界面。选择所需程序(不同的用户程序名称可能不同)，点击右上方 Run，运行所选程序。

7.3·设备先进行自检，完成后进入枪头选择界面。所有枪头盒全部填装满时，选择 Yes；

系统自动记录枪头剩余情况,如果剩余枪头数量够用选择 No。再次确认样本及稀释液已经放入,设备自动扫描样本条码。

7.4·选择检测项目:右侧会显示常用的检测项目,点击右侧对应的检测项目(如 HPV - GT4D),下方会出现对应颜色的"Now TEST ＞＞HPV - GT4D＜＜",点击 Adding Test Type 进入项目添加模式;可以在左侧选择部分样本,或点击 Set ALL 选择所有样本,选中的样本孔会在孔右侧显示对应项目颜色的填充块。

7.5·选择样本类型:"Sample is S/P"为血清或血浆样本;"Sample is other"为其他类型样本。选择完成后,点击 Setup completed 确认。如果要调整样本检测信息,可选择 RESET 重新设置;如果要调整样本数量,可增减样本管后选择 ReScan,重新扫描样本条码,重设检测信息。在连接 LIS 状态,系统会根据 LIS 系统信息自动设置样本检测项目、样本类型,客户仅需点击 Check & confirm。

7.6·按界面提示放置对照品:闪烁位置为当前需要放入对照品的位置,右下角信息提示框有对照品详细信息提示;软件会提示需要放置的对照品类型,HPV 项目仅需扫描阳性对照品即可。在外部扫码器上扫描所需对照品的条码,放入样本架对应位置(即闪烁位置)。样本区域显示样本条码、样本类型、检测项目、对照品信息及每个检测项的样本数量,Barcode 后的空白区域为条码信息录入框。

7.7·试剂放置界面:按软件提示(详细信息见界面右下角)选择对应试剂,在球形扫码器上扫码,并且放置在 32 孔试剂槽对应位置,试剂管盖按顺序放置在提供的管盖适配器上;按提示放入足够数量的 PCR 管(板),并扫描对应的 PCR 板条码。如果只用了一个 PCR 模块,另一个 PCR 模块也必须扫描条码;2 个 PCR 模块的条码扫描完成后,程序自动回到运行界面,确认实验信息后,设备开始自动运行。

7.8·运行结束界面取出 PCR 管(板)盖上盖子,离心后转移到荧光定量 PCR 仪上;取出 PCR 反应体系,如果设备支持荧光定量 PCR 仪孔板信息导入格式,则可以导入信息文件。

7.9·回收样本及剩余试剂:取出实验样本,盖上盖子,按照要求保存;在界面上点击 Available Reagents,按界面提示回收有剩余的试剂,盖上盖子后按要求保存。界面会显示 32 孔试剂槽各孔试剂剩余份数。取出提取试剂,盖上盖子,避光保存。

8. 维护保养

8.1·日保养:每天使用后,必须要进行日常维护,具体步骤如下。

8.1.1　取下废物收集袋,密封好,按照生物危害垃圾处理。

8.1.2　运行维护程序,进入 Maintenance 界面:① 滑动开关到 On,开启自动维护。② 设备将启动自检。③ 设备机械臂将归位。④ 设备将启动各项去污染程序。⑤ 维护结束后,设备电源自动关闭。

8.2·周保养:使用温和的实验室清洁剂(如 75％乙醇)擦拭仪器外壳及内部,不建议使用腐蚀性的清洁剂;若怀疑仪器存在生物危险材料污染,可使用温和的消毒剂(如 84 消毒液)消毒。

8.3·月保养:擦拭外表面,进行风向测试、无菌培养测试。

8.4 · 年保养：联系厂家专业人员对仪器进行校准、配件更换（如有需要），访问公司网站进行软件更新。

9. 报警及处理

在系统运行之前或期间，可能显示警告，按警告要求进行操作处理并进行仪器校准、仪器验证等。

10. 记录表格

《××全自动核酸提取工作站保养记录表》××××-××-××。

（王敬华　李志强）

焦磷酸测序仪标准操作规程

××医院检验科分子诊断实验室作业指导书		文件编号：××-JY-××-××-×××
版本：	生效日期：	共　页　第　页

1. 目的

指导正确使用利用焦磷酸测序技术（pyrosequencing）原理进行核酸测序的仪器设备。

2. 仪器名称及型号

××焦磷酸测序仪。

3. 应用范围

适用于检验科分子诊断实验室授权技术人员。

4. 仪器简介和测试原理

4.1·仪器简介：应用焦磷酸测序技术对序列突变和表观遗传学甲基化进行实时的基于序列的检测和定量。其高度准确的结果，可用于表观遗传学和癌症研究；可靠的等位基因频率和甲基化程度分析；序列信息有助于发现稀有突变和 CpG 位点；甲基化分析和 SNP 分型可以整合在一次实验中完成；可在不到 15 min 内分析 1～24 个样品。

4.2·测试原理：引物与模板 DNA 退火后，在 DNA 聚合酶、ATP 硫酸化酶、荧光素酶和三磷酸腺苷双磷酸酶 4 种酶的协同作用下，将引物上每一个 dNTP 的聚合与一次荧光信号的释放偶联起来，通过检测荧光的释放和强度，达到实时测定 DNA 序列的目的。该技术适于对已知的短序列测序分析，焦磷酸测序技术不需要凝胶电泳，也不需要对 DNA 样品进行任何特殊形式的标记和染色，具备同时对大量样品进行测序分析的能力。

5. 仪器开展项目

① DNA 甲基化检测 ② 全基因组甲基化水平检测	③ SNP 定量检测 ④ 病原微生物鉴定	⑤ 法医鉴定 ⑥ 药物反应研究

6. 仪器环境要求

6.1·安装空间要求：仪器应安装在稳固平整的地面。仪器两侧和后部各保留至少 0.50 m 的空间，以方便维护保养和仪器散热。要水平放置，避免震动。仪器放置在通风良好、灰尘少的环境，避免过冷或过热或日光直射。

6.2·环境条件要求：实验室温度应控制在 18～30 ℃ 范围之内。湿度应＜80% 相对湿度。

6.3·仪器安全：在仪器周围不可使用可燃性危险品，避免引起火灾或发生爆炸。仪器处于运行状态时禁止触碰电源，并应打开仪器工作区仓门。

6.4·人员安全：仪器设备中所有与患者样品接触或有潜在接触可能的表面与零件都视为污染物。在操作、维护仪器设备时需穿戴保护性的手套和外套。在仪器运转过程中，勿触及移动的所有装置,避免人身伤害。

7. 操作程序

7.1·打开仪器操作软件×× Advanced Software,在操作界面右键单击想保存文件的文件夹,选择"New Assay",从右键菜单中选择分析类型 AQ、SNP、CpG、SEQ,填写分析名称并保存(图7-1-1)。

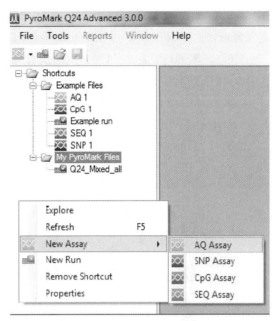

7.2·根据分析的目标类型选择相应选项,并输入将要检测分析的序列,点击"Dispensation Order"获得仪器碱基加样顺序和预期的峰型图。点击"保存"保存待分析的序列信息。

7.3·点击工具栏的 按钮,建立运行信息,输入运行程序名称并保存。

7.4·根据试剂盒要求选择"Instrument Method"。

图7-1-1　保存文件

7.5·可选择性输入:试剂货号、Plate ID、接头号或运行序号。

7.6·选中样本孔单击右键选择"load Assay",保存运行设置(运行界面如图7-1-2)。

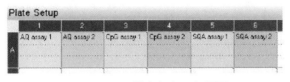

图7-1-2　样本保存运行界面

7.7·点击软件界面上的 tools 工作栏下拉菜单中的 Pre run information,得到酶、底物及 dNTPs 的加样量信息,打印结果(很重要)。将 Streptavidin Sepharose High Performance (Beads)轻轻振荡,保证其充分混匀。

7.8·上机操作步骤

7.8.1　按表7-1-1配制混合液。

表7-1-1　混合液的配制

试剂名称	1个样本量	备　注
Beads	1 µl	
Binding buffer	40 µl	由于操作过程中有损耗,建议实际用
超纯水	19 µl	量增加10%～20%
总体积	60 µl	

7.8.2　取 10 μl ×× Control Oligo 加入 90 μl 1×Dilution buffer，振荡混匀，取 30 μl 第一轮稀释液，加入 1 470 μl 1×Dilution buffer 振荡混匀，Control Oligo 终浓度为 0.04 μmol/L。

7.8.3　取 60 μl 表 7 - 1 - 1 中的混合液加入到含有 20 μl 的 PCR 产物中，对照组为 0.04 μmol/L 的 Control Oligo。

7.8.4　将实验组（20 μl PCR 产物）与按表 7 - 1 - 1 制备的混合液混合后，在室温下 1 400 r/min 振荡 5～10 min。

7.8.5　添加 24 μl 的 Annealing Buffer 和 1.2 μl 对应的测序引物加入到××板上（图 7 - 1 - 3）。把 PCR 反应板（OR 8 联管）放在真空工作区的 PCR P 区上。

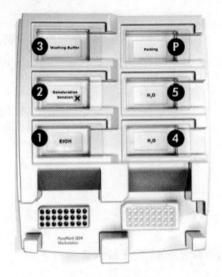

图 7 - 1 - 3　工作区

注：① 盛放 70％ 乙醇；② 盛放变性液（denaturation solution）；③ 盛放洗脱液（wash buffer）；④ 盛放超纯水；⑤ 盛放超纯水。P 区为探针存放区

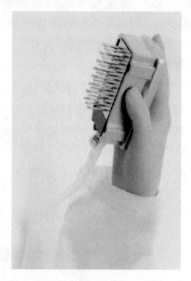

图 7 - 1 - 4　真空吸附器

7.8.6　打开真空泵的开关和吸附器（图 7 - 1 - 4）的开关，在图 7 - 1 - 3 中⑤所盛放的超纯水区吸取 30 s。

7.8.7　将振荡后的 PCR 板/8 联管放在图 7 - 1 - 3 所示的 PCR P 区，把探针放在 PCR 板/8 联管吸取 15 s，小心拿起探针。

7.8.8　把探针放在图 7 - 1 - 3 所示①区所盛放的 70％乙醇里 5 s。

7.8.9　把探针放在图 7 - 1 - 3 所示②区所盛放的变性液里 5 s。

7.8.10　把探针放在图 7 - 1 - 3 所示③区所盛放的洗脱液里 10 s。

7.8.11　把真空泵的吸附器如图 7 - 1 - 4 所示竖直 5 s，使管中不再有液体流出。

7.8.12　把吸附器水平放在图 7 - 1 - 3 所示工作区的 Q24 P 区上方，不要接触液面，关闭吸附器。

7.8.13　将吸附器上的探针放到含有 Annealing buffer 和测序引物混合液的液面以下,轻轻摇动吸附器以确保探针上吸附的 Beads 完全释放到混合液中。

7.8.14　将吸附器转到图 7 - 1 - 3 所示④区所盛放的超纯水里,洗涤探针上没有完全洗脱的 Beads,持续 10~30 s。

7.8.15　将吸附器转到图 7 - 1 - 3 所示⑤区所盛放的超纯水里,开启吸附器开关,持续 30 s。将吸附器如图 7 - 1 - 4 所示,竖直约 5 s,使吸附器中的液体流尽。

7.8.16　关闭吸附器并将其放入图 7 - 1 - 3 所示的 P 区存放。关闭真空泵。

7.8.17　将 Q24 板(上有 Annealing buffer 和测序引物的混合液)放在预热的 PyroMark Q24 板 Holder 上,在 80 ℃加热 2 min。

7.8.18　将 Q24 板从 PyroMark Q24 板 Holder 上取下,放置 5 min 使其冷却至室温。

7.8.19　根据试剂盒说明书计算酶、底物及 dNTPs 所需量,并加入 PyroMark Q24 试剂仓。打开测序仪机箱上的盖子,放入试剂仓,使试剂仓上的标签朝向自己。确定试剂仓的标签朝向自己后,固定试剂仓前的卡夹。打开固定××板的固定框,将××板(上有室温放置 5 min 后的待测序液)放在加热板上。

7.8.20　关闭固定框和测序仪的机箱盖。将存有运行信息的 USB 插入到测序仪上。选择"RUN"按钮后点击"OK"。选择 USB 里存储的运行信息。当选择好存储的运行信息后点击"Select"运行仪器。

7.8.21　当测序完成以后,仪器会自动将结果(即运行信息)保存到 USB 存储器里,点击"Close"。移除 USB 存储器。打开测序仪的机箱盖。打开试剂仓前的固定装置,移出试剂仓。将试剂仓前的固定装置回位。

7.8.22　打开固定框,把××板从加热器上移出。关闭固定框和仪器的机箱盖。扔掉反应后的××板并按照试剂仓清洗说明洗涤试剂仓。打开×× MDx Software 查看测序结果。

8. 维护保养

8.1·仪器的清洁

8.1.1　所需清洁用品:70％乙醇、超纯水、无尘清洁纸。

8.1.2　操作步骤:① 仪器清洁前需关闭机器,并切断电源;② 打开仪器门,用无尘清洁纸蘸取少量 70％乙醇擦拭仪器内部各个区域及加热块;③ 用无尘清洁纸蘸取少量超纯水擦拭屏幕及仪器外表,擦拭完毕后再用干燥的无尘清洁纸擦多余水分;④ 以上清洁完毕后,接通仪器电源。

8.2·清洁加热块和光导管。

8.2.1　所需清洁用品:70％乙醇、棉签、无尘清洁纸。

8.2.2　操作步骤如下。

8.2.2.1　仪器清洁前需关闭机器,并切断电源。

8.2.2.2　打开仪器门,打开加热模块的热盖,用棉签蘸取少量 70％乙醇清洁每个加热孔,操作如图 7 - 1 - 5 所示。

8.2.2.3　用无尘清洁纸蘸取少量 70％乙醇，小心清洁加热模块和光导管之间的区域，清洁方式如图 7-1-6 所示。

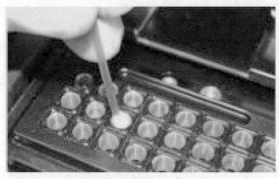

图 7-1-5　清洁加热孔

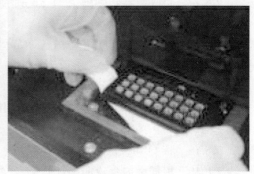

图 7-1-6　清洁加热模块和光导管之间的区域

8.2.2.4　清洁完毕后，关闭加热盖，将仪器重新接通电源。

9. 预警处理

在仪器运行之前或期间，若出现仪器自动警报，请按照警报要求进行处理，及时纠正错误。

10. 记录表格

《××型磷酸测序仪保养记录表》××××-××-××。

（蔡维文　李晓华）

DNA 序列分析仪标准操作规程

××医院检验科分子诊断实验室作业指导书	文件编号：××-JY-××-××-×××
版本：　　　　生效日期：	共　页　第　页

1. 目的

指导正确使用基因分析仪。

2. 仪器名称及型号

×× DNA 序列分析仪。

3. 应用范围

适用于检验科分子诊断实验室授权技术人员。

4. 仪器简介和测试原理

4.1 · 仪器简介：××24 道毛细管基因分析仪是美国 ABI 公司为毛细管电泳建立的新标准，依据不同验证和法规规范环境中对仪器性能的严格要求而设计，同时保留了多功能性。

4.2 · 测试原理：利用 DNA 聚合酶延伸结合在待测模板上的引物，直到随机掺入 3′ 端无羟基的双脱氧核糖核苷酸终止延伸，然后通过高分辨率变性凝胶电泳分离出大小不同的延伸片段，读取碱基序列。

5. 仪器开展项目

① 单基因测序	③ 病原微生物鉴定	⑤ 药物反应研究
② 基因多态性检测	④ 法医鉴定	⑥ 片段分析

6. 仪器环境要求

6.1 · 空间要求：仪器应安装在稳固平整的地面。仪器两侧及后方各保留至少 0.50 m 的空间，以方便维护保养和仪器散热。要水平放置并避免震动。仪器应放置在通风良好、灰尘少的环境中，避免过冷或过热或日光直射。

6.2 · 环境要求：实验室温度应控制在 18～30 ℃范围之内。湿度应＜80％相对湿度。

6.3 · 仪器安全：在仪器周围不可使用可燃性危险品，避免引起火灾和爆炸。仪器在自检及运行过程中禁止打开仪器仓门。不可随意搬动仪器，避免损坏仪器内部检测系统。

6.4 · 人员安全：仪器设备中所有与患者的样品接触或有潜在性接触可能的表面与零件都视为污染物。在操作、维护仪器设备时需穿戴保护性的手套和外套。在仪器运转过程中，勿触及移动的所有装置，避免人身伤害。

7. 操作程序

7.1 · 仪器的准备

7.1.1　打开仪器：确认计算机与主机的数据通信线及电源线等是否连接正确；检查 Oven 的门是否已经关闭，测序仪中是否有其他物体；关上仪器门；按下电源开关，开启仪器，直到绿色信号灯亮才可以进行操作。

不同信号灯模式及含义参考表 7-1-2。

表 7-1-2　不同信号灯模式及含义

指 示 灯	提 示 状 态
所有灯不亮	仪器关闭
绿灯亮	待运行
绿灯闪烁	正在运行
黄灯闪烁	开机自动检测、中止运行、门未开或运行失败(不需要重启仪器)
黄灯亮	待机
红灯亮	自我检测失败、仪器故障、需要重启仪器和计算机

7.1.2　打开计算机及软件。

7.1.2.1　启动计算机,选择"ADMIN"用户,输入密码进入 Windows 系统。启动约 2 min,屏幕右下角显示如图所示图标是说明 3500 server monitor 已处于工作状态。

7.1.2.2　打开数据收集软件×× Series Data Collection Software,稍等片刻后,出现登录界面,输入用户名和密码后,进入数据收集系统。

7.1.2.3　检查仪器状态,见图 7-1-7。

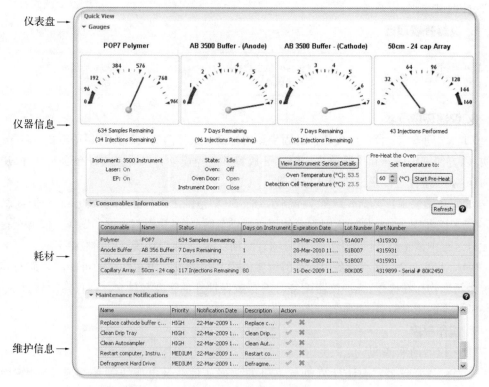

图 7-1-7　检查仪器状态

7.1.2.3.1　检查耗材信息：请确保仪器中已有耗材能完成将要进行的检测项目，如不能完成，须更换新的耗材，如下图中的 POP7 胶只能进行 34 次进样、634 个样品检测，ABC 和 CBC 缓冲液可在 7 天内使用、共 96 次进样（图 7 - 1 - 8）。

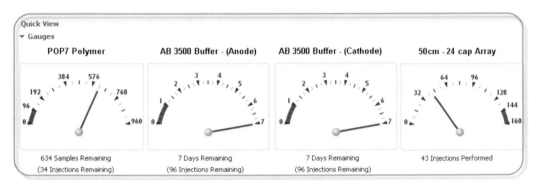

图 7 - 1 - 8　检查耗材信息

7.1.2.3.2　检查缓冲液信息：每次开始检测前都必须检查缓冲液的含量以及膜是否盖好，如低于填充线或膜松动，必须进行更换及处理（图 7 - 1 - 9）。

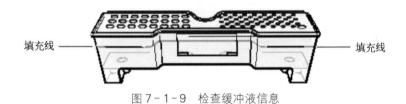

图 7 - 1 - 9　检查缓冲液信息

7.1.2.3.3　检查有无气泡：每次开始检测前必须明确有无气泡，如有气泡，需进行气泡的排除。

7.2·检测前准备

7.2.1　预热：完成所有检查后，可点击"Start Pre-Heat"对仪器进行预热，POP7 温度为 60 ℃（图 7 - 1 - 10）。

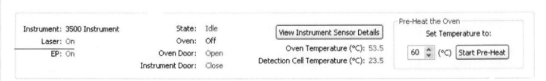

图 7 - 1 - 10　预热

7.2.2　建立反应板。

7.2.2.1　点击后出现模板对话框，输入新建反应板的命名，选择孔的数量、检测类型、毛细管类型及胶的类型（图 7 - 1 - 11）。

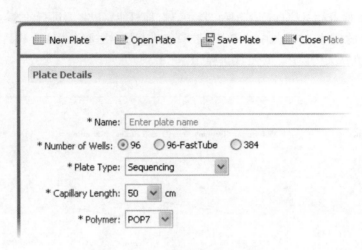

图 7-1-11 新建反应板的命名

7.2.2.2　点击"Assign Plate Contents",进行样品设置,点击"Show In Wells",选择显示内容(图 7-1-12)。

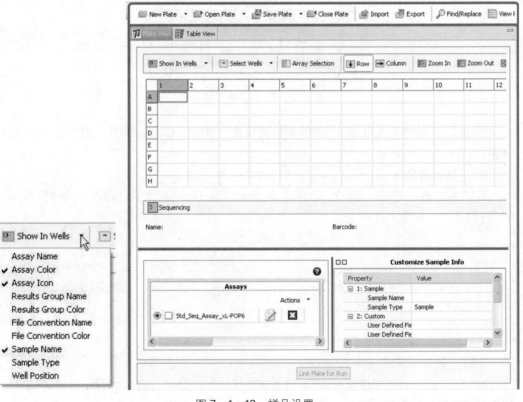

图 7-1-12 样品设置

7.2.2.3　选择其中一孔,输入样本名称。

7.2.2.4　选中相应的待检测区域(点击加样板左上角白色空格即可选中整板)后,在下方的 Barcode 框中单击即可分别点击"Assays""File Name Conventions"及"Result Groups"下拉菜单,选择需要的程序、文件命名方式及结果分组。全部选择完毕后,点击"Save Plate"保存。

7.2.2.5　放入样品板,样本板需先进行离心,使用样品深入 96 孔板底部(图 7-1-13);样品组装(图 7-1-14)完成后,将有标签的一面朝外,小心放入样品板。

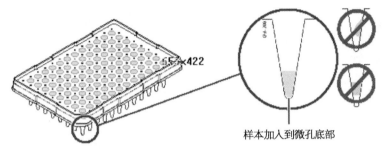

样本加入到微孔底部

图 7-1-13　放入样品板

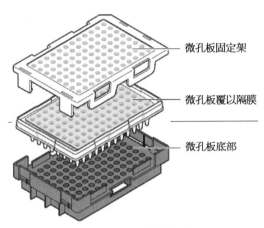

微孔板固定架

微孔板覆以隔膜

微孔板底部

图 7-1-14　样品组装

7.2.2.6　点击"Link Plate for Run",运行程序。

7.3·进行检测

7.3.1　编辑并保存好样品板信息后,点击"Link Plate for Run"后,出现以下界面(图 7-1-15)。

7.3.2　或直接在左边点击"Load Plates for Run",出现上述界面后点击"Link Plate",在 Library 选择窗口中选择已保存的样品板。

7.3.3　确认样品板名称及样品类型等相关信息是否正确,点击"Start Run",进入毛细管电泳状态界面,此时仪器绿灯处于闪烁状态,这阶段严禁开启仪器门,严禁关闭仪器运行软件。

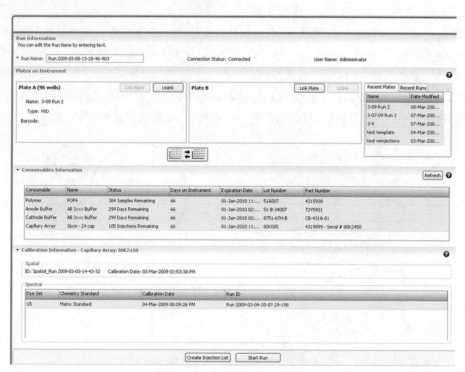

图 7 - 1 - 15　进行检测

7.3.4　在电泳期间可以进行 View Array、View Sample、View EPT 操作。

7.4·结果查看：在 Review Results 菜单下可察看测序及片段分析结果（图 7 - 1 - 16）。

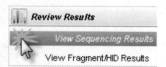

图 7 - 1 - 16　查看结果

7.5·关机：首先应退出运行程序，然后关掉仪器电源开关，最后关掉计算机。一般情况下不要频繁开关机，根据美国 ABI 公司提供的××系列基因分析仪日常使用维护注意事项每星期休息时关机 1 次，且重启××系列与计算机（PC）重启间隔 30 s。

8. 维护保养

8.1·每次开机前的维护

8.1.1　运行前，检查管路中有无气泡，有无漏胶（注意机器的环境卫生，确认散热扇出口没有被堵住）。

8.1.2　开机后，检查仪表盘上的试剂耗材使用情况并及时更换需要更换的试剂。若有气泡应及时执行排气泡程序以保证仪器正常运行。

8.2·周维护：每运行 7 日，需更换新鲜的 Buffer（ABC/CBC），更换泵的液封 Water trap 中的水，并清洁 Buffer-pin 阀。

8.3·月维护：更换 CBC 胶垫，清洁自动进样台；清洗管路系统，Wash pump and Channels wizard；清洗废液池。

8.4·年维护：每年进行 1 次数据备份检查；每年 1 次校准，由美国赛默飞 ABI 公司有资质的工程师负责进行校准，并出具校准报告。

9. 预警处理

在仪器运行之前或期间，若出现警报，请按照警报要求处理，及时纠正错误，必要时需进行仪器空间校准及光谱校准。

10. 记录表格

《××型 DNA 测序仪保养记录表》××××-××-××。

（蔡维文 李晓华）

高通量测序仪标准操作规程

××医院检验科分子诊断实验室作业指导书	文件编号：××-JY-××-××-×××
版本： 生效日期：	共 页 第 页

1. 目的

规范××高通量测序仪的使用，防止违规操作，保障安全，延长××高通量测序仪的使用寿命。

2. 仪器名称及型号

××高通量测序仪。

3. 应用范围

适用于检验科分子诊断实验室授权技术人员。

4. 仪器简介和测试原理

4.1·仪器简介：××系统可提供高通量的测序能力具有快速、一体化、从样本到结果的便捷流程，可以在一次运行过程中实现快速的外显子组、全基因组和转录组测序，同时还可以根据需要调节到较低的测序通量的特点。无需其他特定的配套设备，即可整合入实验室。

4.2·测试原理：××系统采用了最新改良的边合成边测序的化学原理，是使用最为广泛的新一代测序技术。基于可逆终止子方法，其可进行成百上千万 DNA 片段的大规模并行测序，并在单个碱基结合到 DNA 链上延伸时进行检测。这种方法可从根本上消除由重复碱基（同聚物）引起的错误和漏检。

5. 仪器开展检测项目

① 实体肿瘤多基因突变（88 基因） ② 遗传性肿瘤易感基因套餐（52 基因） ③ 肺癌基因热点突变和融合（26 基因） ④ 结直肠癌/肺癌组织中突变热点（22 基因）	⑤ 外周血中 22 基因突变热点 ⑥ 结直肠癌高风险易感基因（11 基因） ⑦ 胃肠道肿瘤易感基因（19 基因） ⑧ BRAC1/BRCA2 基因突变	⑨ 胃肠间质瘤相关基因突变（11 基因） ⑩ 医学外显子测序 ⑪ 全基因组测序 ⑫ 其他

6. 仪器环境要求

实验室温度应控制在 22 ℃±3 ℃。湿度应控制在 20%～80%。海拔应低于 2 000 m。空气质量：污染程度Ⅱ级。通风：最大 2 048 BTU/h。

7. 操作规程

7.1·启动仪器

7.1.1　在仪器机身后面左侧电源线上方找到仪器开关，切换到 ON（打开）位置，并打开仪器正面开关（图 7-1-17）。

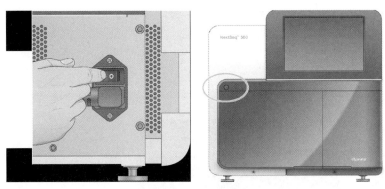

图 7 - 1 - 17　打开开关

7.1.2　仪器将启动,等待操作系统完成装载过程后,××控制软件(MCS)会自动启动并初始化系统,初始化结束后,打开"Welcome(欢迎)"屏幕(图 7 - 1 - 18)。

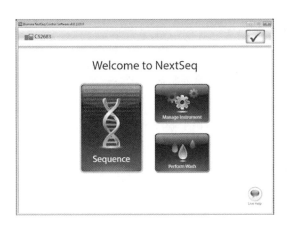

图 7 - 1 - 18　系统初始化

7.1.3　各菜单功能如下。

7.1.3.1　Sequence:运行高通量测序设置步骤。

7.1.3.2　Perform Wash:用于启动仪器清洗的选项。

7.1.3.3　Manage Instrument:用于转到系统设置、执行系统检查、手动更新软件和重新启动或关闭仪器的选项。

7.2·执行仪器清洗

7.2.1　清洗液的配制

7.2.1.1　0.05% Tween 20:在清洗瓶内加入 125 ml 18(MΩ)实验级用水,并加入 62.5 μl 100% Tween 20,混匀。

7.2.1.2　0.12% NaOCl:在 15 ml 离心管内加入 2 538 μl 18(MΩ)实验级用水,并加入 62 μl 5% NaOCl,混匀。

7.2.2　点击"Perform Wash",进入清洗界面(图 7 - 1 - 19)。

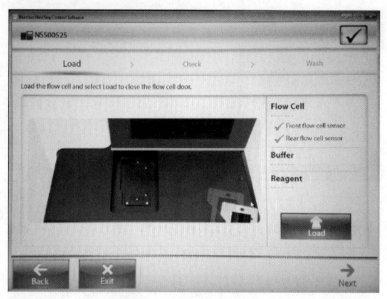

图 7 - 1 - 19　进入清洗界面

7.2.3　确保 Flow cell 仓相应位置安装放置用于清洗的 Flow cell,如果没有,应先安装好 Flow cell,点击"Load",Flow cell 将移动至运行位置而被扫描检测,点击"Next"。

7.2.4　打开右侧试剂仓门,将清洗槽和废液槽取出,清除废液槽废液并放回相应位置,往清洗槽添加配制好的 0.05% Tween 20,并放回相应位置,关上仓门,点击"Next"。

7.2.5　打开左侧试剂仓门,将清洗塔盘取出,往清洗塔盘 28 号位置添加 2 ml 配制好的 0.12% NaOCl,关上仓门,点击"Load",清洗塔盘将移动至运行位置而被扫描检测,点击 "Next",进入 pre-wash check,检测完毕后点击"Start",开始清洗,过程约 90 min。

7.3·准备上机文库:根据××测序仪对应 NSC 版本进行文库稀释和变性,先按以下步骤(表 7 - 1 - 3)将待上机文库变性稀释成 20 pmol/L。

表 7 - 1 - 3　文库稀释和变性

NCS 版本	推荐上机浓度	上机体积
NCS v1.3, or later	1.8 pmol/L	1.3 ml
NCS v1.2, or earlier	2.5 pmol/L	3 ml

7.3.1　用 RSB buffer 先将文库稀释成 1.0 nmol/L(至少 20 μl 体积)。

7.3.2　将 20 μl 1.0 nmol/L 文库与 20 μl 0.2N NaOH 充分混匀(500 pmol/L),室温静置 5 min变性。

7.3.3　将溶解的 Hybridization Buffer(HT1) 960 μl 加入到变性完毕的文库(20 pmol/L), 振荡混匀后放置冰上防止复性,待进一步稀释。

7.3.3.1　1.8 pmol/L 上机文库(NCS v1.3, or later):117 μl 稀释成 20 pmol/L 文库 +

1 183 μl HT1 = 1.3 ml(1.8 pmol/L)。

7.3.3.2 3 pmol/L 上机文库(NCS v1.2，or earlier)：375 μl 稀释成 20 pmol/L Library + 22 625 μl HT1 = 3 ml(2.5 pmol/L)。

7.4·解冻试剂盒

7.4.1 从 − 20 ℃ 取出试剂盒，放入装有足量室温去离子水的水槽中，淹没试剂盒底部，切勿使水超过试剂盒上打印的最高水位线，大约解冻 1 h 溶解试剂(图 7 − 1 − 20)。

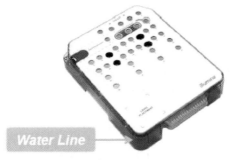

图 7 − 1 − 20 试剂盒放入装有足量室温去离子水的水槽中

7.4.2 将试剂盒翻转 10 次以混匀解冻的试剂，目测检查所有的试剂是否均已解冻，并在工作台上轻轻拍打试剂盒以减少试剂中的气泡。

7.4.3 将试剂盒放在冰上或置于 4 ℃ 冰箱待上样。

7.5·上样

7.5.1 使用干净的 1 ml 吸头插入带有 Load Samples(装入样品)标签的槽封口。

7.5.2 将 1.3 ml/3 ml 已制备稀释好浓度的文库注入 Load Samples(装入样品)槽。

7.6·使用 NCS 设置运行并装载试剂(图 7 − 1 − 21~图 7 − 1 − 29)。

7.6.1 在"Welcome"界面，选择"Sequence"，开始运行设置步骤，点击"Next"进入"Load Flow Cell"界面(图 7 − 1 − 21)。

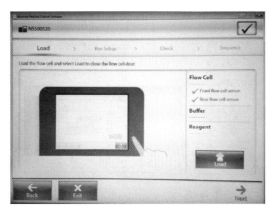

图 7 − 1 − 21 开始运行设置步骤

7.6.2　将 Flow Cell 从储存袋取出,室温静置 30 min(图 7-1-22)。

7.6.3　检查 Flow Cell 每条 Lane 表面是否有何线头或组织纤维,如有则用无尘纸擦拭干净,确保无杂质残留在流通口区和成像区;检查底部 4 个 Retention clips 是否在合适位置并将底座固定;检查底部 4 个 Spring clips 是否平贴底座无翘起;检查 gaskets 是否平躺底座相应位置并确定 port 无堵塞物(图 7-1-23)。

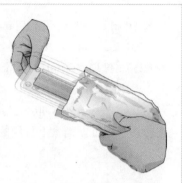

图 7-1-22　将 Flow Cell 于室温静置

7.6.4　手持 Flow Cell 边缘,将 Flow Cell 放置基座合适的位置,点击"Load",将 Flow cell 移动至运行位置而被扫描检测,点击"Next"进入下一步"Load Reagent"操作(图 7-1-24)。

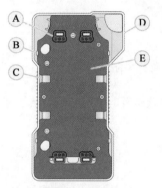

图 7-1-23　检查各部件

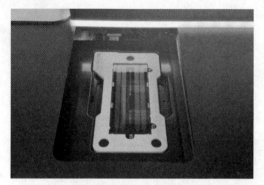

图 7-1-24　Flow Cell 扫描检测

7.6.5　打开右侧试剂仓门,将清洗槽和废液槽取出,并在清理废液后放回原位置,直到废液槽被扫描检测(图 7-1-25)。

7.6.6　从试剂盒取出 Buffer Cartridge,放到清洗槽对应位置,直到 Buffer Cartridge 被扫描检测,关上试剂仓门,点击"Next"(图 7-1-26)。

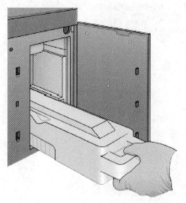

图 7-1-25　废液槽扫描检测

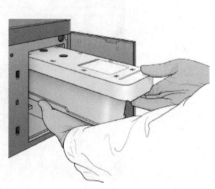

图 7-1-26　Buffer Cartridge 扫描检测

7.6.7　打开左侧试剂仓门,取出清洗塔盘,将已上样的 Reagent Cartridge,放入相应位置,关上仓门,点击"Load",将 Reagent Cartridge 移动至运行位置而被扫描检测,点击"Next"进行本次 Run 参数设置界面(图 7 - 1 - 27)。

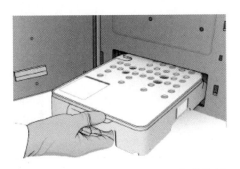

图 7 - 1 - 27　Reagent Cartridge 扫描检测

7.6.8　根据界面提示,选择或输入本次 Run 相应参数。

- Run Name——本次测序名称。
- Library ID——文库/样品名称。
- Recipe —— NextSeq High or NextSeq Mid。
- Read Type —— Single Read or Paired End。
- Read Length

  Read 1 —— up to 151 cycles。

  Read 2 —— up to 151 cycles。

- Index 1——8 cycles Index 1(i7) primer。
- Index 2——8 cycles Index 2(i5) primer。
- Edit ✎ —— Output folder location:点击"Browse"输入数据储存路径,点击"Save"。

7.6.9　确认所有参数设置无误后,点击"Next"进入 Pre-Run Check(图 7 - 1 - 28)。

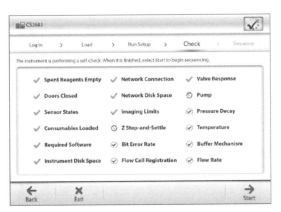

图 7 - 1 - 28　进入 Pre-Run Check

7.6.10　Pre-Run Check Screen 检查无误会在 MCS 显示，点击界面右下角的"StartRun"，Sequencing 进入测序阶段，测序过程信息在 MCS 界面中显示（图 7-1-29）。

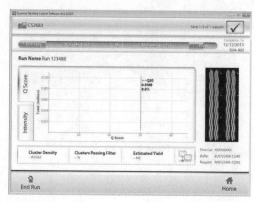

图 7-1-29　进入测序阶段

7.7·运行后清洗

7.7.1　在测序运行完成后，务必执行仪器清洗，按要求配制 0.05% Tween 20 和 0.12% NaOCl 待用。

7.7.2　当测序完成后，点击界面"Home"按键，点击"Perform Wash"，点击"Next"。

7.7.3　打开右侧试剂仓门，将 Buffer Cartridge 和废液槽取出，清除废液槽废液并放回相应位置，往清洗槽添加配制好的 0.05% Tween 20，并放回相应位置，关上仓门，点击"Next"。

7.7.4　打开左侧试剂仓门，将 Reagent Cartridge 取出，往清洗塔盘 28 号位置添加配制好的 0.12% NaOCl，关上仓门，点击"Load"。清洗塔盘将移动至运行位置而被扫描检测，点击"Next"，进入 Pre-wash check，检测完毕，点击"Start"，开始清洗，过程约 90 min。

7.8·关闭仪器（图 7-1-30）：仪器清洗完毕，回到主界面，从"Manage Instrument（管理仪器）"屏幕，选择"System Power Options"，点击 Shut Down（关闭），此命令会安全地关闭软件。并将仪器右侧背后电源开关切换到"OFF（关闭）"位置。

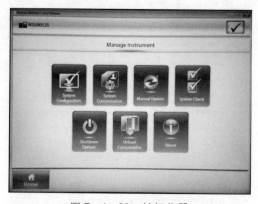

图 7-1-30　关闭仪器

7.9 · 记录仪器使用状态：使用完成后，技术员应该记录仪器使用状态及时间，以方便回顾。

8. 维护保养

在测序运行完成后或仪器闲置每 7 天务必执行仪器清洗。常规仪器清洗通过以下方式确保性能的持续性：① 冲洗射流管路和吸管内的任何残留试剂；② 防止盐分在射流管路和吸管内堆积和结晶；③ 防止来自之前运行的交叉污染。

9. 报警及处理

在系统运行之前或运行期间，可能出现警报，按警报要求进行操作处理，并进行仪器校准、仪器验证等。

10. 记录表格

《××型 DNA 测序仪保养记录表》××××-××-××。

（陈　浩　李晓华）

DNA 打断仪标准操作规程

××医院检验科分子诊断实验室作业指导书	文件编号：××-JY-××-××-×××
版本： 生效日期：	共 页 第 页

1. 目的

使用×× DNA 打断仪进行建库样品的片段化处理,确保仪器的正常使用和良好状态。

2. 仪器名称及型号

×× DNA 打断仪。

3. 应用范围

适用于检验科分子诊断实验室授权技术人员。

4. 仪器简介和测试原理

4.1·仪器简介：×× DNA 打断仪高性能样品处理系统是在专利技术——Adaptive Focused Acoustics™（AFA）自动声波聚焦技术的基础上建立起来的样品处理平台。该系统整合了高强度、汇聚性声学冲击波和高级计算机控制系统,其线性超声波传感器可将声波能量聚焦在样品上,一次处理一排样本,顺次扫描整个孔板。此系统的聚焦声能是可控的,可根据应用范围和样品量选择波频率和波形以控制聚焦带的尺寸和声波强度,且声学优化的样品容器也可根据声波聚焦带进行调整。另外,此系统处理的水浴环境可维持均一的处理温度,通过这种等温、非接触方式对样品进行声学匀浆、分解和混匀,适用于温度敏感的生物样本。目前,Covaris 高性能样品处理系统被广泛地用于组织破碎和匀浆、DNA/RNA/蛋白质提取及复合物的混合与匀质。

4.2·测试原理：介于 20 Hz～20 kHz 的机械波振动在弹性介质中传播形成声波,介于 20 kHz～500 MHz 称为超声波,超声波具有波长短、易于定向发射和会聚等优点。×× DNA 打断仪利用自动声波聚焦技术（AFA）的几何聚焦声波能量,通过线性超声波传感器将波长为 1 mm 的声波能量聚焦在样品上,不仅可以控制波形,而且自动聚焦的能量无损失,可直接作用于管内样品。

5. 仪器开展检测项目

×× DNA 打断仪可被广泛地用于组织破碎和匀浆、DNA/RNA/蛋白质的提取和复合物的混合与匀质。

6. 仪器环境要求

实验室温度应控制在 15～32 ℃。将设备放置在稳定水平的操作平台上,远离热源,避免阳光直射。

7. 操作规程

7.1·打断前样品的准备。以打断时使用 96 孔 PCR 板为例。

7.1.1 将需要打断样品以列为单位用 8 道移液器加入到打断板的孔里,用 TE buffer

（pH＝8.0）补至 80 μl，充分混匀（注意：根据样品的建库起始量要求取样，如 DNA 小片段每孔为 3～5 μg。对于 Fosmid/BAC 样品，打断体积可为 50 μl /孔）。

7.1.2 用镊子将辅助打断的聚四氟乙烯塑料棒（经灭菌）小心加入各孔中。

7.1.3 使用封膜机封膜，并在打断前稍离心，去除气泡（注意：加入样品前需对 96 孔板作一标记，以避免将 96 孔板放反造成样品混淆；添加辅助塑料棒时应在洁净环境下进行操作，并反复用 75％乙醇擦拭清洁镊子，添加完毕后需再次确认各孔是否均已加入，否则会影响打断效果）。

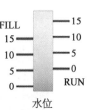

图 7－1－31
水位刻度标尺

注：左边 FILL 显示换能器未没入水槽中注水时的水位标尺；右边 RUN 显示换能器没入水槽后运行时的水位标尺

7.2 · ×× DNA 打断仪操作步骤

7.2.1 向水槽中添加去离子水：取出 ×× DNA 打断仪有机玻璃水槽，向槽内加入去离子水至相应刻度处，并小心将水槽放入仪器内对应位置。Z 轴 Offset＝7 时，用 100 μl /200 μl 容积的 96 孔板打断，水位添加至水槽水位线左侧指示刻度为 10 的位置（图 7－1－31）。

7.2.2 排气：双击桌面 ×× DNA 打断仪专用软件 SonoLab，点击"Start Homing"，将换能器架自动向下移动至相应位置，并自动排气（如图 7－1－32 所示 DEGAS ON 按钮被自动按下，且绿灯亮显示工作状态），排气时间为 45 min。

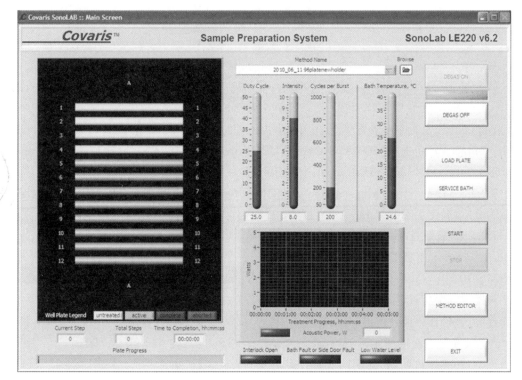

图 7－1－32 软件控制系统主界面

7.2.3　程序设置：点击主界面 Method Editor 进入程序设置（如图 7-1-32 所示），点击"New Methed"新建程序（如图 7-1-33 所示），点击"Load Methed"打开历史记录程序，点击"Save Methed"保存目前界面程序，点击"Save Methed As"另存目前界面程序。

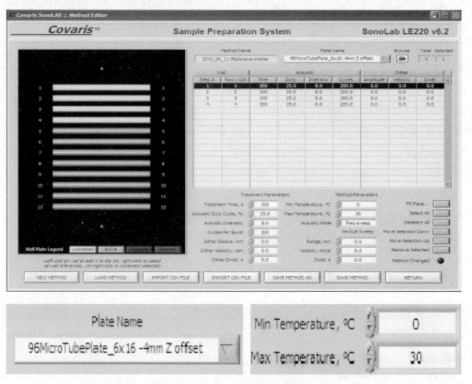

图 7-1-33　程序编辑界面

7.2.3.1　首先确定板架类型，点击"Plate Name"的下拉菜单，96 孔 PCR 板和 microTUBE with crimp-cap 打断选择"500143 96microTUBE crimp ＋7 offset"；miccroTUBE with snap-cap 选择"500111 24microTUBE snap ＋7 offset"。

7.2.3.2　在右下界面 Min temperature 和 Max temperature 设置打断温度上下限，温度下限设为 2 ℃，温度上限设为 15 ℃。

7.2.3.3　设置打断参数（Treatment Time，Duty Cycle，PIP，Cycle Per Burst）。PIP（Peak Incident Power）相当于 Intensity，PIP 500 = Intensity 10。

打断过程中超过设置温度范围时，仪器会停止工作，软件操作界面会弹出"温度超出界限"的对话框（如图 7-1-34 所示）。待温度恢复至设置范围内，再继续打断，在此期间应将样品置于冰上暂时存放，并检测冷循环是否在正常工作。

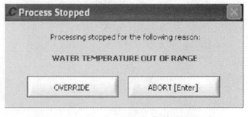

图 7-1-34　水温超设定范围提示框

7.2.3.4 在程序编辑左侧界面(图7-1-33)设置确定需打断样品,用鼠标点击添加,每次添加一列。选择和确定相应的样品位置,右界面会显示相应样品的打断程序,核对实际样品位置与程序设定位置是否一致。如果整板的参数一致,可点击最右侧的"Fill Plate",即整板12排都被设为统一的参数。

7.2.3.5 点击界面最下一行按钮的"Save Method As"保存目前界面程序。点击"Return"返回主界面。

7.2.3.6 样品装置:按住仪器绿色按钮(Door)开门,将装置好样品的打断管架(Rack)或打断板平放在支架相应位置,核对方向是否正确。A1放在右上角(图7-1-35)。注意:在打断主界面会有打断温度显示,需等水温降至稳定(约10℃以下)方可执行打断操作,软件操作界面将会弹出对话框提示水温(图7-1-36)。

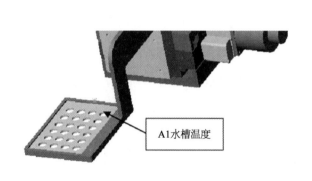

图7-1-35 打断样品放置   图7-1-36 水槽温度显示

7.2.3.7 打断:点击"Start",确认软件自动弹出的对话框内容后,开始打断样品。

7.2.3.8 更换打断样品:打断完成后,主界面弹出"Process Is Completed",确认程序结束后点击"Load Plate",更换下一板样品。

7.2.3.9 仪器清理:仪器使用完毕后,点击主界面"Service Bath"向上移动换能器架至相应位置,依次关闭软件和计算机、仪器主机、恒温水箱,清除水槽中的去离子水,擦干水槽内表面和转换器架,并在水槽中放入干燥剂。注意:在清理换能器上残留水迹时切勿用力擦拭,应该用吸水纸将换能器上的水迹轻轻吸走,以避免换能器损坏。水槽中的水应该用新的纱布擦拭干净并将水槽放回仪器对应位置。如果机器闲置一段时间需将换能器降下,并在空水槽中排气10 s以排干排气管内的水。

7.2.3.10 打断效果检测:打断完成后从96孔板取出约3 μl样品用于电泳检测,检测合格后纯化并开始建库。

7.2.3.11 打断程序:切勿随意更改打断所用的参数设置Duty Cycle,PIP,Cycle Per Burst。样品不同,96孔板不同,其打断效率也不一样,主要通过时间设置来控制样品打断大小。

8. 维护保养

8.1·水浴的维护

8.1.1 每日维护：水浴只能使用除双蒸水或去离子水。按照试验的具体需要设置水浴的深度。每天使用完毕后必须清空水浴并擦干，以防藻类及微生物滋生。

8.1.2 每月维护：每月定期用10％次氯酸钠漂白剂（次氯酸钠终浓度约为0.5％）清洗水浴和排气管。将此溶液加入水浴，放低传感器，让排气泵运转几分钟。然后用双蒸水替换水浴中的溶液，重复一次。

8.2·传感器的维护：不使用时需将传感器移出水浴，用无绒布拭去传感器残余的水，晾干以防其腐蚀。保持传感器表面清洁，使用时特别防止传感器在无水浴状态下运行导致的过热损坏。

8.3·安全系统的维护：定期测试安全系统，确保按下"Stop"按钮后程序停止运行。禁止在安全系统故障时运行程序。

8.4·排气系统的维护

8.4.1 在没有水浴的情况下，排气泵会在10 s后关闭。防止在无水的情况下运行排气泵对泵造成损伤。

8.4.2 查看排气管底部是否有气泡出来。必要时可将进口管取下，放在显微镜下清理堵塞孔道的物质。

8.4.3 长期储存前需除去排气管中的水。

8.5·空气进气口：定期清理空气进气口以保持通畅，防灰尘堵塞。

9. 报警及处理

在系统运行之前或运行期间，可能显示警报，按警报要求进行操作处理，并进行仪器校准、仪器验证等。

10. 记录表格

《××DNA打断仪使用保养记录表》××××-××-××。

（陈　浩　李晓华）

数字 PCR 系统标准操作规程

××医院检验科分子诊断实验室作业指导书	文件编号：××-JY-××-××-×××
版本： 生效日期：	共 页 第 页

1. 目的

指导实验人员正确使用××数字 PCR 系统。

2. 仪器名称及型号

××数字 PCR 系统。

3. 应用范围

适用于检验科分子诊断实验室授权技术人员。

4. 仪器简介和测试原理

4.1 · 仪器简介：××数字 PCR 系统是基于芯片技术的仪器设备,其能在每次运行中最多产生 20 000 个 0.8 nl 液滴,满足目前大部分数字 PCR 应用的需求,可实现灵敏且精确的绝对靶位点定量,无需使用参照或标准曲线。数字 PCR 通过增加反应的数量可提高精确度,可用于分析复杂混合物、精确鉴定目标拷贝数、分析微小的浓度差异;可用于稀有等位基因检测、基因表达绝对定量、病毒载量绝对定量、核酸标准品绝对定量、二代测序文库绝对定量等。此外仪器还具有很好的可扩展性,未来的芯片容量将呈指数增长,满足研究不断增长的需求。

4.2 · 测试原理：采用高密度的纳升流控芯片技术,芯片中有多达 20 000 个反应孔,样品加样之后均匀分布到孔内,达到相互隔离的目的,PCR 反应之后计数器读取每个微孔中荧光信号并计数。

5. 仪器开展检测项目

① 测序文库定量检测	⑤ NRAS G12/G13(DB)	⑨ *SRY* 基因定量分析
② KRAS G12/G13	⑥ NRAS Q61	⑩ *EGFR* 基因 T790M 突变
③ KRAS Q61	⑦ BRAF V600	⑪ 其他
④ NRAS G12	⑧ *MYD88* 基因 L265P 突变固	

6. 仪器环境要求

电源：建议配置 UPS(>1.5 KVA,电池供电 2 h 以上)。通风：仪器通风没有阻挡。温度：实验室应配有空调,控温在 20~25 ℃。湿度：控制相对湿度在 20%~80%。空间：易于操作,安全。空气洁净。

7. 操作规程

7.1 · 芯片加载器

7.1.1 打开芯片加载器电源。

7.1.2　将芯片放置于加载器的芯片槽中(图7-1-37)。

7.1.3　将上样刮片置于加载器臂的固定装置上(图7-1-38)。

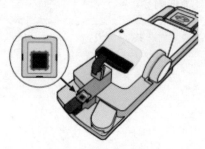

图7-1-37　放置芯片

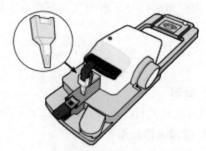

图7-1-38　放置刷头

7.1.4　将芯片盖放置于仪器转臂的盖槽中(图7-1-39)。

7.1.5　用移液器吸取反应混合物,加样至上样刮片,按启动按钮,分配器自动将反应混合物分配至芯片的反应孔内(图7-1-40)。

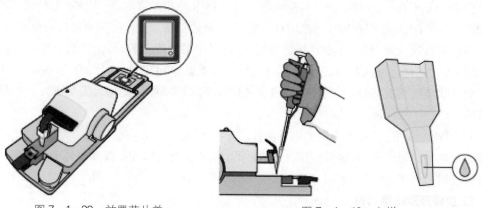

图7-1-39　放置芯片盖

图7-1-40　上样

7.1.6　加载后,用浸入式流体注射器滴加液体,直接缓慢加入芯片使流体覆盖整个表面;转过装载臂,使芯片盖牢固地接触芯片,用力压紧芯片盖以确保密封(图7-1-41)。

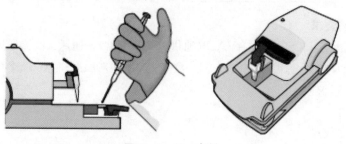

图7-1-41　密封

7.1.7 滴加密封剂,将芯片填充端口先插入芯片加载器的 UV 固化站,将芯片推入工作站,直到紫外灯亮起(图 7 - 1 - 42)。

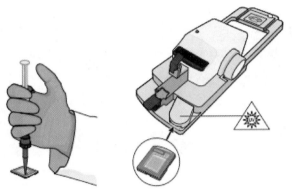

图 7 - 1 - 42 再次密封

7.1.8 当紫外灯关闭后(约 15 s),取出芯片并放置在干净、干燥、无绒、黑暗位置以备使用。

7.2·扩增

7.2.1 打开热循环仪加热盖并确认在两个样品块中安装了××数字 PCR 芯片适配器。

7.2.2 将芯片放在样品块上,使芯片填充口朝热循环仪的前部。

7.2.3 将散热垫放置在芯片上。

7.2.4 关闭并接合热循环仪的加热盖。

7.2.5 使用热循环仪,按具体要求选择并启动芯片的预编程运行。

7.3·××数字 PCR 仪读取结果

7.3.1 开启仪器电源,显示屏如图 7 - 1 - 43。

7.3.2 设定芯片信息。

7.3.2.1 在主菜单上轻触以打开设置菜单(图 7 - 1 - 43④),然后轻触"Well Volume"(图 7 - 1 - 44)。

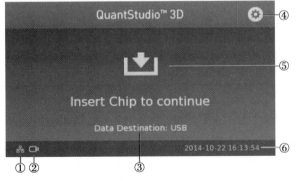

图 7 - 1 - 43 启动后显示屏

注:① 网络状态标志;② 数据目标;③ 数据目的地;
④ 设置按钮;⑤ 芯片指示器;⑥ 时间

7.3.2.2 在 Well Volume 屏幕中选择成像的芯片类型,或触摸"User-defined"输入自定义类型后,点击确定(OK)保存设置,然后返回设置菜单(图 7 - 1 - 45)。

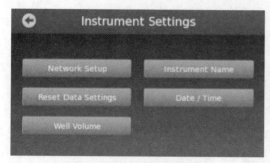

图 7 - 1 - 44 显示屏主菜单

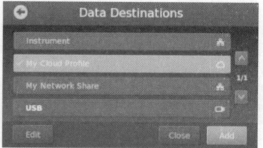

图 7 - 1 - 45 设置芯片类型

7.3.3 设置数据存储位置:从主菜单中打开设置菜单,触摸"Data Destinations";在此设置所需的选项(图 7 - 1 - 46)。

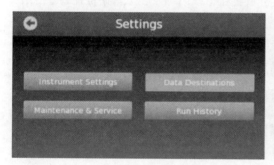

图 7 - 1 - 46 设置数据存储位置

7.3.4 数据读取

7.3.4.1 打开芯片托盘将芯片面朝上装入托盘,芯片 ID 和填充端口朝向仪器正面(图 7 - 1 - 47)。

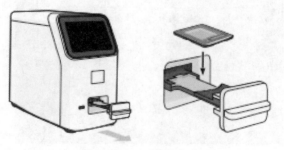

图 7 - 1 - 47 装载芯片

7.3.4.2 确认芯片放置正确,推入托盘开始检测芯片和成像。运行过程中,显示屏上显示运行进度,同时可编辑实验文件名(图 7 - 1 - 48)。

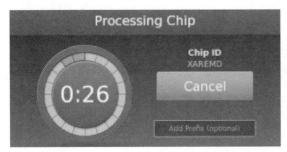
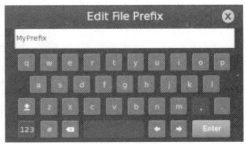

图 7-1-48　读取芯片信息

7.3.4.3　当显示屏显示 Analyzing Data 时,仪器完成成像进行结果分析(图 7-1-49)。

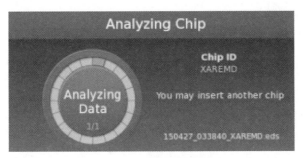

图 7-1-49　读取信息完成

7.3.4.4　仪器芯片分析完成后,结果存储在仪器上。

7.3.5　结果分析(图 7-1-50):××数字 PCR 仪对芯片进行成像后,对原始数据进行初步评估。仪器识别捕获图像内的数据,并对结果进行质量评估,以确定仪器是否收集到可用数据。如数据通过初始质量评估,仪器将计算 FAM 和 VIC 所对应的核酸序列浓度,结果以拷贝/μl 报告,同时使用彩色标记显示质量评估结果。

7.3.5.1　绿色:数据满足所有质量阈值时显示绿色标志。

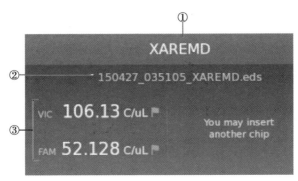

图 7-1-50　结果分析

注:① 芯片 ID;② 文件名;③ FAM/VIC 浓度估计

7.3.5.2　黄色：① 仪器无法清楚地识别未放大井的数量；② 芯片上未扩增孔的分布不均匀；③ 样品浓度超出最佳范围。

7.3.5.3　红色：如有必要，可重新对芯片进行成像或重新运行。

7.3.6　如需对实验结果进一步分析，可将成像数据传输到软件，进行二次分析。

8. 维护保养

8.1·每天实验结束后，用去离子水擦拭仪器表面。

8.2·使用无绒布或棉签蘸去离子水对芯片托盘和样品块表面进行擦洗。如果存在污染，使用 10％异丙醇清洁托盘、样品块或其他接触的表面，然后用棉签擦洗表面。

8.3·定期校准仪器触摸屏。

8.4·周维护：归档、备份实验数据；若仪器连续使用，则每周关闭计算机和仪器的电源开关，然后用无绒布擦拭仪器表面。

8.5·仪器维修需由厂家进行。

9. 报警及处理

在系统运行之前或运行期间，可能显示警报，按警报要求进行校准、仪器验证等。

10. 记录表格

《××数字 PCR 仪使用保养记录表》××××-××-××。

（余娟平　李晓华）

微阵列芯片扫描仪标准操作规程

××医院检验科分子诊断实验室作业指导书	文件编号：××-JY-××-××-×××
版本： 生效日期：	共 页 第 页

1. 目的

规范××微阵列芯片扫描仪操作，保证仪器正常工作。

2. 仪器名称及型号

××(品牌)××(型号)微阵列芯片扫描仪。

3. 应用范围

适用于检验科分子诊断实验室授权技术人员。

4. 仪器简介和测试原理

4.1·仪器简介：××微阵列芯片扫描仪用于对核酸、蛋白质等微阵列生物芯片的荧光信号进行图像扫描、处理和数据提取。

4.1.1 仪器的基本参数：具有装载检测芯片，以及对被检测芯片进行扫描、读取、处理和显示的功能。

4.1.2 动态范围：$>10^3$。

4.1.3 分辨率：5 μm、10 μm、20 μm、40 μm 可选，其中最高分辨率为 5 μm。

4.1.4 检测灵敏度：$\leqslant$0.1 个荧光分子/μm^2。

4.1.5 线性度：线性决定系数 $R^2>90\%$。

4.1.6 重复检测的稳定性：变异系数$\leqslant$10%。

4.1.7 平台扫描运动重复定位精度：$\leqslant$1 个像素。

4.1.8 芯片扫描速度：应用 10 μm 分辨率扫描时，$<$35 s/cm^2。

4.1.9 输出文件格式：TIFF、BMP、JPEG、PNG。

4.2·测试原理：××微阵列芯片扫描仪划分为光学、电子、机械和软件 4 个部分。波长为 532 nm 的激光经过激发物镜组会聚后聚焦到微阵列样品表面，诱导荧光分子发射出荧光。荧光经过激发物镜组收集后形成平行荧光光束，再经过反射镜反射到发射光滤色片上。滤色片能通过所需波长的荧光，滤掉其他波长的杂散光，包括激发光。发射光束被接收物镜重新聚集，然后通过针孔进入光电倍增管(PMT)。从光电倍增管中出来的模拟信号被模数转换器转化为数字信号，然后将该数据传输到计算机中使其以图像形式显示。

5. 仪器开展检测项目

应用于基因表达检测、突变检测、基因组多态性分析和基因文库绘图以及杂交测序等方面。

6. 仪器环境要求

电源：建议配置不间断电源($>$1.5 KVA，电池供电 2 h 以上)。通风：仪器通风没有阻挡。温度：实验室应配有空调，控温在 20～25 ℃。湿度：控制相对湿度在 20%～80%。空间：易于操作、安全。空气洁净。

7. 操作规程

7.1·启动

7.1.1　启动计算机工作站。

7.1.2　用 USB 连接线将扫描仪和计算机连接起来，打开扫描仪电源。Microsoft Windows® 桌面任务栏将出现 USB 设备图标。

7.1.3　从 Microsoft Windows® 开始菜单选择"所有程序"→××，启动××应用程序。程序开始搜索扫描仪和系统自检。

7.2·连接到扫描仪设备，在启动窗口中选择软件工作模式。

7.2.1　连接到"××"扫描仪设备。

7.2.2　连接到软件模拟的"虚拟设备"扫描仪。

7.2.3　不连接扫描仪设备而仅进行"图像分析"。

7.2.4　"退出"应用程序。

7.3·准备扫描

7.3.1　打开激光：点击扫描仪栏上的激光器按钮打开激光，按钮图标会由"关闭"状态变为"打开"状态，其间按钮上的倒数时钟指示激光器预热过程，一般需要约 10 min。

7.3.2　载入芯片：点击扫描仪栏中的"弹出托架"按钮，芯片托架的前端小片会打开仓门，伸出芯片入口用于承载芯片。

7.3.3　预览扫描：点击"预览扫描"按钮开始预览扫描。

7.4·扫描

7.4.1　新建扫描 ROI 区域：点击工具栏中的"新建扫描区域"按钮，在图像窗口上点击拖动鼠标，则一个新的矩形扫描区域被创建到窗口上。

7.4.2　设置扫描参数，点击"扫描"按钮开始扫描。

7.4.3　保存扫描图像：点击"保存"按钮，在保存文件对话框中输入文件名称，并选择相应的保存格式。

7.5·图像分析：点击工具栏中"新建 Block"按钮创建一组图像分析网格阵列。在 Block 属性对话框中，设置每个 Block 中样品点的行数、列数、间距、半径及旋转角度。设置阵列的行数、列数和间距可以创建多个 Block。

7.6·载入阵列列表文件：点击工具栏中"载入 GAL/XAL 阵列"按钮并选择要载入的 GAL 或 XAL 文件。

7.7·保存数据：点击工具栏中"保存"按钮，在保存文件对话框中选择 LSR 格式。

7.8·取出芯片并退出。

7.8.1　点击"弹出托架"按钮，开启仓门，捏住芯片尾端水平轻缓地抽出芯片。

7.8.2　取出芯片后点击"复位托架"按钮将托架复位。

7.8.3　关闭打开的激光器并退出应用程序。

8. 维护保养

8.1・每天使用前需自检 1 次,自检通过方可进行实验,自检不通过时需即刻与公司人员联系。

8.2・每次实验结束后用干净的抹布轻擦仪器外壳。

9. 报警及处理

在系统运行之前或运行期间,可能显示警报,按警报要求进行操作处理,并进行仪器校准、仪器验证等。

10. 记录表格

《××微阵列芯片扫描仪使用保养记录表》××××-××-××。

(叶辉铭　李志强　李晓华)

生物安全柜标准操作规程

××医院检验科分子诊断实验室作业指导书	文件编号：××-JY-××-××-×××
版本： 生效日期：	共 页 第 页

1. 目的

规范生物安全柜的使用、维护及校准，确保生物安全柜正常使用。

2. 操作授权人

经培训并通过考核的分子诊断实验室工作人员。

3. 适用范围

可能产生气溶胶标本的处理，所有血清感染标本。

4. 工作环境

相对湿度<85%；运行温度 25 ℃±10 ℃。

5. 操作规程

5.1·将安全柜门抬起至正常工作位置，注意不得高于安全柜左边的警戒线。

5.2·打开安全柜电源开关及内置风机，仪器报警自检，约需 3 s，检查、记录压力指示表读数。无任何阻碍状态下须让安全柜工作至少 15 min，在正式操作前将试验用品放入安全柜，不得过载，不得挡住前后风口。

5.3·安全柜内所有的实验材料须距离玻璃门至少 4 cm，放入试验材料后，让安全柜开启 2~3 min 后再开始工作。

5.4·操作期间，避免工作时人员进出室内或在操作者背后走动，以减少气流干扰。

5.5·操作过程中，如有物质溢出或液体溅出，应对所有被污染的物体消毒，并用 75%乙醇消毒安全柜内表面。

5.6·工作结束后，须让安全柜在无任何阻碍状态下继续工作至少 5 min，以清除工作区域内浮尘污染，关闭生物安全柜玻璃门，打开紫外线灯消毒至少 30 min。

5.7·消毒结束后，将 System 按钮置于"OFF"档，关闭紫外线灯。

6. 维护保养

6.1·每日维护：使用前观察并记录生物安全柜内的压力表，压力表正常工作范围为 0.7~1.3 英尺水柱（1 英尺水柱＝2 988.98 Pa），工作结束后，用 75%乙醇消毒安全柜内部和工作台表面，并用紫外线照射生物安全柜内至少 30 min。

6.2·每月维护：拆卸并抬起工作区域底板，用 75%乙醇擦拭底板下空间，其他每 3 个月检测并记录紫外线的消毒效果。

7. 校正

7.1·例行校正：厂方工作人员至少每年维护 1 次（表 7-2-1）。

7.2·故障校正：仪器监测指标失控时、仪器移位后、仪器因故障进行维修后，均需要校正。

表 7 – 2 – 1 校正指标

测 试 项 目	测试方法	正常值
垂直气流速度断面平均值	热球式风速计	55 FPM
进风风速	热球式风速计	105 FPM
烟雾试验		
工作面中线上 0.15 m	烟雾发生器	
观察窗内 0.025 m、上沿 0.15 m	烟雾发生器	
观察窗外沿 0.04 m	烟雾发生器	
工作口边沿	烟雾发生器	
安全内锁装置及紫外灯测试	手动	
内部电源插座测试	万用表	

8. 应急处理

8.1·压力异常：安全柜压力表正常工作范围为 0.7～1.3 英尺水柱，如＞1.3 英尺水柱说明表示滤膜有问题，应通知厂方技术人员更换滤膜。更换滤膜或清洗滤膜应记录在"仪器设备维护保养记录表"中。

8.2·出现故障时，联系工程师，按照工程师意见进行处理并通知实验室负责人。

9. 注意事项

9.1·生物安全柜需放在远离门窗的位置，以防门窗处的不稳定气流影响安全柜内层气流流动路径。

9.2·生物安全柜不可用于贮藏物品，注意纸张、棉签等可能造成生物安全柜过滤器的堵塞，生物安全柜使用前后需用适宜的消毒剂擦拭柜内工作区域。

9.3·操作台上不可堆放过多物品，否则易导致柜内后部进风不畅，安全柜内禁止使用易燃、易爆及腐蚀性气体。

9.4·更换、维护安全柜内机件（如过滤器、风机等）的工作需由厂家专业人员完成。

10. 记录表格

《生物安全柜保养记录表》××××-××-××。

（殷建华）

超净工作台标准操作规程

××医院检验科分子诊断实验室作业指导书	文件编号：××-JY-××-××-×××
版本： 生效日期：	共 页 第 页

1. 目的

规范超净工作台使用、维护，确保超净工作台正常使用。

2. 操作授权人

经培训并通过考核的分子诊断实验室工作人员。

3. 适用范围

可能产生气溶胶标本及所有血清感染标本的处理。

4. 工作环境

相对湿度<85%；运行温度 25 ℃±10 ℃。

5. 操作规程

5.1·接通超净工作台的电源。开启风机，使风机开始正常运转，这时应检查高效过滤器出风面是否有风送出。

5.2·使用超净工作台时，先用经过清洁液浸泡的纱布擦拭台面，然后用消毒剂擦拭消毒。

5.3·接通电源前提前 50 min 打开紫外灯照射消毒，照射 30 min 后关闭紫外灯，开启送风机。

5.4·实验操作结束后清理工作台面，关闭风机及照明开关，并用消毒剂擦拭消毒。

5.5·工作完毕后，开启紫外灯，照射消毒 30 min 后，关闭紫外灯，切断电源。

6. 维护保养

6.1·每次使用完毕，立即清洁仪器，悬挂标识，并填写仪器使用记录。

6.2·取样结束后，先用毛刷刷去洁净工作区的杂物和浮尘。

6.3·要经常用纱布蘸取乙醇将紫外线杀菌灯表面擦干净，保持表面清洁。

6.4·效果评价：设备内外表面应该光亮整洁，且没有污迹。

7. 校准（略）

8. 应急处理

如果操作中途遇到停电，暴露在未过滤空气中的材料难以避免被污染，这时应迅速结束工作。

9. 注意事项

9.1·净化工作区内严禁存放不必要的物品，以保持洁净气流流动不受干扰。

9.2·每 2 个月用风速计测量一次工作区平均风速，如发现不符合技术标准，应调节调压器手柄，改变风机输入电压使工作台处于最佳状况。

9.3·每月进行一次维护检查并填写维护记录。

9.4·在使用超净工作台的工程中,需要注意不要有震动产品,震动产品会影响工作台内部风机的使用寿命。

9.5·任何情况下不应将超净台的进风罩对着开敞的门或窗,以免影响滤清器的使用寿命。

10. 记录表格

《超净工作台维护记录表》××××-××-××。

(殷建华)

紫外线消毒车标准操作规程

××医院检验科分子诊断实验室作业指导书	文件编号：××-JY-××-××-×××
版本：	生效日期：	共 页 第 页

1. 目的
规范紫外线消毒车的使用、维护，确保紫外线消毒车正常使用。

2. 操作授权人
经培训并通过考核的分子诊断实验室工作人员。

3. 适用范围
可能产生气溶胶标本及所有血清感染标本的处理。

4. 工作环境
相对湿度＜85％；运行温度 25 ℃±10 ℃。

5. 操作规程
5.1·打开保护门，用手托住灯臂往上抬至需要位置。

5.2·顺时针方向打开定时，设置所需消毒时间，每次照射时间＞90 min，有效消毒距离为60～90 cm。

5.3·接通电源打开带灯，实验人员离开现场。

5.4·消毒完毕后定时器自动关闭灯管电源。

5.5·使用完毕后，关闭启动开关，切断电源，用手托起灯臂，按灯臂调节按钮，放下灯臂，关上保护门。

6. 维护保养
6.1·每日上班后检查灯管是否清洁。

6.2·清洁紫外线消毒车外表面。

6.3·每周维护：用蘸有 70％～75％乙醇的纱布擦拭灯管。

7. 注意事项
7.1·定时器必须按顺时针方向使用，严禁反方向使用。

7.2·使用前应进行通电试验，电源必须装有接地线，以防触电。

7.3·消毒车在使用一段时间后，灯管表面如有灰尘，应使用蘸有 70％～75％乙醇的棉球或纱布擦净灯管，以免影响效果。

7.4·严禁在有人的状态下使用紫外线消毒灯，以防灼伤眼睛和皮肤。

7.5·紫外线灯管波长应选择 254 nm。

7.6·使用完成后应切断电源。

7.7·不同实验区勿混用紫外线消毒车。

8. 记录表格

《紫外线消毒车维护保养记录表》××××-××-××。

（殷建华）

干式恒温器标准操作规程

××医院检验科分子诊断实验室作业指导书	文件编号：××-JY-××-××-×××
版本： 生效日期：	共　页　第　页

1. 目的
规范干式恒温器的正常使用。

2. 操作授权人
经培训并通过考核的分子诊断实验室工作人员。

3. 适用范围
可能产生气溶胶标本及所有血清感染标本的处理。

4. 工作环境
相对湿度<85％;运行温度 25 ℃±10 ℃。

5. 操作规程
5.1·电源线插头已经可靠插入电源插座中,电源线接地可靠。

5.2·打开电源开关,所有的指示灯和数码管都亮。大约 5 s 后即时温度显示窗(PV)显示的数字为金属模块的即时温度,设置温度显示窗(SV)显示的数字为上一次使用的设置温度。

5.3·按压(设置/SET)键 1 次,此时设置 SV 最左边数字闪烁,按上下键可更改闪烁数字到所需数值。

5.4·再按压(设置/SET)键 1 次,闪烁数字右移 1 位,按上下键更改闪烁数字直至所需数值。

5.5·再按压(设置/SET)键 1 次,闪烁数字右移 1 位,同样按上下键更改闪烁数字直至所需数值,完成温度的设置。或再次按压(设置/SET)键从左边重新开始设置。

5.6·温度设置完成后 8 s,数字停止闪烁,提示本机系统进入运行状态,并按照当前设置的温度运转。

6. 应急处理
如果 PV 显示温度与第三方测量温度相差 0.1 ℃以上时,联系本机保管人进行温度误差校正。

7. 注意事项
7.1·每次使用前和使用以后,必须用棉签蘸取蒸馏水清洗模块的锥孔,以保证试管与锥孔壁接触充分。

7.2·在设置新的温度过程中,仍然按照上次设置的温度值运行,直至 SV 数字停止闪烁。

7.3·在使用恒温器的过程中,禁止按压(校准/ADJ)键。

7.4·如果进行恒温 4 ℃至少 4 h 以上的实验操作后,必须清除模块冷凝水(切断电源,拧开模块上 2 个黑色旋钮,取出模块,用软布清除各个接触面的冷凝水,然后再将模块安装复位)。

(殷建华)

高速冷冻离心机标准操作规程

××医院检验科分子诊断实验室作业指导书		文件编号：××-JY-××-××-×××
版本：	生效日期：	共 页 第 页

1. 目的

规范高速冷冻离心机的使用、维护及校准，确保高速冷冻离心机正常使用。

2. 操作授权人

经培训并通过考核的分子诊断实验室工作人员。

3. 适用范围

可能产生气溶胶标本的处理，所有血清感染标本。

4. 工作环境

相对湿度＜85％；运行温度 25 ℃±10 ℃。

5. 操作规程

5.1·打开台式高速冷冻离心机电源开关，进入待机状态。

5.2·选择合适的转头：离心时离心管盛放的液体不能超过总容量的 2/3（否则液体容易溢出）；使用前后应注意转头内有无漏出液体残留，应使之保持干燥。转换转头时应注意使离心机转轴和转头的卡口卡牢。离心管平衡误差应在 0.1 g 以内。

5.3·选择离心参数

5.3.1 按温度设置按钮，再按相应数字键设置离心温度。

5.3.2 按速度设置按钮，可在 RPM/RCF 设置档之间切换，按相应数字键设置离心速度。

5.3.3 按转头设置按钮，再按相应数字键设置转头型号。

5.3.4 按时间设置按钮，再按相应数字键设置离心时间。

5.3.5 离心机刹车或加速速度一般设置在 0～4 之间，不宜经常调整。

5.4·将平衡好的离心管对称放入转头内。盖好转头盖子拧紧螺丝。

5.5·按下离心机盖门，如盖门未盖牢，离心机将不能启动。

5.6·按 START 键，开始离心。离心开始后应待离心速度达到所设的速度时才能离开，一旦发现离心机有异常（如不平衡而导致机器明显震动或噪音很大），应立即按 STOP 键，必要时直接按电源开关切断电源，停止离心，并找出原因。

5.7·使用结束后应清洁转头和离心机腔，不能立即关闭离心机盖，以利于湿气蒸发。

5.8·使用结束后必须登记，注明使用情况。

6. 维护保养

6.1·冷冻离心机为了保护制冷压缩机，仪器断电与通电间隔时间必须＞3 min，否则会损伤压缩机。

6.2·仪器较长时间不使用或维修时应切断主电源。否则仪器会带电，特别是维修时易发生安全事故。

6.3·离心机转子使用时一定要确认设置的转子号正确无误。若转子号设置错误。会造成转子超速使用或达不到所需的离心效果。特别是超速使用可能发生转子炸裂的恶性事故，万万不可疏忽大意。

6.4·转子不使用时应从离心腔内取出，及时用中性洗涤液清洁擦干，防止化学腐蚀，并存放在干燥通风处。不允许用非中性清洁剂擦洗转子，不允许用电热风吹（烘）干转子。转子中心孔内应涂少许润滑脂保护。

6.5·为保证冷冻效果，当环境温度高于30℃时，应对转子和离心腔预冷，转子还应降低转速15%运行。

6.6·离心完毕后要擦干离心腔内水分，每周对电机主轴的锥面上涂少许中性润滑油脂保护以防止转轴锈蚀。较长时间不使用离心机应将转子取出，擦干净放置在干燥的地方，以防止锈蚀。

7. 校正（略）

8. 应急处理

机器如发现故障，请及时向实验室负责人汇报，并与工程师联系。

9. 注意事项

9.1·台式高速冷冻离心机在预冷状态时，离心机盖必须关闭，离心结束后取出转头要倒置于实验台上，擦干腔内余水，离心机盖处于打开状态。

9.2·超速离心时，液体一定要加满离心管，因为在超速离心时需抽真空，只有加满才能避免离心管变形。如离心管盖子密封性差液体就不能加满，以防外溢，从而影响感应器正常工作。

9.3·转头在预冷时转头盖可摆放在离心机的平台上，或摆放在实验台上，千万不可不拧紧浮放在转头上，因为一旦误启动，转头盖就会飞出造成事故。

9.4·转头盖在拧紧后一定要用手指触摸转头与转盖之间有无缝隙，如有缝隙要拧开重新拧紧，直至确认无缝隙方可启动离心机。

9.5·使用时一定要接地线。离心管内所加的物质应相对平衡，如引起两边不平衡会对离心机成很大损伤，至少会缩短离心机的使用寿命。

9.6·在离心过程中，操作人员不得离开离心机室，一旦发生异常情况操作人员不能关闭电源（POWER），要按STOP。在预冷前要填写好离心机使用记录。离心管应定期更新，严禁使用濒临破裂的离心管。

9.7·每次使用前应注意检查转子有无腐蚀点和细微裂纹，禁止使用已腐蚀或有裂纹的转子或超过保质期的转子，以保障人身安全。

10. 记录表格

《高速冷冻离心机使用和维护保养记录表》×××ו××-××。

（殷建华）

旋涡振荡器标准操作规程

××医院检验科分子诊断实验室作业指导书	文件编号：××-JY-××-××-×××
版本： 生效日期：	共 页 第 页

1. 目的
规范旋涡振荡器的使用、维护及校准，确保旋涡振荡器正常使用。

2. 操作授权人
经培训并通过考核的分子诊断实验室工作人员。

3. 适用范围
可能产生气溶胶标本及所有血清感染标本的处理。

4. 工作环境
相对湿度＜85％；运行温度 25 ℃±10 ℃。

5. 操作规程
将漩涡振荡器放置于平整稳定的工作台面上，并将其调整水平。接通电源，打开电源开关。调至适当转速使用。使用完毕后调低转速至停止，关闭电源。

6. 维护保养
6.1·运行 100 h 后，机器上所有的螺帽，螺栓和紧固件都要彻底检查 1 次，如有松动应及时紧固。

6.2·不允许在不紧固的情况下开机。不允许在超负荷的情况下开机。如通电后有异常情况，请检查线路。

7. 应急处理
如果在使用仪器时自身产生共振、机身晃动严重、运行不平衡时，马上降低转速。

8. 注意事项
8.1·使用前请将速度旋钮指示调到最左边，速度指数最小处，请逐步增加转速。

8.2·使用后请认真擦拭和保养仪器。

8.3·垫片时操作只适用于单个试管。使用多个试管时，请将容器均匀分布在垫片周围。

8.4·小心由于速度过高使容器内容物飞溅出来。

8.5·使用后，接触仪器时当心操作面板，因为此时面板变得很热。

8.6·选择垫片，必要时可重新打孔。

8.7·使用时，小心混合液体飞溅造成的身体损害。

(殷建华)

加样器标准操作规程

××医院检验科分子诊断实验室作业指导书	文件编号：××-JY-××-××-×××
版本： 生效日期：	共　页　第　页

1. 目的

规范加样器的使用、维护及校准,确保加样器正常使用。

2. 操作授权人

经培训并通过考核的分子诊断实验室工作人员。

3. 适用范围

可能产生气溶胶标本及所有血清感染标本的处理。

4. 工作环境

相对湿度<85%;运行温度 25 ℃±10 ℃。

5. 操作规程

5.1·设定容量值：根据量程选择相应的移液器,可调式移液器只能在允许容量范围内调节。

5.2·吸液：选择量程合适的吸头安装在移液器枪头上。稍加扭转压紧吸头使之与枪头间无间隙。把吸液按钮压至第一停点,将吸头浸入液样中,然后缓慢、平稳地松开按钮,吸取液样,等待 1 s,然后将吸头提离液面,用吸水纸抹去吸头外面可能附着的液滴,勿触及吸头口。

5.3·释放液体：吸头贴到容器内壁并保持 10°~40°倾斜。平稳地把按钮压到第一停点,等待 1 s 后把按钮压到第二停点以排出剩余液体。压住按钮同时提起加样器。松开按钮。按吸头弹射器除去吸头(吸取不同液体时需更换吸头)。

6. 维护保养

定期用湿布清洁移液器外部,不可用乙醚、乙醇等有机溶剂擦洗。

7. 校准

7.1·例行校准：每半年由生产厂家或供应商负责校准 1 次。

7.2·故障校准：容量失准时、维修后需要校正。

7.3·校准后验收：校准后,分子诊断实验室负责人对各项指标进行核实,达标后方可。

8. 应急处理

8.1·发现漏气或计量不准,其可能原因和解决方法如下：吸头松动时用手拧紧;吸头破裂时更换新的吸头;发现吸液时有气泡,先将液体排回原容器,再检查原因。

8.2·出现不能解决的故障时,应及时联系维修人员并通知分子诊断实验室负责人。

9. 注意事项

9.1·吸头浸入液体的深度要合适,吸液过程中应尽量保持吸头浸入液体的深度不变。

9.2·吸头内有液体时不可将移液器平放或倒转,以防液体污染移液器。

(殷建华)

—70 ℃冰箱标准操作规程

××医院检验科分子诊断实验室作业指导书	文件编号：××-JY-××-××-×××
版本： 生效日期：	共 页 第 页

1. 目的

规范－70 ℃冰箱的使用、维护及校准,确保－70 ℃冰箱正常使用。

2. 操作授权人

经培训并通过考核的分子诊断实验室工作人员。

3. 适用范围

可能产生气溶胶标本及所有血清感染标本的处理。

4. 工作环境

相对湿度 10％～85％;运行温度 32 ℃以下。

5. 操作规程

5.1·按要求放置冰箱,接通电源,调试。若半小时后有明显降温感觉,表示冷柜工作正常。温度的调节面板上显示箱内温度。

5.2·快速按下并释放"SET"键,显示"SET"。按"SET"键,显示设定的温度。按"⌃"或"⌄"键增加或降低数字,调节至需要的温度。

5.3·按"SET"键,确认。按"FNC"键返回,面板上显示箱内温度。

5.4·报警限值的设定:为保证箱内储存物的质量,电子温控器具有报警功能。当箱内温度高于报警上限或低于报警下限时,蜂鸣器即会发出警告,同时显示屏上的报警指示灯闪烁,按任一键报警消失(但显示屏上的报警指示灯仍继续闪烁)。当箱内温度恢复到正常范围时报警消失。报警限值设定的标准操作如下。

5.4.1 按下"SET"键至少 5 s 以上,显示"CP"。按"⌃"键,显示"AL"。按"SET"键,显示"AFD"。

5.4.2 按"⌃"键,显示"HAL"。按"SET"键,显示设定的报警上限值。按"⌃"或"⌄"增加或降低数字,调节至需要的温度。按"SET"键确认,显示"HAL";按"⌃"键,显示"LAL"。

5.4.3 按"SET"键,显示设定的报警下限值。按"⌃"或"⌄"增加或降低数字,调节至需要的温度。按"SET"键确认后显示"LAL"。按 2 次"FNC"返回,面板上显示箱内温度。

6. 维护保养

6.1·日保养:每天观察冰箱温度并记录。

6.2·月保养:每月擦拭冰箱表面,必要时可用中性洗涤剂清洁。

7. 校正

7.1·例行校正:温度校正至少每年 1 次,由厂家或供应商完成。

7.2·故障校正:监测指标失控、维修后需要校正。

7.3·校正后，分子诊断实验室负责人对各项指标进行核实，达标后方可。

8. 应急处理

8.1·出现不能自行解决的故障时，应及时联系工程师维修处理，并告知分子诊断实验室负责人。

8.2·出现影响检验质量的故障时，应立即停止使用。

9. 注意事项

9.1·冰箱应放置于水平地面并留有一定的散热空间。

9.2·外接电源和电压必须匹配，并要求有良好的接地线。

10. 记录表格

《－70℃冰箱维护记录表》××××－××－××。

(殷建华)

荧光显微镜标准操作规程

××医院检验科分子诊断实验室作业指导书	文件编号：××-JY-××-××-×××
版本： 生效日期：	共　页　第　页

1. 目的

规范荧光显微镜的使用和维护，防止因违规操作而损坏荧光显微镜；保证临床检测质量；延长荧光显微镜的使用寿命。

2. 操作人

经培训并通过考核的分子诊断实验室工作人员。

3. 适用范围

××型荧光显微镜。

4. 工作环境

实验室温度应控制在 18~30 ℃。湿度应<80％相对湿度。室内光线：暗室。

5. 操作程序

5.1·荧光显微镜镜头配置：增强反差型平场荧光物镜 40×、增强反差型平场荧光油镜 100×各 1 个，10×目镜 2 个、数码摄像头、6 位 M27 物镜转换器、6 位反射光滤片转盘、三目镜座

5.2·使用前准备（prepare before using）

5.2.1 将荧光显微镜安装在坚固、平坦的桌面或工作台上不要堵塞镜基下面的通风口。

5.2.2 为了避免堵住冷却用的自然对流空气，需要确保在荧光显微镜的各方与墙及其他物品之间保持至少 1 cm 距离。如果安装了灯座，灯座也要保持这种距离。

5.2.3 更换灯泡时应把主开关拨到"0"位置，切断电源，以免触电或着火。如果荧光显微镜使用中或刚刚使用后，需待灯泡和灯座冷却后才能更换灯泡。

5.2.4 荧光显微镜镜架后面电压选择开关的设置一定要符合当地的供电电压。

5.2.5 始终使用荧光显微镜所属公司提供的电源线。

5.2.6 将荧光显微镜的接地端与墙上插座的接地端牢固相连。

5.2.7 严防金属物体进入到荧光显微镜通风口中，这会造成触电、人身伤害的设备损坏。

5.2.8 在电源线和灯座之间应保持足够距离，如果电源线接触到灯座会因为受热而熔化。

5.3·使用操作（operation）

5.3.1 开启稳压器，再打开显微镜开关，每次使用前都应预热显微镜 10 min。

5.3.2 打开荧光通路开关，调节焦距与光强。将样品放置于载物台上，选择所需观察的通道，然后先将 10×物镜转进光路对样品聚焦，调节孔径光阑和视场光阑，再将所需物镜转进光路对样品聚焦。旋动粗、细焦螺旋调节焦距，调节光强后开始观察标本。

5.3.3 使用结束后,关闭开关及电源,取下样品,恢复至使用前的状态。

5.3.4 清洁物镜、目镜等玻璃部件时,不能用擦镜纸干擦,若需除掉油渍或指纹要用无水乙醇。

6. 维护保养

6.1·每天使用完毕后用无水乙醇清洁物镜和目镜,用中性清洁剂清洁载物台和荧光显微镜镜身,清洁完毕盖好防尘罩并做好日常清洁记录,以供所有使用荧光显微镜的人员察看。显微镜开机后半小时内不得关机,关机后半小时内不得开机以免损坏汞灯。填写每次使用记录《荧光显微镜使用及维护记录表》。

6.2·每月清洁 1 次滤光片上面的灰尘,切忌触碰到滤光片。

6.3·每年定期由仪器负责人对显微镜进行 1 次全面的检查及维护,检查显微镜各部件的状态并对其进行全面清洁,并填写《荧光显微镜使用及维护记录表》。

7. 仪器的维修

7.1·荧光显微镜发生故障时需立即进行维修,必要时请专业维修人员进行修复,填写《设备维修申请单》,维修记录填写《仪器设备故障与修复记录表》。

7.2·不能立即维修需贴上停用标识,警示其他工作人员不要使用该仪器。

7.3·仪器的维修记录让操作人员在使用仪器前及时查看。

8. 记录表格

《荧光显微镜使用及维护记录表》××××-××-××。

(魏 琦 李晓华)

第八章
检验方法标准操作规程

乙型肝炎病毒核酸检测标准操作规程

××医院检验科分子诊断实验室作业指导书	文件编号：××-JY-××-××-×××
版本： 生效日期：	共 页 第 页

1. 目的

规范操作流程,保证乙型肝炎病毒(HBV)DNA 定量的准确性和可靠性。

2. 原理

根据 HBV 全基因组序列中的高保守区域,设计一对 HBV 特异性引物和一条特异性荧光探针,利用 PCR 反应液、耐热 DNA 聚合酶(Taq 酶)、核苷酸单体(dNTPs)等进行实时荧光定量 PCR 以定量检测 HBV DNA,从而对 HBV 感染做出快速早期诊断。

3. 性能特征

3.1 · 正确度：偏倚≤10%；精密度：批内变异系数(CV)<10%,批间 CV<10%。

3.2 · 最低检测下限：20 U/ml；线性范围：20～$2.0×10^9$ U/ml；可报告范围：20～$2.0×10^{12}$ U/ml。

4. 样本类型与患者准备

4.1 · 样本类型：静脉血 2～5 ml。

4.2 · 标本采集、保存与运输：无需空腹；立即送检,室温保存不超过 12 h,或 2～8 ℃不超过 7 天,−20 ℃不超过 6 个月。

5. 试剂与仪器

5.1 · 仪器：×××荧光定量 PCR 分析系统。

5.2 · 试剂组成

5.2.1 核酸提取试剂

DNA 提取溶液 1(15 ml/瓶)：十二烷基硫酸钠、曲拉通 X-100、异硫氰酸胍。

DNA 提取溶液 2(5 ml/瓶)：4-羟乙基哌嗪乙磺酸、氯化钠、磁珠。

DNA 提取溶液 3(15 ml/瓶)：曲拉通 X-100、氯化钠。

DNA 提取溶液 4(10 ml/瓶)：矿物油。

洗脱液(1.44 ml/瓶)：Tris-HCl 缓冲液。

5.2.2 核酸扩增试剂：HBV 内标、HBV PCR 反应液和 HBV 酶混合液。

6. 实验条件

6.1 · 实验室温度应控制在 18～30 ℃。湿度应<80%相对湿度。

6.2 · 获得主管机构颁发的"临床基因扩增检验实验室技术审核合格证书"；严格按国家卫生健康委员会《临床基因扩增实验室管理办法》《临床基因扩增实验室工作规范》的规定各区独立进行操作、单向流动。

7. 校准

7.1 · 标准品：$2×10^3$、$2×10^4$、$2×10^5$、$2×10^6$ U/ml。

7.2·项目校准周期：每次。

8. 操作步骤

8.1·分装 HBV DNA 提取液：在试剂储备区的超净工作台中进行，分装步骤如图 8-1-1所示。

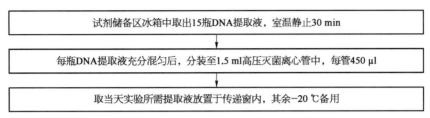

图 8-1-1　HBV DNA 提取液分装步骤

8.2·HBV DNA 提取步骤：在标本制备区实验台进行，提取步骤如图 8-1-2 所示。

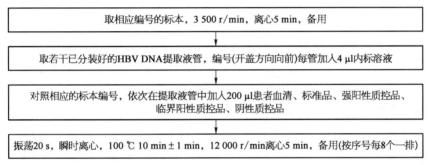

图 8-1-2　HBV DNA 提取步骤

注：① 在实验过程中动作应轻柔,避免产生气溶胶造成标本间的交叉污染;② 离心时标本应按顺序从 1 号位置开始逆时针放置,且离心管盖子的方向应保持一致;③ 内标溶液,质控品及标准曲线提前 30 min 室温复溶,使用前应进行瞬时离心

8.3·HBV DNA 基因扩增步骤见图 8-1-3。

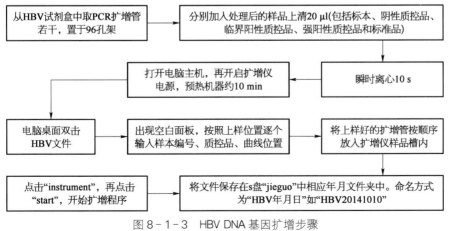

图 8-1-3　HBV DNA 基因扩增步骤

8.4·HBV DNA 基因扩增条件见表 8-1-1。

表 8-1-1 循环参数设定

步　　骤	温　度	时　间	循环次数
UNG 酶反应	50 ℃	2 min	1
Taq 酶活化	95 ℃	5 min	1
变性	95 ℃	15 s	45
退火、延伸及荧光采集	58 ℃	30 s	
仪器冷却(可选)	25 ℃	10 s	1

注：UNG 酶即尿嘧啶-N-糖基化酶

9. 质量控制

9.1·每批次实验均应带试剂盒内的阴性对照及阳性对照,以对该批次的有效性进行判定。

9.2·HBV 阴性质控品:无 Ct 值显示。

9.3·HBV 阳性质控品:检测浓度值介于 158~1 580 U/ml。

9.4·4 个 HBV 定量参考品:均检测为阳性,且标准曲线决定系数 $R^2 \geqslant 0.98$。

9.5·以上要求需在同一次实验中同时满足,否则本次试验无效需重新进行。

10. 结果判断

10.1·定量结果解读

10.1.1　对于测定值在 $20 \sim 2.0 \times 10^9$ U/ml 的样本,且扩增曲线成明显 S 型,报告相应的测定结果。

10.1.2　对于测定值 $\geqslant 2 \times 10^9$ U/ml 的样本,报告注明 $>2.0 \times 10^9$ U/ml。若需精确定量可稀释 1 000 倍后再复测。

10.1.3　对于测定值 $\geqslant 20$ U/ml,且 <40 U/ml 的样本,同时内标检测为阳性且 Ct 值 $\leqslant$ 40,表明病毒载量低,测定值仅供参考,可备注定性阳性以备今后参考。

10.1.4　对于测定值 <20 U/ml 的样本,同时,内标检测为阳性且 Ct 值 $\leqslant$ 40,则报告 HBV DNA 含量低于试剂盒检测下限;若内标不正常(Ct 值 >40 或无数值),则该样本的检测结果无效,应查找并排除原因,并对此样本进行重复试验(若检测结果仍无效,建议联系试剂厂家)。

10.2·参考范围:通过参考值的研究试验确定本试剂盒的检测下限为 20 U/ml;内标对照 Ct 值的参考值为 40。

10.3·检测方法的局限性:样本检测结果与样本收集、处理、运输及保存质量有关,其中任何失误都将导致结果不准确。如果样本处理时没有控制好交叉污染,可能出现假阳性结果。

11. 临床意义

11.1·用于 HBV 感染的辅助诊断和乙型肝炎患者药物治疗的疗效监控。

11.2·对于检测结果阳性的报告,只表明该样本中有 HBV 的遗传物质 DNA 存在,并不表明有活病毒存在。

11.3·对于检测结果为阴性的报告,并不能排除样本中含有 HBV,只能说明样本中含有的 HBV 浓度低于试剂盒的检测灵敏度。

12. 干扰因素

12.1·内源性抑制物:血红蛋白、免疫球蛋白、脂类等物质。拒绝溶血、脂血等样本。

12.1·外源性抑制物:肝素、采集容器抑制物等。一定要求非肝素抗凝及合格的采血管。

12.3·实验室污染:由于操作不当、不使用带滤芯吸头、不使用一次性耗材等原因,会导致试验失败可能。

13. 变异的潜在来源

试剂反复冻融、保存不当造成的检测不准。

14. 注意事项

14.1·本试剂用于体外诊断,使用前仔细阅读本说明书。

14.2·实验前熟悉和掌握需使用的各种仪器的操作方法和注意事项,对每次实验进行质量控制。

14.3·实验室管理应严格按照 PCR 基因扩增实验室的管理规范,实验人员必须进行专业培训,实验过程严格分区进行,实验操作的每个阶段使用的仪器和设备,各区各阶段用品不能交叉使用。

14.4·所用的试剂在使用前,均需在室温下充分融化、混匀后使用。提取样本核酸前,确保 DNA 提取液 1、3、4 的温度平衡至室温或以上,建议室温放置 1 h 以上或置于 30 ℃水浴箱 30 min 以上。静止的 DNA 提取液 2 会形成棕色沉淀,使用前需充分混匀。HBV 酶混合液易黏着于管壁,使用前需瞬时离心数秒。

14.5·对于检测结果为阴性的样本,应确定 HBV 内标的扩增信号是否正常,以保证试验操作的正常进行和检测试剂的正常使用及抑制样本的出现,避免假阴性结果,对于阳性检测样本,HBV 内标的扩增信号可不予考虑。

14.6·所有检测样本均应视为具有传染性物质,实验过程中应穿工作服,戴一次性手套并经常更换以防止样本间的交叉污染;样本操作和处理均应符合相应法规要求。

15. 记录表格

15.1·《标本接受登记册》×××-×××。

15.2·《不合格标本拒收登记表》×××-×××。

15.3·《乙肝检测流程记录表》×××-×××。

15.4·《DNA 质量评价记录表》×××-×××。

参考文献

李金明.乙型和丙型肝炎病毒感染检测试剂的标准化:问题与对策.中华检验医学杂志,2010,33(10):901 - 904.

(李伯安)

丙型肝炎病毒核酸检测标准操作规程

××医院检验科分子诊断实验室作业指导书	文件编号：××-JY-××-××-×××
版本： 生效日期：	共 页 第 页

1. 目的
规范操作流程，保证丙型肝炎病毒（HCV）RNA 定量的准确性和可靠性。

2. 原理
利用针对 HCV 核酸保守区设计的一对特异性引物、一条特异性荧光探针，配以 PCR 反应液，在荧光定量 PCR 仪上，应用实时荧光定量 PCR 检测技术，通过荧光信号的变化实现 HCV RNA 的定量检测。

3. 性能特征
3.1·正确度：偏倚≤10%；精密度：批内 CV<10%，批间 CV<10%。

3.2·最低检测下限：50 U/ml；线性范围：50～1.0×10^8 U/ml；可报告范围：50～1.0×10^{11} U/ml。

4. 样本类型与患者准备
4.1·样本类型：静脉血 2～5 ml。

4.2·标本采集、保存与运输：无需空腹；采集标本后立即送检，室温保存不超过 12 h，或 2～8 ℃不超过 7 天，－20 ℃不超过 6 个月。

5. 试剂与仪器
5.1·仪器：×××荧光定量 PCR 分析系统。

5.2·试剂组成

5.2.1 核酸提取试剂

RNA 提取溶液 1（15 ml/瓶）：十二烷基硫酸钠、曲拉通 X-100、异硫氰酸胍、磁珠。

RNA 提取溶液 2（2.5 ml/瓶）：4-羟乙基哌嗪乙磺酸、氯化钠。

RNA 提取溶液 3（15 ml/瓶）：曲拉通 X-100、氯化钠。

RNA 提取溶液 4（5 ml/瓶）：矿物油。

5.2.2 核酸扩增试剂：HCV 内标、HCV PCR 反应液和 RT-PCR 增强剂。

6. 实验条件
6.1·实验室温度应控制在 18～30 ℃。湿度应<80%相对湿度。

6.2·获得主管机构颁发的"临床基因扩增检验实验室技术审核合格证书"；并严格按国家卫生健康委员会《临床基因扩增实验室管理办法》《临床基因扩增实验室工作规范》的规定各区独立进行操作、单向流动。

7. 校准
7.1·标准品：1×10^4、1×10^5、1×10^6、1×10^7 U/ml。

7.2 · 项目校准周期：每次。

8. 操作步骤

8.1 · 分装 HCV RNA 提取液：在试剂储备区的超净工作台中进行，分装步骤如图 8-1-4 所示。

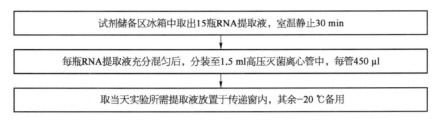

试剂储备区冰箱中取出15瓶RNA提取液，室温静止30 min

每瓶RNA提取液充分混匀后，分装至1.5 ml高压灭菌离心管中，每管450 µl

取当天实验所需提取液放置于传递窗内，其余-20 ℃备用

图 8-1-4 HCV RNA 提取液分装步骤

8.2 · HCV RNA 提取步骤：在标本制备区的实验台进行，提取步骤如图 8-1-5 所示。

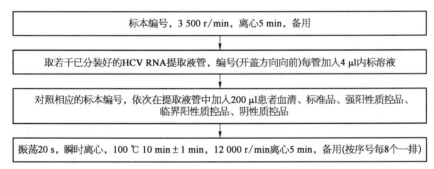

标本编号，3 500 r/min，离心5 min，备用

取若干已分装好的HCV RNA提取液管，编号(开盖方向向前)每管加入4 µl内标溶液

对照相应的标本编号，依次在提取液管中加入200 µl患者血清、标准品、强阳性质控品、临界阳性质控品、阴性质控品

振荡20 s，瞬时离心，100 ℃ 10 min±1 min，12 000 r/min离心5 min，备用(按序号每8个一排)

图 8-1-5 HCV RNA 提取步骤

注：① 在实验过程中动作应轻柔，避免产生气溶胶造成标本间的交叉污染；② 离心时标本应按顺序从 1 号位置开始逆时针放置，且离心管盖子的方向应保持一致；③ 内标溶液，质控品及标准曲线提前 30 min 室温复溶，使用前应进行瞬时离心

8.3 · HCV RNA 基因扩增步骤(图 8-1-6)

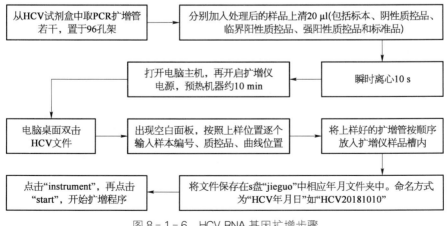

从HCV试剂盒中取PCR扩增管若干，置于96孔架 → 分别加入处理后的样品上清20 µl(包括标本、阴性质控品、临界阳性质控品、强阳性质控品和标准品)

打开电脑主机，再开启扩增仪电源，预热机器约10 min ← 瞬时离心10 s

电脑桌面双击HCV文件 → 出现空白面板，按照上样位置逐个输入样本编号、质控品、曲线位置 → 将上样好的扩增管按顺序放入扩增仪样品槽内

点击"instrument"，再点击"start"，开始扩增程序 ← 将文件保存在s盘"jieguo"中相应年月文件夹中。命名方式为"HCV年月日"如"HCV20181010"

图 8-1-6 HCV RNA 基因扩增步骤

8.4·HCV RNA 基因扩增条件(表 8-1-2)

表 8-1-2　循环参数设定

步　骤	温　度	时　间	循环数
预变性和酶激活	95 ℃	1 min	1
反转录	60 ℃	30 min	1
cDNA 预变性	95 ℃	1 min	1
变性	95 ℃	15 s	45
退火、延伸及荧光采集	60 ℃	30 s	45
仪器冷却(可选)	25 ℃	1 s	1

9. 质量控制

9.1·每批次实验均应带试剂盒内的阴性对照及阳性对照,以对该批次的有效性进行判定。

9.2·HCV 阴性质控品:无 Ct 值显示。

9.3·HCV 阳性质控品:检测浓度值介于 100~1 000 U/ml。

9.4·4 个 HCV 定量参考品:均检测为阳性,且标准曲线决定系数 $R^2 \geqslant 0.98$。

9.5·以上要求需在同一次实验中同时满足,否则本次试验无效需重新进行。

10. 结果判断

10.1·定量结果解读

10.1.1　对于测定值为 $50 \sim 1.0 \times 10^8$ U/ml 的样本,且扩增曲线成明显 S 型,报告相应的测定结果。

10.1.2　对于测定值 $> 1.0 \times 10^8$ U/ml 的样本,报告应注明 $> 1.0 \times 10^8$ U/ml。若需精确定量可根据结果,将样本稀释至 1.0×10^8 U/ml 以下再复测。

10.1.3　对于测定值 $\geqslant 25$ U/ml,且 < 50 U/ml 的样本,同时,内标检测为阳性且 Ct 值 $\leqslant 38$,表明病毒载量低,测定值仅供参考,可备注定性阳性以为今后参考。

10.1.4　对于测定值 < 25 U/ml 的样本,同时内标检测为阳性且 Ct 值 $\leqslant 38$,则报告 HCV RNA 含量低于试剂盒检测下限;若内标不正常(Ct 值 > 38 或无数值),则该样本的检测结果无效,应查找并排除原因,并对此样本进行重复试验(若检测结果仍无效,建议联系试剂厂家)。

10.2·参考范围:通过参考值的研究试验确定本试剂盒的检测下限为 25 U/ml;内对照 Ct 值的参考值为 38。

10.3·检测方法的局限性:样本检测结果与样本收集、处理、运输及保存质量有关,其中任何失误都将会导致结果不准确。如果样本处理时没有控制好交叉污染,可能出现假阳性结果。

11. 临床意义

11.1·用于 HCV 感染的辅助诊断和丙型肝炎患者药物治疗的疗效监控。

11.2·对于检测结果阳性的报告,只表明该样本中有 HCV 的遗传物质 RNA 存在,并不表明有活病毒存在。

11.3·对于检测结果为阴性的报告,并不能排除样本中含有 HCV,只能说明样本中含有的 HCV 浓度低于试剂盒的检测灵敏度。

12. 干扰因素

12.1·内源性抑制物:血红蛋白、免疫球蛋白、脂类等物质。拒绝溶血、脂血等样本。

12.2·外源性抑制物:肝素、采集容器抑制物等。一定要求非肝素抗凝及合格的采血管。

12.3·实验室污染:由于操作不当、不使用带滤芯吸头、不使用一次性耗材等原因可能会导致试验失败。

13. 变异的潜在来源

试剂反复冻融、保存不当造成的检测不准。

14. 注意事项

14.1·本试剂用于体外诊断,使用前仔细阅读本说明书。

14.2·实验前熟悉和掌握需使用的各种仪器的操作方法和注意事项,对每次实验进行质量控制。

14.3·实验室管理应严格按照 PCR 基因扩增实验室的管理规范,实验人员必须进行专业培训,实验过程严格分区进行,实验操作的每个阶段使用的仪器和设备,各区各阶段用品不能交叉使用。

14.4·所用的试剂使用前均需在室温下充分融化、混匀。提取样本核酸前,确保提取液1、2、3、4的温度平衡至室温或以上,建议室温放置 1 h 以上或置于 30 ℃水浴箱 30 min 以上。静止的提取液 1 会形成棕色沉淀,使用前需充分混匀。HCV 增强剂易黏着于管壁,使用前需瞬时离心数秒。

14.5·对于检测为阴性的样本,应确定 HCV 内标的扩增信号是否正常,以保证试验操作和检测试剂的正常使用及抑制样本的出现,避免假阴性结果,对于阳性检测样本,可不予考虑 HCV 内标的扩增信号。

14.6·所有检测样本均应视为传染性物质,实验过程中应穿工作服,戴一次性手套并经常更换以防止样本间的交叉污染;样本操作和处理均应符合相应法规要求。

15. 记录表格

15.1·《标本接受登记册》×××-×××。

15.2·《不合格标本拒收登记表》×××-×××。

15.3·《丙肝检测流程记录表》×××-×××。

15.4·《RNA 质量评价记录表》×××-×××。

参考文献

李金明.乙型和丙型肝炎病毒感染检测试剂的标准化:问题与对策.中华检验医学杂志,2010,33(10):901-904.

(李伯安)

乙型肝炎病毒基因分型标准操作规程

××医院检验科分子诊断实验室作业指导书	文件编号：××-JY-××-××-×××
版本： 生效日期：	共 页 第 页

1. 目的

正确、规范化检测乙型肝炎病毒（HBV）基因分型。

2. 原理

采用 B 型 HBV 特异性引物与荧光探针、C 型 HBV 特异性引物及荧光探针，应用 PCR 结合 Taqman 技术，FAM 波长检测 B 型 HBV、HEX 波长检测 C 型 HBV 特异性 DNA 核酸片段。

3. 性能特征

3.1·灵敏度≥95％；特异度 100％。

3.2·最低检测下限：10^3 U/ml；可报告范围：HBV B 型、HBV C 型。

4. 样本类型与患者准备

4.1·样本类型：静脉血 2～5 ml。

4.2·标本采集、保存与运输：无需空腹；立即送检，室温保存不超过 12 h，或 2～8 ℃不超过 7 天，－20 ℃不超过 6 个月。

5. 试剂与仪器

5.1·仪器：×××荧光定量 PCR 分析系统。

5.2·试剂组成

5.2.1 核酸提取液 A：聚乙二醇、氯化钠；核酸提取液 B：十二烷基硫酸钠、吐温 20、氢氧化钠、螯合树脂；PCR 缓冲液：引物、脱氧核糖核苷酸、氯化镁；B 型探针；C 型探针。

5.2.2 其他试剂：Taq 酶、B/C 强阳性对照、B 型阳性血清对照、C 型阳性血清对照、阴性血清对照。

6. 实验条件

6.1·实验室温度应控制在 18～30 ℃。湿度应<80％相对湿度。

6.2·获得主管机构颁发的"临床基因扩增检验实验室技术审核合格证书"；严格按国家卫生健康委员会《临床基因扩增实验室管理办法》《临床基因扩增实验室工作规范》的规定各区独立进行操作、单向流动。

7. 校准

7.1·校准物：相应的浓度×××。

7.2·项目校准周期：××天。

8. 操作步骤

8.1·试剂配制：按样本数（样本数＝待检血清数＋对照品 4 个）n 配制反应液，在试剂储备区的超净工作台中进行，步骤如图 8-1-7 所示。

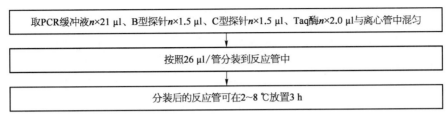

图 8-1-7 配制试剂操作步骤

8.2·提取步骤：在标本制备区实验台进行，提取步骤如图 8-1-8 所示。

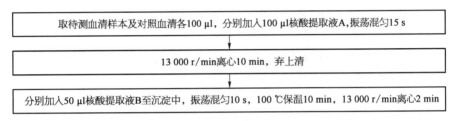

图 8-1-8 提取步骤

注：① 在实验过程中动作应轻柔，避免产生气溶胶造成标本间的交叉污染；② 处理后的样品应在 1 h 内使用；③ 在每次检测中应设置阳性、阴性对照

8.3·PCR 扩增步骤（图 8-1-9）

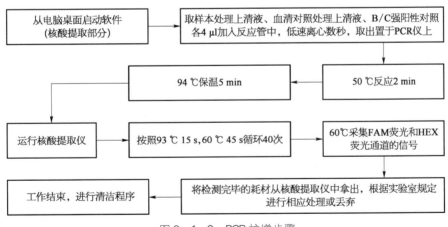

图 8-1-9 PCR 扩增步骤

9. 质量控制

如果操作正确，相应的结果应当满足如下条件（表 8-1-3）。

10. 结果判断

10.1·仪器 PCR 程序运行完成后按仪器及软件要求进行结果保存和数据分析。

10.2·取高于样本噪声线和阴性对照的荧光值作为检测阈值。以 FAM 通道和 HEX 通道 Ct 值判断 HBV 的基因型。

表 8 - 1 - 3　质量控制要求

对　照　品	质　控　要　求
B/C 强阳性对照	结果判断为 B/C 基因混合型,且两通道均 Ct 值≤36
B 型阳性血清对照	结果判断 B 基因型,且 FAM 通道 Ct 值≤36
C 型阳性血清对照	结果判断 C 基因型,且 HEX 通道 Ct 值≤36
阴性对照	且两通道均为 Ct 值 = 36

11. 临床意义

国内 HBV 基因型中约 60％为 C 型基因,30％为 B 型基因。可以结合临床表现和其他实验室检测指标对患者病情进行评价。

12. 干扰因素

12.1·内源性抑制物:血红蛋白、免疫球蛋白、脂类等物质。拒绝溶血、脂血等样本。

12.2·外源性抑制物:肝素、采集容器抑制物等。一定要求非肝素抗凝,并使用合格的采血管。

12.3·实验室污染:由于操作不当、不使用带滤芯吸头、不使用一次性耗材等原因,会导致试验失败。

13. 变异的潜在来源

试剂反复冻融、保存不当造成的检测不准。

14. 注意事项

14.1·本实验用于体外诊断,使用前仔细阅读本说明书。

14.2·实验前熟悉和掌握需使用的各种仪器的操作方法和注意事项,对每次实验进行质量控制。

14.3·实验室管理应严格按照 PCR 基因扩增实验室的管理规范,实验人员必须进行专业培训,并在实验过程中严格分区进行,实验操作的每个阶段使用的仪器和设备,各区各阶段用品不能交叉使用。

14.4·所用的试剂使用前均需在室温下充分融化、混匀。在从质控品瓶中移取部分试剂时,避免微生物和核糖核酸酶污染。

14.5·根据阴性值和噪声值设定荧光阈值,分别设定 FAM 和 HEX 通道。

14.6·所有检测样本均应视为传染性物质,实验过程中应穿工作服,戴一次性手套并经常更换以防止样本间的交叉污染;样本操作和处理均应符合相应法规要求。

15. 记录表格

15.1·《标本接受登记册》×××-×××。

15.2·《不合格标本拒收登记表》×××-×××。

15.3·《乙肝肝炎病毒基因分型检测流程记录表》×××-×××。

15.4·《DNA 质量评价记录表》×××-×××。

(李伯安)

高灵敏 HBV DNA 检测标准操作规程

××医院检验科分子诊断实验室作业指导书	文件编号：××-JY-××-××-×××
版本：　　　　　　生效日期：	共　页　第　页

1. 目的

规范操作流程,保证高灵敏乙型肝炎病毒(HBV)DNA 定量的准确性和可靠性。

2. 原理

采用 3 对扩增引物进行 PCR,信号生成双标记探针与反义链杂交,在延伸期间被 Z05 DNA 多聚酶剪切。Master Mix 试剂包括上下游引物和针对 HBV DNA、HBV QS DNA 的探针。Master Mix 可确保准确定量 HBV 基因型 A～G。扩增 DNA 的检测是使用靶特异性和 QS-特异性的双标记寡核苷酸探针,该探针可分别独立确定 HBV 扩增产物和 HBV QS 扩增产物。

3. 性能特征

3.1·正确度:偏倚≤10%;精密度:批内 CV<10%,批间 CV<10%。

3.2·最低检测下限:20 U/ml;线性范围:20～1.7×10⁸ U/ml;可报告范围:20～1.7×10¹¹ U/ml。

3.2·最低检测下限:20 U/ml;线性范围:$20～1.7×10^8$ U/ml;可报告范围:$20～1.7×10^{11}$ U/ml。

4. 样本类型与患者准备

4.1·样本类型:静脉血 2～5 ml。

4.2·标本采集、保存与运输:无需空腹;采集标本后立即送检,室温保存不超过 12 h,或 2～8 ℃不超过 7 天,-20 ℃不超过 6 个月。

5. 试剂与仪器

5.1·仪器:全自动×××荧光定量 PCR 分析系统。

5.2·试剂组成

5.2.1　主要试剂:HBV 磁性玻璃珠试剂盒、HBV 裂解液试剂盒、HBV 多组分试剂盒、洗脱缓冲液。

5.2.2　其他试剂:HBV 定量标准、HBV 混合溶液、HBV 锰溶液、质控品、洗液。

6. 实验条件

6.1·实验室温度应控制在 18～30 ℃。湿度应<80%相对湿度。

6.2·获得主管机构颁发的"临床基因扩增检验实验室技术审核合格证书";并严格按国家卫生健康委员会《临床基因扩增实验室管理办法》《临床基因扩增实验室工作规范》的规定各区独立进行操作、单向流动。

7. 校准

7.1·校准物:内标。

7.2·项目校准周期:每次。

8. 操作步骤

8.1·上机准备工作（图 8-1-10）

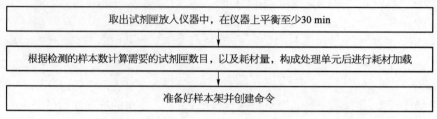

图 8-1-10 上机准备工作

注：① 在实验过程中动作应轻柔，避免将颗粒或凝块状物质转移到样本管 S-tube 中；② 确保质控条码上的 lot 号码与质控的 lot 号码一致；③ 避免样本或质控污染样本管 S-tube 的上部

8.2·HBV-DNA 基因提取扩增步骤（图 8-1-11）

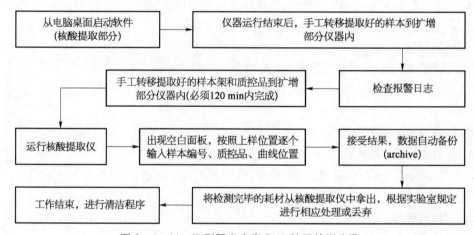

图 8-1-11 乙型肝炎病毒 DNA 基因扩增步骤

8.3·HBV-DNA 基因扩增条件（表 8-1-4）

表 8-1-4　HBV-DNA 基因扩增循环参数设定

步　　骤	温　度	时　间	循环数
UNG 酶反应	50 ℃	2 min	1
Taq 酶活化	95 ℃	5 min	1
变性	95 ℃	15 s	
退火、延伸及荧光采集	58 ℃	30 s*	45
仪器冷却（可选）	25 ℃	10 s	1

注：UNG 酶即尿嘧啶-N-糖基化酶

9. 质量控制

9.1·每个检测批次都必须包括阴性质控品，HBV 弱阳性质控品和 HBV 强阳性质控品。

如果所有质控品[HBV L(+)C、HBV H(+)C 和 CTM(-)C]都没有出现标记,则该批次合格。

9.2·对于质控品在样品架上的位置没有要求。检查批次打印结果的标记和注释以确保该批次合格。

9.3·阴性质控:CTM(-)C 必须得到"没有检测到目标"的结果。如果 CTM(-)C 有标记标为不合格,那么整个批次都不合格。重复整个过程(样品和质控品的制备、扩增和检测)。

9.4·阳性质控品:HBV L(+)C 和 HBV H(+)C 的指定范围是每批试剂专有的,在 HBV 测试试剂盒条形码上提供。HBV L(+)C 和 HBV H(+)C 的 HBV DNA U/ml 值应该落在其指定范围内。如果 1 个或 2 个阳性质控品被标记则表示不合格,那么整个批次不合格。重复整个过程(样品和质控品的制备、扩增和检测)。

10. 结果判断

10.1·高敏定量结果解读

10.1.1 对于没有检测到目标样本,HBV 的 Ct 值超出该检测试剂的界限之上或没有得到 HBV 的 Ct 值。报告结果为"没有检测到 HBV DNA"。

10.1.2 对于测定值 <20 U/ml 的样本,计算所得的 U/ml 结果低于该检测试剂检测限。报告结果为"检测到 HBV DNA,HBV DNA 浓度低于 20 U/ml"。

10.1.3 对于测定值 ≥20 U/ml,且 ≤1.7×10^8 U/ml 的样本,计算结果为 20 ~ 1.7×10^8 U/ml 是在该检测的线性范围内。

10.1.4 对于测定值 ≥1.7×10^8 U/ml 的样本,计算所的 U/ml 结果在该检测范围之上。报告结果为"HBV DNA 浓度 >1.7×10^8 U/ml"。如果希望得到定量结果,原始样品可使用 HBV-阴性人血清稀释并重复该测试。报告结果要乘以稀释因子。

10.2·参考范围:通过参考值的研究试验确定本试剂盒的检测下线为 20 U/ml。

10.3·检测方法的局限性:样本检测结果与样本收集、处理、运输及保存质量有关,其中任何失误都将会导致结果不准确。如果样本处理时没有控制好交叉污染,可能出现假阳性结果。

11. 临床意义

11.1·用于 HBV 感染的辅助诊断和乙型肝炎患者药物治疗的疗效监控。

11.2·对于检测结果阳性的报告,只表明该样本中有 HBV 的遗传物质 DNA 存在,并不表明有活病毒存在。

11.3·对于检测结果为阴性的报告,并不能排除样本中含有 HBV,只能说明样本中含有的 HBV 浓度低于试剂盒的检测灵敏度。

12. 干扰因素

12.1·内源性抑制物:血红蛋白、免疫球蛋白、脂类等物质。拒绝溶血、脂血等样本。

12.1·外源性抑制物:肝素、采集容器抑制物等。一定要求非肝素抗凝,并使用合格的采血管。

12.3·实验室污染:由于操作不当、不使用带滤芯吸头、不使用一次性耗材等原因,会导致试验失败。

13. 变异的潜在来源

试剂反复冻融、保存不当造成的检测不准。

14. 注意事项

14.1·本试剂用于体外诊断,使用前仔细阅读本说明书。

14.2·实验前熟悉和掌握需使用的各种仪器的操作方法和注意事项,对每次实验进行质量控制。

14.3·实验室管理应严格按照 PCR 基因扩增实验室的管理规范,实验人员必须进行专业培训,并在实验过程中严格分区进行,实验操作的每个阶段使用的仪器和设备及各区各阶段用品不能交叉使用。

14.4·所用的试剂使用前均需在室温下充分融化、混匀。在从质控品瓶中移取部分试剂时,避免微生物和核糖核酸酶污染。

14.5·对于检测为阴性的样本,应确定 HBV 内标的扩增信号是否正常,以保证试验操作的正常进行和检测试剂的正常使用及抑制样本的出现,避免假阴性结果,对于阳性检测样本,可不予考虑 HBV 内标的扩增信号。

14.6·所有检测样本均应视为具有传染性物质,实验过程中应穿工作服,戴一次性手套并经常更换以防止样本间的交叉污染;样本操作和处理均应符合相应法规要求。

15. 记录表格

15.1·《标本接受登记册》×××-×××。

15.2·《不合格标本拒收登记表》×××-×××。

15.3·《乙肝检测流程记录表》×××-×××。

15.4·《DNA 质量评价记录表》×××-×××。

参考文献

[1] 李金明.乙型和丙型肝炎病毒感染检测试剂的标准化:问题与对策.中华检验医学杂志,2010,33(10):901-904.

[2] 中国合格评定国家认可委员会.ISO 15189:医学实验室质量和能力认可准则.2012.

(李伯安)

高灵敏 HCV RNA 检测标准操作规程

××医院检验科分子诊断实验室作业指导书	文件编号：××-JY-××-××-×××
版本： 生效日期：	共 页 第 页

1. 目的

规范操作流程,保证高灵敏丙型肝炎病毒(HCV)RNA 定量的准确性和可靠性。

2. 原理

2.1·测试基于 3 个主要步骤：① 样品制备,分离 HCV RNA；② 靶 RNA 反转录,产生互补 DNA(cDNA)；③ 同时进行靶 cDNA 的 PCR 扩增与靶特异的和 QS 特异的双标记寡核酸探针的检测。

2.2·扩增后的 DNA 检测是通过使用靶特异的和 QS 特异的双标记寡核酸探针进行,探针可以独立识别 HCV 扩增子和 HCV QS 扩增子。HCV RNA 的定量通过 HCV QS 实现。HCV QS 可补偿抑制作用的影响,控制制备和扩增过程,使每个样本中的 HCV RNA 定量更为精确。HCV QS 是非传染性的蛋白外壳包被的 RNA,该蛋白外壳包被的 RNA 含有 HCV 序列,这些序列具有与 HCV 靶 RNA 相同的引物结合位点和一个区别于 HCV QS 扩增子和 HCV 靶扩增子的独特探针结合部位。

2.3·将已知拷贝数的 HCV QS 添加到每个样本,在样品的制备、反转录、PCR 扩增和双标记寡核酸检测探针检测过程中始终携带 HCV QS。分析仪通过将每个样本和质控液的 HCV 信号和 HCV QS 信号进行对比,计算检测样品的 HCV RNA 浓度。

3. 性能特征

3.1·正确度：偏倚≤10%；精密度：批内 CV<10%,批间 CV<10%。

3.2·最低检测下限：15 U/ml；线性范围：15～1.7×10^8 U/ml；可报告范围：15～1.7×10^{11} U/ml。

4. 样本类型与患者准备

4.1·样本类型：静脉血 2～5 ml。

4.2·标本采集、保存与运输：无需空腹；采集标本后立即送检,室温保存不超过 12 h,或 2～8 ℃不超过 7 天,-20 ℃不超过 6 个月。

5. 试剂与仪器

5.1·仪器：全自动×××荧光定量 PCR 分析系统。

5.2·试剂组成

5.2.1 主要试剂：HCV 磁性玻璃珠试剂盒、HCV 裂解试剂盒、HCV 多组分试剂盒、洗脱缓冲液。

5.2.2 其他试剂：HCV 特异性检测试剂盒、HCV 定量标准、HCV Master Mix、CAP/CTM 锰溶液、质控品、洗液。

6. 实验条件

6.1 · 实验室温度应控制在 18～30 ℃。湿度应＜80％相对湿度。

6.2 · 获得主管机构颁发的"临床基因扩增检验实验室技术审核合格证书"；严格按国家卫生健康委员会《临床基因扩增实验室管理办法》《临床基因扩增实验室工作规范》的规定各区独立进行操作、单向流动。

7. 校准

7.1 · 校准物：内标。

7.2 · 项目校准周期：每次。

8. 操作步骤

8.1 · 上机准备工作（图 8 - 1 - 12）

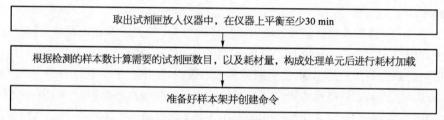

图 8 - 1 - 12　上机准备工作

注：① 在实验过程中动作应轻柔，避免将颗粒或凝块状物质转移到样本管 S-tube 中；② 确保质控条码上的 lot 号码与质控的 lot 号码一致；③ 避免样本或质控污染样本管 S-tube 的上部

8.2 · HCV RNA 基因提取扩增步骤（图 8 - 1 - 13）

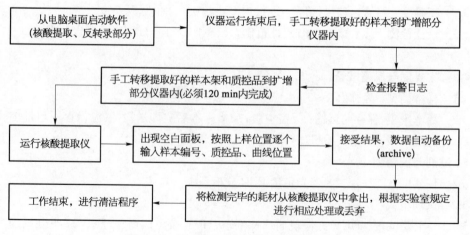

图 8 - 1 - 13　HCV RNA 基因提取扩增步骤

8.3 · HCV RNA 基因扩增条件（表 8 - 1 - 5）

表 8 - 1 - 5　HCV RNA 基因扩增循环参数设定

步　　骤	温　度	时　间	循环次数
预变性和酶激活	95 ℃	1 min	1
反转录	60 ℃	30 min	1
cDNA 预变性	95 ℃	1 min	1
变性	95 ℃	15 s	45
退火、延伸及荧光采集	60 ℃	30 s	45
仪器冷却(可选)	25 ℃	1 s	1

9. 质量控制

9.1·每个检测批次都必须包括阴性质控品,HCV 弱阳性质控品和 HCV 强阳性质控品。如果所有质控品[HCV L(＋)C、HCV H(＋)C 和 CTM(－)C]都没有出现标记,则该批次合格。

9.2·对于质控品在样品架上的位置没有要求。检查批次打印结果的标记和注释以确保该批次合格。

9.3·阴性质控:CTM(－)C 必须得到"没有检测到目标"的结果。如果 CTM(－)C 有标记标为不合格,那么整个批次都是不合格的。需重复整个过程(样品和质控品的制备、扩增和检测)。

9.4·阳性质控品:HCV L(＋)C 和 HCV H(＋)C 的指定范围是每批试剂专有的,在 HCV 测试试剂盒条形码上提供。HCV L(＋)C 和 HCV H(＋)C 的 HCV DNA 浓度应该在其指定范围内。如果 1 个或 2 个阳性质控品被标记则表示不合格,那么整个批次不合格。需重复整个过程(样品和质控品的制备、扩增和检测)。

10. 结果判断

10.1·高敏定量结果解读

10.1.1　对于没有检测到目标样本,HCV 的 Ct 值超出该检测试剂的界限之上或没有得到 HCV 的 Ct 值。报告结果为"没有检测到 HCV RNA"。

10.1.2　对于测定值<15 U/ml 的样本,计算所得的结果低于该检测试剂检测限。报告结果为"检测到 HCV RNA,HCV RNA 浓度低于 15 U/ml"。

10.1.3　对于测定值≥15 U/ml 且≤$1.7×10^8$ U/ml 的样本,计算结果≥15 U/ml 在测定的线性范围内,报告结果为:"检测到×× U/ml HCV RNA"。

10.1.4　对于测定值>$1.7×10^8$ U/ml 的样本,报告结果为"HCV RNA 浓度超过了 $1.7×10^8$ U/ml"。如果需要定量结果,原始样本需要用 HCV 阴性人类血清进行稀释,有原始的样本基质决定,然后重复该测试,将报告结果乘以稀释倍数。

10.2·参考范围:通过参考值的研究试验确定本试剂盒的检测下线为 15 U/ml。

10.3·检测方法的局限性:样本检测结果与样本收集、处理、运输及保存质量有关,其中任何失误都将会导致结果不准确。如果样本处理时没有控制好交叉污染,可能出现假阳性结果。

11. 临床意义

11.1·用于 HCV 感染的辅助诊断和丙型肝炎患者药物治疗的疗效监控。

11.2·对于检测结果阳性的报告,只表明该样本中有 HCV 的遗传物质 DNA 存在,并不表明有活病毒存在。

11.3·对于检测结果为阴性的报告,并不能排除样本中含有 HCV,只能说明样本中含有的 HCV 浓度低于试剂盒的检测灵敏度。

12. 干扰因素

12.1·内源性抑制物:血红蛋白、免疫球蛋白、脂类等物质。拒绝溶血、脂血等样本。

12.2·外源性抑制物:肝素、采集容器抑制物等。一定要求非肝素抗凝及合格的采血管。

12.3·实验室污染:由于操作不当、不使用带滤芯吸头、不使用一次性耗材等原因,会导致试验失败。

13. 变异的潜在来源

试剂反复冻融、保存不当造成的检测不准。

14. 注意事项

14.1·本试剂用于体外诊断,使用前仔细阅读本说明书。

14.2·实验前熟悉和掌握需使用的各种仪器的操作方法和注意事项,对每次实验进行质量控制。

14.3·实验室管理应严格按照 PCR 基因扩增实验室的管理规范,实验人员必须进行专业培训,并在实验过程中严格分区进行,确保实验操作的每一个阶段使用的仪器和设备及各区各阶段用品均不交叉使用。

14.4·所用的试剂使用前均需在室温下充分融化、混匀。在从质控品瓶中移取部分试剂时,避免微生物和核糖核酸酶污染。

14.5·对于检测为阴性的样本,应确定 HCV 内标的扩增信号是否正常,以保证试验操作的正常进行和检测试剂的正常使用及抑制样本的出现,避免假阴性结果,对于阳性检测样本,可不予考虑 HCV 内标的扩增信号。

14.6·所有检测样本均应视为具有传染性物质,实验过程中应穿工作服,戴一次性手套并经常更换以防止样本间的交叉污染;样本操作和处理均应符合相应法规要求。

15. 记录表格

15.1·《标本接受登记册》×××-×××。

15.2·《不合格标本拒收登记表》×××-×××。

15.3·《丙肝检测流程记录表》×××-×××。

15.4·《DNA 质量评价记录表》×××-×××。

(李伯安)

丙型肝炎病毒基因分型标准操作规程

××医院检验科分子诊断实验室作业指导书	文件编号：××-JY-××-××-×××
版本：　　　　　生效日期：	共　页　第　页

1. 目的

正确、规范化丙型肝炎病毒（HCV）RNA 基因分型检测。

2. 原理

分别采用 1b 型、2a 型 HCV 特异性引物与荧光探针，应用聚合酶链式反应（PCR）结合 Taqman 技术，对 1b 型、2a 型 HCV 的特异性 RNA 核酸片段进行检测。

3. 性能特征

3.1·精密度：CV<5%；特异度：与其他亚型均无交叉反应。

3.2·最低检测下限：10^3 U/ml；可报告范围：1b 型 HCV、2a 型 HCV。

4. 样本类型与患者准备

4.1·样本类型：静脉血 2~5 ml。

4.2·标本采集、保存与运输：无需空腹；采集后立即送检，室温保存不超过 12 h，或 2~8 ℃不超过 7 天，−20 ℃不超过 6 个月。

5. 试剂与仪器

5.1·仪器：×××荧光定量 PCR 分析系统。

5.2·试剂组成

5.2.1　核酸提取试剂：① 裂解液（4 ml/瓶），含有硫氰酸胍的溶液；② 去抑制剂（1 瓶），含有去抑制剂的冻干粉末；③ 助沉剂（1 瓶），含有助沉剂的冻干粉末；④ 洗涤液 A（14 ml/瓶），含有硫氰酸胍的溶液；⑤ 洗涤液 B（14 ml/瓶），含有 Tris 的溶液；⑥ 洗脱液（1.8 ml/支），含有 0.04% NaN_3 的纯水（无 RNA 酶）。

5.2.2　核酸扩增试剂：PCR 主反应液、酶混合物。

6. 实验条件

6.1·实验室温度应控制在 18~30 ℃。湿度应<80%。

6.2·获得主管机构颁发的"临床基因扩增检验实验室技术审核合格证书"；严格按国家卫生健康委员会《临床基因扩增实验室管理办法》《临床基因扩增实验室工作规范》的规定各区独立进行操作、单向流动。

7. 操作步骤

7.1·试剂配制：在试剂储备区的超净工作台中进行，步骤如图 8-1-14 所示。

7.2·提取步骤：在标本制备区实验台进行，提取步骤如图 8-1-15 所示。

7.3·PCR 扩增步骤（如图 8-1-16）

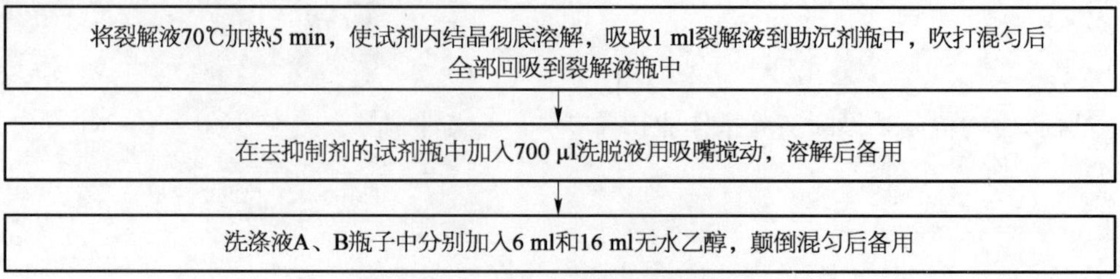

将裂解液70℃加热5 min，使试剂内结晶彻底溶解，吸取1 ml裂解液到助沉剂瓶中，吹打混匀后全部回吸到裂解液瓶中
在去抑制剂的试剂瓶中加入700 μl洗脱液用吸嘴搅动，溶解后备用
洗涤液A、B瓶子中分别加入6 ml和16 ml无水乙醇，颠倒混匀后备用

图 8－1－14 试剂配制步骤

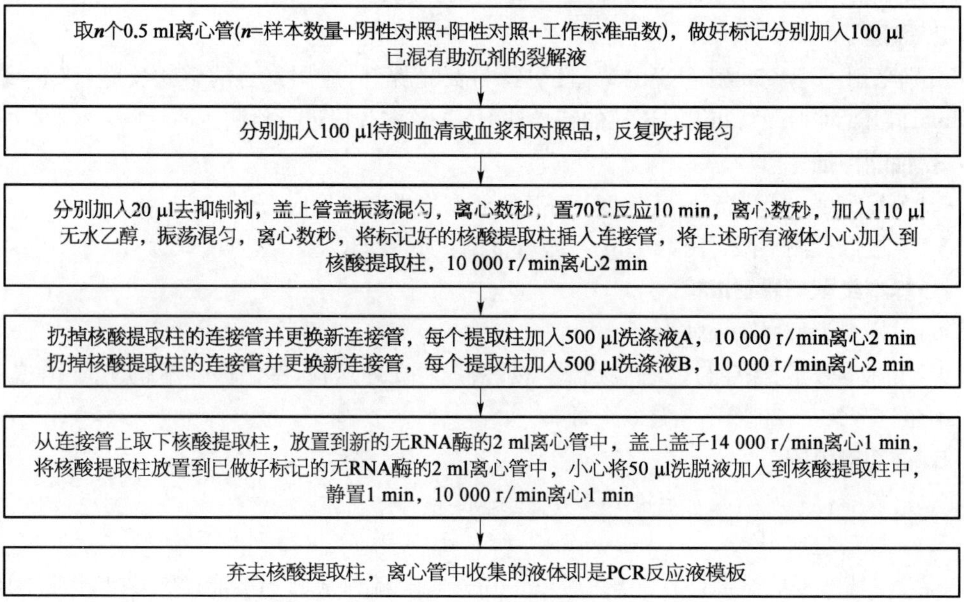

取n个0.5 ml离心管(n=样本数量+阴性对照+阳性对照+工作标准品数)，做好标记分别加入100 μl已混有助沉剂的裂解液
分别加入100 μl待测血清或血浆和对照品，反复吹打混匀
分别加入20 μl去抑制剂，盖上管盖振荡混匀，离心数秒，置70℃反应10 min，离心数秒，加入110 μl无水乙醇，振荡混匀，离心数秒，将标记好的核酸提取柱插入连接管，将上述所有液体小心加入到核酸提取柱，10 000 r/min离心2 min
扔掉核酸提取柱的连接管并更换新连接管，每个提取柱加入500 μl洗涤液A，10 000 r/min离心2 min
扔掉核酸提取柱的连接管并更换新连接管，每个提取柱加入500 μl洗涤液B，10 000 r/min离心2 min
从连接管上取下核酸提取柱，放置到新的无RNA酶的2 ml离心管中，盖上盖子14 000 r/min离心1 min，将核酸提取柱放置到已做好标记的无RNA酶的2 ml离心管中，小心将50 μl洗脱液加入到核酸提取柱中，静置1 min，10 000 r/min离心1 min
弃去核酸提取柱，离心管中收集的液体即是PCR反应液模板

图 8－1－15 提取步骤

注：① 在实验过程中动作应轻柔，避免产生气溶胶造成标本间的交叉污染；② 处理后的样品应在 1 h 内使用；③ 在每次检测中应设置阳性、阴性对照

从电脑桌面启动软件(核酸提取部分)
从试剂盒中取出PCR主反应液、酶混合物，室温下离心数秒
按照待检样本数量取PCR主反应液：酶混合物=8.5 : 1.5混合
分混匀后离心数秒，分装在PCR毛细管中，每管10 μl
在装有PCR反应液的毛细反应管中加入10 μl已处理好的样本，盖上盖子离心数秒后转移到扩增区
采集荧光通道的信号
将检测完毕的耗材从核酸提取仪中拿出，根据实验室规定进行相应处理或丢弃
工作结束，进行清洁程序

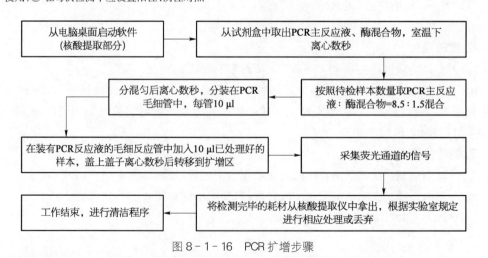

图 8－1－16 PCR 扩增步骤

7.4 · HCV RNA 基因扩增条件(表 8 - 1 - 6)

表 8 - 1 - 6　HCV RNA 基因扩增循环参数设定

步　　骤	温　　度	时　　间	循环次数
预变性和酶激活	50 ℃	20 min	1
反转录	94 ℃	2 min	1
cDNA 预变性	94 ℃→55 ℃	18 s	5
变性	94 ℃	10 s	42
退火、延伸及荧光采集	60 ℃	45 s	42
仪器冷却	40 ℃	30 s	1

8. 质量控制

如果操作正确,相应的结果应当满足如下条件(表 8 - 1 - 7)。以上要求需要在一次实验中同时满足,否则本次试验无效。

表 8 - 1 - 7　质控品的质控要求

对 照 品	质控要求
阴性质控品	各反应管均无典型 S 型扩增曲线或 Ct 值>38
阳性质控品	HCV 1b 反应管中 FAM 标记的曲线 Ct 值<38

9. 结果判断

待检样本在 HCV 基因分型荧光 PCR 检测混合液 FAM 通道中检测 Ct 值≤38,且扩增曲线呈典型的 S 型,检测结果报告为 HCV 1b 型阳性;待检样本在 HBV 基因分型荧光 PCR 检测混合液的 HEX 通道中检测 Ct 值≤38,且扩增曲线呈典型的 S 型,检测结果报告为 HCV 2a 型阳性;待检样本在 HCV 基因分型荧光 PCR 检测混合液 FAM、HEX 通道均未检测到扩增曲线,检测结果报告为 HCV 未分出型(HCV RNA<1 000 U/ml)、非 1b/2a 型(HCV RNA≥ 1 000 U/ml)。

10. 临床意义

可以对标本进行 HCV 的基因分型,结合临床表现和其他实验室检测指标对患者病情进行评价。

11. 干扰因素

11.1 · 内源性抑制物:血红蛋白、免疫球蛋白、脂类等物质。拒绝溶血、脂血等样本。

11.2 · 外源性抑制物:肝素、采集容器抑制物等。一定要求非肝素抗凝,并使用合格的采血管。

11.3 · 实验室污染:由于操作不当、不使用带滤芯吸头、不使用一次性耗材等原因可能会导致试验失败。

12. 变异的潜在来源

试剂反复冻融、保存不当造成的检测不准。

13. 注意事项

13.1·本实验用于体外诊断,使用前仔细阅读本说明书。

13.2·实验前熟悉和掌握需使用的各种仪器的操作方法和注意事项,对每次实验进行质量控制。

13.3·实验室管理应严格按照 PCR 基因扩增实验室的管理规范,实验人员必须进行专业培训,实验过程严格分区进行,实验操作的每个阶段使用的仪器和设备,各区各阶段用品不能交叉使用。

13.4·所用的试剂在使用前均需在室温下充分融化、混匀。在从质控品瓶中移取部分试剂时,避免微生物和核糖核酸酶污染。

13.5·根据阴性值和噪音值设定荧光阈值,分别设定 FAM 和 HEX 通道。

13.6·所有检测样本均应视为具有传染性物质,实验过程中应穿工作服,戴一次性手套并经常更换以防止样本间的交叉污染;样本操作和处理均应符合相应法规要求。

14. 记录表格

14.1·《标本接受登记册》×××-×××。

14.2·《不合格标本拒收登记表》×××-×××。

14.3·《丙型肝炎病毒基因分型检测流程记录表》×××-×××。

14.4·《RNA 质量评价记录表》×××-×××。

参考文献

[1] 李金明.乙型和丙型肝炎病毒感染检测试剂的标准化:问题与对策.中华检验医学杂志,2010,33(10):901-904.
[2] 中国合格评定国家认可委员会.ISO 15189:医学实验室质量和能力认可准则.2012.

（李伯安）

结核分枝杆菌 DNA 定量检测标准操作规程

××医院检验科分子诊断实验室作业指导书	文件编号：××-JY-××-××-×××
版本： **生效日期：**	**共 页 第 页**

1. 目的

规范操作流程，保证结核分枝杆菌（*Mycobacterium Tuberculosis*，TB）核酸检测的准确性和可靠性。

2. 原理

根据 TB 全基因组序列中的高保守区域，设计一对特异性引物和一条特异性荧光探针，配以 PCR 反应液、耐热 DNA 聚合酶（Taq 酶）、核苷酸单体（dNTPs）等成分，应用聚合酶链式反应（PCR）结合 Taqman 探针技术，对 TB 的特异性 DNA 核酸片段进行荧光检测，从而对 TB 感染做出快速早期诊断。

3. 性能特征

准确度：阴阳性质控品符合预期；最低检测下限：1 000 拷贝/ml。

4. 样本类型与患者准备

4.1·标本采集

4.1.1 痰液：由临床医护人员用一次性无菌痰杯收集受检者肺深部咳出痰液 1～3 ml，密封送检；对于婴幼儿，由临床医护人员用密闭容器与无菌吸痰器相连，吸取痰液，密封送检。

4.1.2 肺及支气管灌洗液：由临床医护人员用一次性无菌塑料管收集灌洗液 1～5 ml，密封送检。

4.1.3 胸腔积液，腹水及脑脊液：由临床医护人员用一次性无菌塑料管收集相关标本 1～5 ml，密封送检。

4.1.4 尿液：由临床医护人员采集晨尿中段尿 1～5 ml 于一次性无菌尿杯中，密闭送检。

4.1.5 组织：由临床医护人员取可疑组织适量置入一次性无菌塑料管中，密闭送检。

4.1.6 咽拭子：由临床医护人员用一次性咽拭子采集，密闭送检。

4.1.7 血清：由临床医护人员用一次性真空采血器抽取受检者静脉血 2～5 ml，注入一次性无菌真空干燥管中，密闭送检。

4.2·标本保存和运送：标本一经采集则应尽快送检；标本可立即用于测试，室温保存不超过 12 h，无法立即检测者于 2～8 ℃保存不超过 7 天，也可保存于 -20 ℃待测，保存期为 6 个月。标本长途运送时应采用 0 ℃冰壶。

4.3·对于不合格标本（如严重溶血、脂血标本，肝素抗凝标本等），应及时电话通知临床并填写《不合格标本拒收登记表》，若应临床要求接受了不合格标本，应在检验报告备注中注明，并做好记录。

5. 试剂与仪器

5.1·仪器：×××荧光定量 PCR 分析系统。

5.2·试剂组成（表 8 - 1 - 8）

表 8 - 1 - 8　试剂组成

序号	组　分	数　量	体积/人份	主　要　成　分
1	核酸提取液	1.4 ml ×2	100 μl	含有氯化钠和 EDTA - Na$_2$的溶液
2	TB 核酸荧光 PCR 检测混合液	972 μl ×1	36 μl	含有 dNTPs、1 对引物和 1 条荧光探针的溶液
3	酶（Taq + UNG）	10.8 μl ×1	0.4 μl	含 Taq DNA 聚合酶和 UNG 酶的溶液
4	H$_2$O	400 μl ×1		水
5	TB 阳性对照品	100 μl ×1		含目的基因片段的缺陷性病毒

6. 操作步骤

6.1·标本处理

6.1.1　痰液

6.1.1.1　痰液中加入 4 倍体积的 4‰ NaOH 溶液，振荡后静置 30 min。

6.1.1.2　液化后用枪头或吸管混匀后吸取 1～1.5 ml 至一次性高压灭菌离心管中，12 000 r/min 离心 5 min。

6.1.1.3　去上清，沉淀加入 1.0 ml 生理盐水，吹打混匀，12 000 r/min 离心 5 min。

6.1.1.4　重复 6.1.1.3；去上清，沉淀中加入 60 μl DNA 提取液充分混匀，100 ℃恒温处理（10±1）min，置 - 20 ℃冰箱 1～2 h；12 000 r/min 离心 5 min，备用。

6.1.2　肺及支气管灌洗液、胸腔积液、尿液、腹水

6.1.2.1　取沉淀 1.0～1.5 ml 于一次性高压灭菌离心管，12 000 r/min 离心 5 min。

6.1.2.2　去上清，沉淀中加入 60 μl DNA 提取液充分混匀，100 ℃恒温处理（10±1）min，置 - 20 ℃冰箱 1～2 h；12 000 r/min 离心 5 min，备用。

6.1.3　组织

6.1.3.1　将组织转移至 1.5 ml 一次性高压灭菌离心管中，加入适量的 DNA 提取液，100 ℃恒温处理（10±1）min，置 - 20 ℃冰箱 1～2 h。

6.1.3.2　12 000 r/min 离心 5 min，备用。

6.1.4　脑脊液

6.1.4.1　将脑脊液混匀转移至 1.5 ml 一次性高压灭菌离心管中，12 000 r/min 离心 5 min。

6.1.4.2　弃上清，沉淀加入 1.0 ml 生理盐水，混匀，12 000 r/min 离心 5 min。

6.1.4.3　弃上清，沉淀加入 60 μl 的 DNA 提取液，100 ℃恒温处理（10±1）min，置 - 20 ℃冰箱 1～2 h；12 000 r/min 离心 5 min，备用。

6.1.5　咽拭子

6.1.5.1　加入 1.0 ml 生理盐水，混匀，转移至 1.5 ml 一次性高压灭菌离心管中，12 000 r/min 离心 5 min。

6.1.5.2　弃上清,沉淀加入 60 µl 的 DNA 提取液,100 ℃恒温处理(10±1)min,置 −20 ℃ 冰箱 1～2 h;12 000 r/min 离心 5 min,备用。

6.1.6　尿液

6.1.6.1　取尿液沉淀 1.0～1.5 ml 至一次性高压灭菌离心管,12 000 r/min 离心 5 min。

6.1.6.2　弃上清,沉淀加入 60 µl 的 DNA 提取液,100 ℃恒温处理(10±1)min,置 −20 ℃ 冰箱 1～2 h;12 000 r/min 离心 5 min,备用。

6.1.7　血清

6.1.7.1　取 60 µl 血清加至 0.5 ml 一次性高压灭菌离心管中,加入等量 DNA 提取液,振荡器振荡混匀,100 ℃恒温处理(10±1)min。

6.1.7.2　12 000 r/min 离心 5 min,备用。

6.2·质控品的处理

6.2.1　阴性质控品、临界阳性质控品及强阳性质控品处理方法同血清。

6.2.2　阳性定量参考品处理:振荡混匀,瞬时离心数秒,备用。

6.3·TB DNA 基因扩增步骤(图 8-1-17)

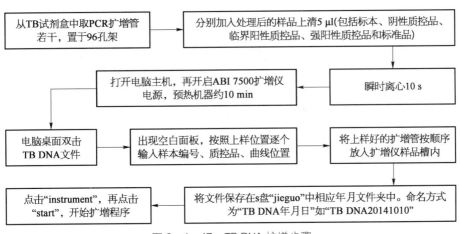

图 8-1-17　TB DNA 扩增步骤

6.4·循环条件:93 ℃ 2 min,1 个循环;93 ℃ 30 s→55 ℃ 45 s(收集荧光),45 个循环。

7. 质量控制

7.1·室内质量控制

7.1.1　阴性质控品:增长的曲线不呈 S 形曲线或 Ct 值＝45。

7.1.2　阳性质控品:增长曲线呈 S 形曲线,且阳性质控品定量值应按照室内质量控制规则,符合在控范围。

7.1.3　阳性定量参考品:全部阳性,且线性相关系数 $0.97 \leqslant r \leqslant 1$。

7.1.4　以上要求需在同一次实验中同时满足,否则,本次实验无效,需重新进行。

8. 结果判断

8.1·仪器 Ct 栏显示 N/A,表示检测样本低于检测限,报告为阴性;待检样本检测 Ct

值≤38,且扩增曲线呈典型的 S 形,报告为阳性;待检样本 Ct 值介于 38～40,需重复测定,重复测定如仍为 38～40,且扩增曲线呈典型的 S 形,则判断为阳性;若非典型 S 形曲线,则判为阴性。

8.2·检测方法的局限性:样本检测结果与样本收集、处理、运输及保存质量有关,其中任何失误都将导致结果不准确。如果样本处理时没有控制好交叉污染,可能出现假阳性结果。

9. 临床意义

9.1·用于 TB 感染的辅助诊断和药物治疗的疗效监控。

9.2·对于检测结果阳性的报告,只表明该样本中有 TB 的遗传物质 DNA 存在,并不表明有活菌存在。

9.3·对于检测结果为阴性的报告,并不能排除样本中含有 TB,只能说明样本中含有的 TB DNA 浓度低于试剂盒的检测灵敏度。

10. 注意事项

10.1·本试剂用于体外诊断,使用前仔细阅读本说明书。

10.2·实验前熟悉和掌握需使用的各种仪器的操作方法和注意事项,对每次实验进行质量控制。

10.3·实验室管理应严格按照 PCR 基因扩增实验室的管理规范,实验人员必须进行专业培训,实验过程严格分区进行,实验操作的每个阶段使用的仪器和设备,各区各阶段用品不能交叉使用。

10.4·所用的试剂在使用前均需在室温下充分融化、混匀。提取样本核酸前,确保 DNA 提取试剂的温度平衡至室温或以上,建议室温放置 1 h 以上或置于 30 ℃水浴箱 30 min 以上。酶混合液易黏着于管壁,使用前需瞬时离心数秒。

10.5·所有检测样本均应视为具有传染性物质,实验过程中应穿工作服,戴一次性手套并经常更换以防止样本间的交叉污染;样本操作和处理均应符合相应法规要求。

11. 记录表格

11.1·《标本接受登记册》×××-×××。

11.2·《不合格标本拒收登记表》×××-×××。

11.3·《×××检测流程记录表》×××-×××。

11.4·《DNA 质量评价记录表》×××-×××。

参考文献

Mishra A, Singhal A, Chauhan DS, et. Direct Detection and Identification of Mycobacterium tuberculosis and Mycobacterium bovis in Bovine Samples by a Novel Nested PCR Assay: Correlation with Conventional Techniques. J Clin Microbiol, 2005, 43: 5670 - 5678.

(罗燕萍)

EB 病毒 DNA 定量检测标准操作规程

××医院检验科分子诊断实验室作业指导书	文件编号：××-JY-××-××-×××
版本： 生效日期：	共 页 第 页

1. 目的

对人全血样本中 EB 病毒(EBV)DNA 进行荧光定量 PCR 检测,对观察抗病毒治疗的效果具有一定的临床意义。

2. 原理

本试剂盒应用 PCR 结合 Taqman 技术,采用 EBV 特异性引物探针,对 EBV DNA 进行荧光 PCR 检测。

3. 性能特征

检出限为 $5.0×10^3$ 拷贝/ml;线性范围为 $5.0×10^3$～$5.0×10^7$ 拷贝/ml。

4. 样本类型与患者准备

4.1 · 标本采集

4.1.1 鼻咽拭子：由临床医护人员用一次性咽拭子采集,密闭送检。

4.1.2 组织：由临床医护人员取可疑部位组织适量置无菌玻璃瓶或一次性无菌干燥塑料管,密封送检。

4.1.3 尿液：由临床医护人员采集晨尿中段尿 1～5 ml 于一次性无菌尿杯中,密闭送检。

4.1.4 脑脊液：由临床医护人员用一次性无菌塑料管收集相关标本 1～5 ml,密封送检。

4.1.5 全血：临床医护人员用一次性真空采血器抽取受检者静脉血 2～5 ml,注入一次性 EDTA 抗凝管中,密闭送检。

4.1.6 血清：临床医护人员用一次性真空采血器抽取受检者静脉血 2～5 ml,注入一次性无菌真空干燥管中,密闭送检。

4.2 · 标本保存和运送：标本一经采集,则应尽快送检;标本可立即用于测试,室温保存不超过 12 h,无法立即检测者于 2～8 ℃保存不超过 7 天,也可保存于 -20 ℃待测,保存期为 6 个月。标本长途运送时应采用 0 ℃冰壶。

4.3 · 对于不合格标本(如严重溶血、脂血标本、肝素抗凝标本等),应及时电话通知临床并填写《不合格标本拒收登记表》,若应临床要求接受了不合格标本,应在检验报告备注中注明,并做好记录。

5. 试剂与仪器

5.1 · 仪器：×××荧光定量 PCR 分析系统。

5.2 · 试剂组成(表 8-1-9)

表 8-1-9 试剂组成

序号	组　　分	数　　量	体积/人份	主　要　成　分
1	核酸抽提液	1.4 ml	50 μl	含有氯化钠和 EDTA-Na$_2$的溶液
2	EBV 核酸荧光 PCR 检测混合液	972 μl ×1	36 μl	含有 1 对引物、2 条荧光探针及 PCR Mix 的溶液
3	酶(Taq + UNG)	10.4 μl ×1	0.4 μl	含 Taq DNA 聚合酶和 UNG 酶的溶液
4	EBV 阴性对照品	50 μl ×1		灭活人阴性血清
5	EBV 阳性对照品	50 μl ×1		含目的基因片段的缺陷性病毒
6	EBV 内标	30 μl ×1	1 μl	含目的基因相似片段的缺陷性病毒

注: 不同批号的组分不可以互换使用。试剂盒应在 -20 ℃及以下温度避光保存。试剂盒反复冻融不宜超过 3 次,开瓶后请于 2 个月内使用

6. 操作步骤

6.1 · 标本处理

6.1.1　鼻咽拭子

6.1.1.1　向棉拭子管中加入 1 ml 灭菌生理盐水,充分振荡摇匀,挤干棉拭子。

6.1.1.2　吸取全部液体转至 1.5 ml 一次性高压灭菌离心管中,12 000 r/min 离心 5 min。

6.1.1.3　去上清,沉淀中加入 60 μl DNA 提取液充分混匀,100 ℃恒温处理(10±1) min。

6.1.1.4　置 -20 ℃冰箱 1~2 h,12 000 r/min 离心 5 min,备用。

6.1.2　组织

6.1.2.1　将组织转移至 1.5 ml 一次性高压灭菌离心管中,加入适量的 DNA 提取液, 100 ℃恒温处理(10±1)min,置 -20 ℃冰箱 1~2 h。

6.1.2.2　12 000 r/min 离心 5 min,备用。

6.1.3　尿液

6.1.3.1　取尿液沉淀 1.0~1.5 ml 一次性高压灭菌离心管,12 000 r/min 离心 5 min。

6.1.3.2　去上清,沉淀中加入 60 μl DNA 提取液充分混匀,100 ℃恒温处理(10±1)min。

6.1.3.3　置于 -20 ℃冰箱 1~2 h,12 000 r/min 离心 5 min,备用。

6.1.4　脑脊液

6.1.4.1　将脑脊液混匀转移至 1.5 ml 一次性高压灭菌离心管中,12 000 r/min 离心 5 min。

6.1.4.2　弃上清,沉淀加入 1.0 ml 生理盐水,混匀,12 000 r/min 离心 5 min。

6.1.4.3　弃上清,沉淀加入 60 μl 的 DNA 提取液,100 ℃恒温处理(10±1)min,置 -20 ℃ 冰箱 1~2 h;12 000 r/min 离心 5 min,备用。

6.1.5　血清

6.1.5.1　取 60 μl 血清加至 0.5 ml 一次性高压灭菌离心管中,加入等量 DNA 提取液,振荡器振荡混匀,100 ℃恒温处理(10±1)min。

6.1.5.2　12 000 r/min 离心 5~10 min,备用。

6.1.6　全血

6.1.6.1　取全血 1 ml 至一次性无菌干燥塑料试管中,加入生理盐水 1 ml 轻摇混匀。

6.1.6.2　取一次性无菌干燥塑料试管加入 500 μl 淋巴细胞分离液。

6.1.6.3 将稀释好的全血用移液器缓慢加入加有淋巴细胞分离液的试管中(注意沿着管壁,速度要慢);用水平离心机 2 000 r/min 离心 20 min。

6.1.6.4 吸取白细胞层(从上至下的第二层)至 1.5 ml 一次性高压灭菌离心管,12 000 r/min 离心 5 min。

6.1.6.5 去上清,沉淀中加入 60 μl DNA 提取液充分混匀,100 ℃恒温处理(10±1) min;12 000 r/min 离心 5 min,备用。

6.2・质控品处理

6.2.1 阴性质控品,临界阳性质控品及强阳性质控品处理方法同血清。

6.2.2 阳性定量参考品处理:振荡混匀,瞬时离心数秒,备用。

6.3・EBV DNA 基因扩增步骤(图 8 - 1 - 18)

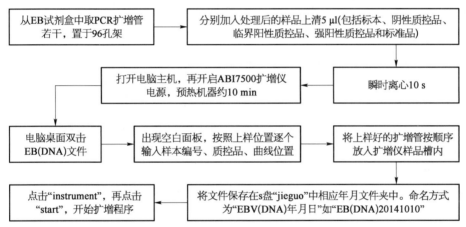

图 8 - 1 - 18 EBV DNA 基因扩增步骤

6.4・循环条件:93 ℃ 2 min,1 个循环;93 ℃ 30 s→55 ℃ 45 s(收集荧光),45 个循环。

7. 质量控制

7.1・室内质量控制

7.1.1 阴性质控品:增长的曲线不呈 S 形曲线或 Ct 值 = 45。

7.1.2 阳性质控品:增长曲线呈 S 形曲线,且阳性质控品定量值应按照室内质量控制规则,符合在控范围。

7.1.3 阳性定量参考品:全部阳性,且线性相关系数 $0.97 \leqslant r \leqslant 1$。

7.1.4 以上要求需在同一次实验中同时满足,否则,本次实验无效,需重新进行。

8. 结果判断(表 8 - 1 - 10)

表 8 - 1 - 10 结果判断

	通道	Ct 值	结果判断
1	FAM	无 Ct 值	样本低于检测限,报告为 EBV 阴性
	VIC	≤38,且有明显 S 形扩增曲线	

（续表）

	通道	Ct 值	结 果 判 断
2	FAM	≤38,且有明显 S 形扩增曲线	报告为 EBV 阳性
	VIC	——（见注）	
3	FAM	38~40	复检 1 次,如仍为 38~40,则报告为阴性
	VIC	≤38,且有明显 S 形扩增曲线	
4	FAM	无 Ct 值	PCR 反应受到抑制或提取不当,需要重复试验
	VIC	无 Ct 值	

注：1 中对于 FAM 通道具有明显 S 型扩增曲线(Ct 值≤38)的样本,其 VIC 通道扩增结果可能有明显 S 型扩增曲线(Ct 值≤38),也可能因为高浓度的目的基因竞争性抑制而导致无 S 型扩增曲线或无 Ct 值

9. 临床意义

9.1·用于 EBV 感染的辅助诊断和其感染患者药物治疗的疗效监控。

9.2·对于检测结果阳性的报告,只表明该样本中有 EBV 的遗传物质 DNA 存在,并不表明有活病毒存在。

9.3·对于检测结果为阴性的报告,并不能排除样本中含有 EBV,只能说明样本中含有的 EBV 浓度低于试剂盒的检测灵敏度。

10. 注意事项

10.1·整个检测过程应严格分区进行：PCR 反应体系的配制区;样本处理、加样区;PCR 扩增、荧光检测及结果分析区。各区使用的仪器、设备、耗材和工作服应独立专用。实验后即请清洁工作台,并进行消毒。

10.2·使用不含荧光物质的一次性手套(经常替换)、一次性专用离心管、自卸式移液器和带滤嘴吸头。

10.3·试剂准备和样本处理应使用超净工作台(负压式)或防污染罩,以防止对环境污染。

10.4·每次实验应设置阴、阳性对照品。

10.5·操作人员应经过专业培训,具有一定经验和操作技能。

10.6·操作台、移液器、离心机、PCR 扩增仪等仪器设备应经常用 10% 次氯酸或 75% 乙醇、紫外线灯或臭氧消毒处理。

10.7·实验中接触过标准品和对照品的废弃物品(如吸头)、扩增完毕的离心管、样本等应进行无害化处理后方可丢弃。

10.8·试剂使用前应在常温下充分融化并混匀。

10.9·PCR 反应混合液应避光保存。

10.10·反应管中尽量避免气泡存在,管盖需盖紧,反应结束后严禁打开 PCR 反应管。

10.11·不同批号的试剂请勿混用,请在有效期内使用试剂盒。

参考文献

[1] Ryan JL，Fan H，Glaser SL，et al. Epstein-Barr virus quantitation by real-time PCR targeting multiple gene segments：a novel approach to screen for the virus in paraffin-embedded tissue and plasma. J Mol Diagn, 2004，6(4)：378 – 385.

[2] Bell AI，Groves K，Kelly GL，et al. Analysis of Epstein-Barr virus latent gene expression in endemic Burkitt's lymphoma and nasopharyngeal carcinoma tumour cells by using quantitative real-time PCR assays. J Gen Virol, 2006，87(Pt 10)：2885 – 2890.

[3] Ruiz G，Peña P，de Ory F，et al. Comparison of commercial real-time PCR assays for quantification of Epstein-Barr virus DNA. J Clin Microbiol，2005，43(5)：2053 – 2057.

（罗燕萍）

巨细胞病毒 DNA 定量检测标准操作规程

××医院检验科分子诊断实验室作业指导书	文件编号：××-JY-××-××-×××
版本： 生效日期：	共 页 第 页

1. 目的

规范操作流程,保证巨细胞病毒(CMV)DNA 检测的准确性和可靠性。

2. 原理

根据 CMV 全基因组序列中的高保守区域,设计一对特异性引物和一条特异性荧光探针,配以 PCR 反应液、耐热 DNA 聚合酶(Taq 酶)、核苷酸单体(dNTPs)等成分,应用 PCR 结合 Taqman 探针技术,对 CMV 的特异性 DNA 核酸片段进行荧光检测,从而对 CMV 病毒感染做出快速早期诊断。

3. 性能特征

3.1·正确度：偏倚≤10%；精密度：批内 CV<10%,批间 CV<10%。

3.2·最低检测下限：1 000 拷贝/ml；线性范围：$10^3 \sim 10^7$ 拷贝/ml。

4. 样本类型与患者准备

4.1·标本采集

4.1.1 尿液：由临床医护人员采集晨尿中段尿 1～5 ml 于一次性无菌尿杯中,密闭送检。

4.1.2 乳汁：采集乳汁 1～5 ml 于一次性无菌杯中,密闭送检。

4.1.3 血清：由临床医护人员用一次性真空采血器抽取受检者静脉血 2～5 ml,注入一次性无菌真空干燥管中,密闭送检。

4.2·标本保存和运送：标本一经采集,则应尽快送检;标本可立即用于测试,室温保存不超过 12 h,无法立即检测者于 2～8 ℃保存不超过 7 天,也可保存于 -20 ℃待测,保存期为 6 个月。标本长途运送时应采用 0 ℃冰壶。

4.3·对于不合格标本(如严重溶血、脂血标本,肝素抗凝标本等),应及时电话通知临床并填写《不合格标本拒收登记表》,若应临床要求接受了不合格标本,应在检验报告备注中注明,并做好记录。

5. 试剂与仪器

5.1·仪器：×××荧光定量 PCR 分析系统。

5.2·试剂组成(表 8-1-11)

表 8-1-11 试剂组成

序号	组　　分	数　　量	体积/人份	质控范围
1	核酸抽提液	1.4 ml	50 μl	
2	CMV 核酸荧光 PCR 检测混合液	936 μl ×1	36 μl	

（续表）

序号	组　分	数　量	体积／人份	质控范围
3	酶(Taq + UNG)	10.4 μl × 1	0.4 μl	
4	CMV DNA 阴性血清对照品	50 μl × 1		阴性
5	CMV DNA 临界阳性对照品	50 μl × 1		$5 \times 10^3 \sim 5 \times 10^4$ 拷贝/ml
6	CMV DNA 标准品 I	20 μl × 1		5×10^7 拷贝/ml
7	CMV DNA 标准品 II	20 μl × 1		5×10^6 拷贝/ml
8	CMV DNA 标准品 III	20 μl × 1		5×10^5 拷贝/ml
9	CMV DNA 标准品 IV	20 μl × 1		5×10^4 拷贝/ml

6. 操作步骤

6.1・标本处理

6.1.1　尿液或乳汁

6.1.1.1　取尿液沉淀或乳汁 1.0～1.5 ml 于一次性高压灭菌离心管，12 000 r/min 离心 5 min。

6.1.1.2　去上清，沉淀中加入 60 μl DNA 提取液充分混匀，100 ℃恒温处理(10 ± 1)min，置于 − 20 ℃冰箱 1～2 h；12 000 r/min 离心 5 min，备用。

6.1.2　血清

6.1.2.1　取 60 μl 血清加至 0.5 ml 一次性高压灭菌离心管中，加入等量 DNA 提取液，振荡器振荡混匀，100 ℃恒温处理(10 ± 1)min。

6.1.2.2　12 000 r/min 离心 5～10 min，备用。

6.2・质控品的处理

6.2.1　阴性质控品，临界阳性质控品及强阳性质控品处理方法同血清。

6.2.2　阳性定量参考品处理：振荡混匀，瞬时离心数秒，备用。

6.3・循环条件：93 ℃ 2 min，1 个循环；93 ℃ 30 s→55 ℃ 45 s(收集荧光)，45 个循环。

6.4・CMV DNA 基因扩增步骤（图 8 - 1 - 19）

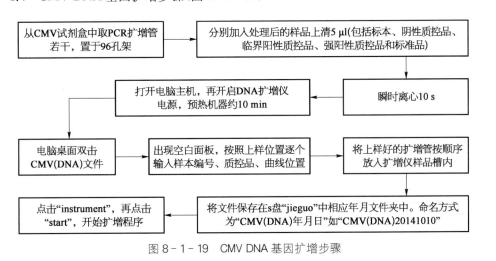

图 8 - 1 - 19　CMV DNA 基因扩增步骤

7. 质量控制

7.1·室内质量控制

7.1.1 阴性质控品：增长的曲线不呈 S 型曲线或 Ct 值＝45。

7.1.2 阳性质控品：增长曲线呈 S 型曲线，且阳性质控品定量值应按照室内质量控制规则，符合在控范围。

7.1.3 阳性定量参考品：全部阳性，且线性相关系数 $0.97 \leqslant r \leqslant 1$。

7.1.4 以上要求需在同一次实验中同时满足，否则，本次实验无效，需重新进行。

8. 结果判断

8.1·仪器生成曲线后，自动显示待检样品定量值。血清或血浆样本 CMV DNA 含量（拷贝/ml）＝定量值×2。

8.2·仪器显示 N/A 表示检测样本低于检测限，报告为＜1 000 拷贝/ml。

8.3·待检样品检测值显示＜10^3 拷贝/ml 时，报告相应的定量检测结果，并注明低于检测限，定量检测结果仅供参考。

8.4·待检样品显示检测值 $10^3 \sim 10^7$ 拷贝/ml 范围内，测定结果有效，可直接报告相应的定量检测结果。

8.5·检测样品中定量检测值＞10^7 拷贝/ml，可直接报告为＞10^7 拷贝/ml，也可按 10 倍梯度做相应稀释，使其检测结果落在 $10^3 \sim 10^7$ 拷贝/ml 范围内再重新测定，检测结果应根据稀释倍数进行校准。

8.6·检测方法的局限性：样本检测结果与样本收集、处理、运输及保存质量有关，其中任何失误都将会导致结果不准确。如果样本处理时没有控制好交叉污染，可能出现假阳性结果。

9. 临床意义

9.1·用于 CMV 感染的辅助诊断和药物治疗的疗效监控。

9.2·对于检测结果阳性的报告，只表明该样本中有 CMV 的遗传物质 DNA 存在，并不表明有活病毒存在。

9.3·对于检测结果为阴性的报告，并不能排除样本中含有 CMV，只能说明样本中含有的 CMV DNA 浓度低于试剂盒的检测灵敏度。

10. 注意事项

10.1·本试剂用于体外诊断，使用前仔细阅读本说明书。

10.2·实验前熟悉和掌握需使用的各种仪器的操作方法和注意事项，对每次实验进行质量控制。

10.3·实验室管理应严格按照 PCR 基因扩增实验室的管理规范，实验人员必须进行专业培训，实验过程严格分区进行，实验操作的每个阶段使用的仪器和设备，各区各阶段用品不能交叉使用。

10.4·所用的试剂在使用前，均需在室温下充分融化、混匀后使用。提取样本核酸前，确保 DNA 提取试剂的温度平衡至室温或以上，建议室温放置 1 h 以上或置于 30 ℃ 水浴箱至少

30 min。酶混合液易黏着于管壁,使用前需瞬时离心数秒。

10.5·所有检测样本均应视为具有传染性物质,实验过程中应穿工作服,戴一次性手套并经常更换以防止样本间的交叉污染;样本操作和处理均应符合相应法规要求。

参考文献

[1] Cunningham R,Harris A,Frankton A, et al. Detection of cytomegalovirus using PCR in serum from renal transplant recipients. J Clin Pathol,1995,48(6):575 – 577.

[2] 中国合格评定国家认可委员会.ISO 15189:医学实验室质量和能力认可准则. 2012.

(罗燕萍)

单纯疱疹病毒 DNA 定量检测标准操作规程

××医院检验科分子诊断实验室作业指导书	文件编号：××-JY-××-××-×××
版本：	生效日期：	共 页 第 页

1. 目的

规范操作流程,保证单纯疱疹病毒(human simplex virus,HSV)Ⅰ型和Ⅱ型病毒核酸检测的准确性和可靠性。

2. 原理

应用 PCR 结合 Taqman 技术,采用 HSV 特异性引物探针,分别对 HSV Ⅰ型和Ⅱ型的特异性 DNA 核酸片段进行荧光 PCR 分型检测,从而对 HSV 病毒感染做出快速早期诊断。

3. 性能特征

准确度：阴阳性质控品符合预期;最低检测下限：1 000 拷贝/ml。

4. 样本类型与患者准备

4.1·男性尿道分泌物：清洗尿道口,用灭菌纱布或棉球擦拭,采取从尿道口溢出的脓性分泌物或用无菌男性拭子伸入尿道约 2～4 cm,轻轻旋转后取出分泌物(应略带黏膜)。将分泌物或拭子置入无菌样本采集管中,密闭送检。

4.2·女性宫颈分泌物：用窥器扩张阴道,先用无菌拭子清除阴道和宫颈外分泌物,弃拭子;轻压宫颈使宫颈内分泌物流出,用女性拭子插入宫颈管 1～2 cm 处采集分泌物,转动并停留 10～30 s,让拭子充分吸附分泌物,将拭子置入无菌样本采集管中,密闭送检。

4.3·上述样本可在 2℃～8℃放置 7 天,长期保存应置于≤-20℃条件下,并避免反复冻融。

5. 试剂与仪器

5.1·仪器：×××荧光定量 PCR 分析系统。

5.2·试剂组成(表 8-1-12)

表 8-1-12 试剂组成

序号	组　　分	数　　量	体积/人份	主　要　成　分
1	核酸抽提液	1.4 ml	50 μl	含有氯化钠和 EDTA-Na$_2$的溶液
2	HSV 分型核酸荧光 PCR 检测混合液	972 μl ×1	36 μl	含有 1 对引物、3 条荧光探针及 PCR Mix 的溶液
3	酶(Taq+UNG)	10.8 μl ×1	0.4 μl	含 Taq 酶和 UNG 酶的溶液
4	HSV 阴性对照品	50 μl ×1		灭活人阴性血清
5	HSV 阳性对照品	50 μl ×1		含目的基因片段的缺陷性病毒
6	HSV 内标	30 μl ×1	1 μl	含目的基因相似片段的缺陷性病毒

6. 操作步骤

6.1·PCR 反应液配制：在试剂储备区的超净工作台中进行，PCR 反应液分装步骤如图 8-1-20 所示。

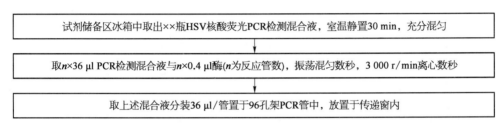

图 8-1-20 PCR 反应液配制

6.2·HSV DNA 提取步骤：在标本制备区实验台进行，提取步骤如图 8-1-21 所示。

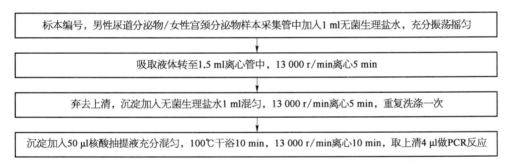

图 8-1-21 HSV DNA 提取步骤

注：① 在实验过程中动作应轻柔，避免产生气溶胶造成标本间的交叉污染；② 离心时标本应按顺序从 1 号位置开始逆时针放置，且离心管盖子的方向应保持一致；③ 内标溶液，质控品提前 30 min 室温复溶，使用前应进行瞬时离心

6.3·HSV DNA 基因扩增步骤（图 8-1-22）

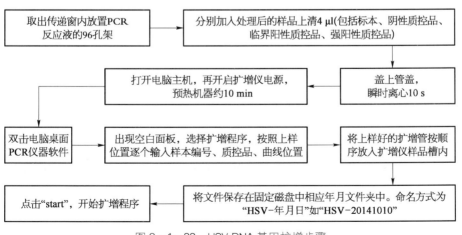

图 8-1-22 HSV DNA 基因扩增步骤

6.4 · HSV - DNA 基因扩增条件(表 8 - 1 - 13)

表 8 - 1 - 13 循环参数设定

步　　骤	温　度	时　间	循环次数
UNG 酶反应	37 ℃	2 min	1
Taq 酶活化	94 ℃	2 min	1
变性	93 ℃	15 s	40
退火、延伸及荧光采集	60 ℃	60 s	40
仪器冷却(可选)	25 ℃	10 s	1

注：* 表示在此步骤采集荧光信号,荧光通道检测选择 FAM、VIC 和 610 通道

7. 质量控制

7.1 · 每批次实验均应带试剂盒内的阴性对照及阳性对照,以对该批次的有效性进行判定。

7.2 · HSV 阴性对照：无 Ct 值显示；HSV 内标检测为阳性,Ct 值≤38 且有明显 S 形扩增曲线。

7.3 · HSV 阳性对照：Ct 值≤35。

7.4 · 以上要求需在同一次实验中同时满足,否则,本次试验无效,需重新进行。

8. 结果判断

8.1 · 待检样本 FAM、VIC 通道显示 N/A,内标检测 Ct 值≤38 且有明显 S 形扩增曲线,表示检测样本低于检测限,报告 HSV Ⅰ、Ⅱ 型阴性；待检样本 FAM 通道 Ct 值≤38,且扩增曲线呈典型的 S 形、VIC 通道显示 N/A,报告 HSV Ⅰ 型阳性、HSV Ⅱ 型阴性；待检样本 FAM 通道显示 N/A,VIC 通道 Ct 值≤38,且扩增曲线呈典型的 S 形,报告 HSV Ⅰ 型阴性、HSV Ⅱ 型阳性；待检样本的 Ct 值为 38~40,需重复测定,如重复测定,Ct 值仍为 38~40,且扩增曲线呈典型的 S 形,则判断为阳性；若非典型 S 形曲线,则判为阴性。待检样本和内标检测 Ct 栏均显示 N/A,PCR 受到抑制或提取不当,需要重复试验。

8.2 · 检测方法的局限性：样本检测结果与样本收集、处理、运输及保存质量有关,其中任何失误都将会导致结果不准确。如果样本处理时没有控制好交叉污染,可能出现假阳性结果。

9. 临床意义

9.1 · 用于 HSV 感染的辅助诊断和药物治疗的疗效监控。

9.2 · 对于检测结果阳性的报告,只表明该样本中有 HSV 的遗传物质 DNA 存在,并不表明有活病毒存在。

9.3 · 对于检测结果为阴性的报告,并不能排除样本中含有 HSV,只能说明样本中含有的 HSV - DNA 浓度低于试剂盒的检测灵敏度。

10. 注意事项

10.1 · 本试剂用于体外诊断,使用前仔细阅读本说明书。

10.2·实验前熟悉和掌握需使用的各种仪器的操作方法和注意事项,对每次实验进行质量控制。

10.3·实验室管理应严格按照 PCR 基因扩增实验室的管理规范,实验人员必须进行专业培训,实验过程严格分区进行,实验操作的每个阶段使用的仪器和设备,各区各阶段用品不能交叉使用。

10.4·所用的试剂在使用前均需在室温下充分融化、混匀。提取样本核酸前,确保 DNA 提取试剂的温度平衡至室温或以上,建议室温放置 1 h 以上或置于 30 ℃水浴箱 30 min 以上。酶混合液易黏着于管壁,使用前需瞬时离心数秒。

10.5·对于检测为阴性的样本,应确定 HSV 内标的扩增信号是否正常,以保证试验操作的正常进行和检测试剂的正常使用及抑制样本的出现,避免假阴性结果,对于阳性检测样本,HSV 内标的扩增信号可不予考虑。

10.6·所有检测样本均应视为传染性物质,实验过程中应穿工作服,戴一次性手套并经常更换以防止样本间的交叉污染;样本操作和处理均应符合相应法规要求。

参考文献

[1] Namvar L,Olofsson S,Bergström T,et al. Detection and typing of Herpes Simplex virus(HSV)in mucocutaneous samples by TaqMan PCR targeting a gB segment homologous for HSV types 1 and 2. J Clin Microbiol,2005,43(5):2058-2064.
[2] 中国合格评定国家认可委员会.ISO 15189:医学实验室质量和能力认可准则.2012.

(罗燕萍)

肺炎支/衣原体 DNA 定量检测标准操作规程

××医院检验科分子诊断实验室作业指导书	文件编号：××-JY-××-××-×××
版本： 生效日期：	共 页 第 页

1. 目的

规范操作流程,保证肺炎支原体(*Mycoplasma pneumonia*,MP)和肺炎衣原体(*Chlamydia pneumonia*,CP)核酸检测的准确性和可靠性。

2. 原理

采用 PCR 结合 Taqman 技术,利用特异性引物和荧光标记探针,对 MP 和 CP 的特异性 DNA 核酸片段同时进行荧光 PCR 检测,从而对 MP、CP 感染做出快速早期诊断。

3. 性能特征

准确度：阴阳性质控品符合预期；最低检测下限：1 000 拷贝/ml。

4. 样本类型与患者准备

4.1·咽拭子：用拭子适度用力拭抹咽后壁和两侧扁桃体部位,应避免触及舌部；迅速将拭子放入样本采集管(含有 1 ml 生理盐水)中,尾部弃去,旋紧管盖并密封,以防干燥。

4.2·样本可在 2～8 ℃放置 7 天,长期保存应置于≤－20 ℃条件下,避免反复冻融。

5. 试剂与仪器

5.1·仪器：×××荧光定量 PCR 分析系统。

5.2·试剂组成(表 8-1-14)

表 8-1-14 试剂组成

序号	组　　　分	数　　量	体积/人份	主　要　成　分
1	核酸抽提液	1.4 ml	50 μl	含有氯化钠和 EDTA－Na$_2$ 的溶液
2	MP&CP 核酸荧光 PCR 检测混合液	972 μl ×1	36 μl	含有 2 对引物、3 条荧光探针及 PCR Mix 的溶液
3	酶(Taq＋UNG)	10.8 μl ×1	0.4 μl	含 Taq 酶和 UNG 酶的溶液
4	MP&CP 阴性对照品	50 μl ×1		0.9%氯化钠溶液
5	MP&CP 阳性对照品	50 μl ×1		含目的基因片段的缺陷性病毒
6	MP&CP 内标	30 μl ×1	1 μl	含目的基因相似片段的缺陷性病毒

6. 操作步骤

6.1·PCR 反应液配制：在试剂储备区的超净工作台中进行,PCR 反应液分装步骤如图 8-1-23 所示。

6.2·MP&CP DNA 提取步骤：在标本制备区实验台进行,提取步骤如图 8-1-24 所示。

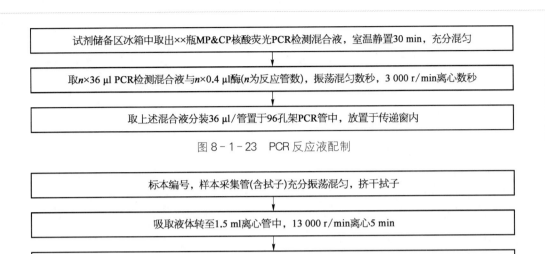

图 8-1-23　PCR 反应液配制

标本编号，样本采集管(含拭子)充分振荡混匀，挤干拭子

吸取液体转至1.5 ml离心管中，13 000 r/min离心5 min

弃去上清，沉淀加入50 μl核酸抽提液充分混匀，100 ℃水浴10 min，13 000 r/min离心10 min，取上清4 μl进行PCR反应

图 8-1-24　MP&CP DNA 提取步骤

注：① 在实验过程中动作应轻柔，避免产生气溶胶造成标本间的交叉污染；② 离心时标本应按顺序从1号位置开始逆时针放置，且离心管盖子的方向应保持一致；③ 内标溶液、质控品提前30 min室温复溶，使用前应进行瞬时离心

6.3 · MP&CP DNA 基因扩增步骤(图 8-1-25)

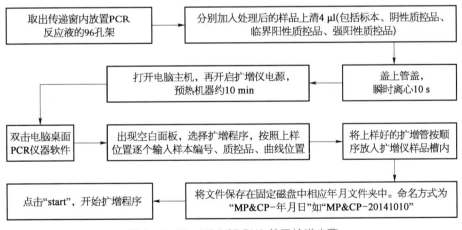

图 8-1-25　MP&CP DNA 基因扩增步骤

6.4 · MP&CP DNA 基因扩增条件(表 8-1-15)

表 8-1-15　循环参数设定

步　　骤	温　　度	时　　间	循环次数
UNG 酶反应	37 ℃	2 min	1
Taq 酶活化	94 ℃	2 min	1

（续表）

步　骤	温　度	时　间	循环次数
变性	93 ℃	15 s	40
退火、延伸及荧光采集	60 ℃	60 s*	
仪器冷却（可选）	25 ℃	10 s	1

注：＊表示在此步骤采集荧光信号，荧光通道检测选择 FAM、VIC 和 610 通道

7. 质量控制

7.1·每批次实验均应带试剂盒内的阴性对照及阳性对照，以对该批次有效性进行判定。

7.2·MP&CP 阴性对照：无 Ct 值显示；MP&CP 内标检测为阳性，Ct 值≤38 且有明显 S 形扩增曲线。

7.3·MP&CP 阳性对照：Ct 值≤38。

7.4·以上要求需在同一次实验中同时满足，否则，本次试验无效，需重新进行。

8. 结果判断

8.1·待检样本 FAM、VIC 通道显示 N/A，内标检测 Ct 值≤38 且有明显 S 形扩增曲线，表示检测样本低于检测限，报告 MP、CP 阴性；待检样本 FAM 通道 Ct 值≤38，且扩增曲线呈典型的 S 形、VIC 通道显示 N/A，报告 MP 阳性、CP 阴性；待检样本 FAM 通道显示 N/A、VIC 通道 Ct 值≤38，且扩增曲线呈典型的 S 形，报告 MP 阴性、CP 阳性；待检样本 Ct 值为 38～40，则需重复测定，重新测定后，如仍为 38～40，且扩增曲线呈典型的 S 形，则判断为阳性；若非典型 S 形曲线，则判为阴性。待检样本和内标检测 Ct 栏均显示 N/A，PCR 受到抑制或提取不当，需要重复试验。

8.2·检测方法的局限性：样本检测结果与样本收集、处理、运输及保存质量有关，其中任何失误都将会导致结果不准确。如果样本处理时没有控制好交叉污染，可能出现假阳性结果。

9. 临床意义

9.1·用于 MP、CP 感染的辅助诊断和药物治疗的疗效监控。

9.2·对于检测结果阳性的报告，只表明该样本中有 MP、CP 的遗传物质 DNA 存在，并不表明有活菌存在。

9.3·对于检测结果为阴性的报告，并不能排除样本中含有 MP、CP，只能说明样本中含有的 MP、CPDNA 浓度低于试剂盒的检测灵敏度。

10. 注意事项

10.1·本试剂用于体外诊断，使用前仔细阅读本说明书。

10.2·实验前熟悉和掌握需使用的各种仪器的操作方法和注意事项，对每次实验进行质量控制。

10.3·实验室管理应严格按照 PCR 基因扩增实验室的管理规范，实验人员必须进行专业培训，实验过程严格分区进行，实验操作的每个阶段使用的仪器和设备，各区各阶段用品不能

交叉使用。

10.4·所用的试剂在使用前均需在室温下充分融化、混匀。提取样本核酸前，确保 DNA 提取试剂的温度平衡至室温或以上，建议室温放置至少 1 h 或置于 30 ℃ 水浴箱至少 30 min。酶混合液易黏着于管壁，使用前需瞬时离心数秒。

10.5·对于检测为阴性的样本，应确定内标的扩增信号是否正常，以保证试验操作的正常进行和检测试剂的正常使用及抑制样本的出现，避免假阴性结果，对于阳性检测样本，内标的扩增信号可不予考虑。

10.6·所有检测样本均应视为具有传染性物质，实验过程中应穿工作服、戴一次性手套并经常更换以防止样本间的交叉污染；样本操作和处理均应符合相应法规要求。

参考文献

[1] Talkington DF，Thacker WL，Keller DW，et al. Diagnosis of Mycoplasma pneumoniae infection in autopsy and open-lung biopsy tissues by nested PCR. J Clin Microbiol，1998，36(4)：1151 – 1153.

[2] 中国合格评定国家认可委员会.ISO 15189：医学实验室质量和能力认可准则.2012.

（罗燕萍）

淋球菌核酸检测标准操作规程

××医院检验科分子诊断实验室作业指导书	文件编号：××-JY-××-××-×××
版本：	生效日期：	共　页　第　页

1. 目的

规范实验室操作流程,保证淋球菌核酸(NG)RNA 实验结果的准确性和可靠性。

2. 原理

2.1·淋球菌核酸检测分为核酸提取和恒温扩增。在核酸提取过程中,淋球菌裂解释放出的核酸与核酸提取液中的磁性颗粒特异结合,在一定的磁力作用下(不需要传统的离心操作下),通过清洗磁性颗粒而获得纯净的 NG 靶标核酸(RNA)。

2.2·实时荧光核酸恒温扩增检测技术(simultaneous amplification and testing, SAT)使用 M-MLV 反转录,T7 RNA 多聚酶和优化探针技术同时实现。反转录酶用于产生靶标核酸(RNA)的一个 DNA 拷贝,T7 RNA 多聚酶从 DNA 拷贝上产生多个 RNA 拷贝,带有荧光标记的优化探针和这些 RNA 拷贝特异结合,从而产生荧光,该荧光信号可由检测机器捕获。

2.3·检测结果根据实时荧光信号的出现时间和强度,结合阳性对照、阴性对照和临界值参考品对检验结果进行判定。

3. 试剂与仪器

3.1·仪器：×××实时荧光 PCR 分析系统。

3.2·试剂和组成

3.2.1　试剂盒 A(表 8-1-16)

表 8-1-16　试剂盒 A 的组成

组成成分	包装盖颜色	规　　格	主要成分
尿液保存液	白	1×10 ml	去垢剂
核酸提取液	白	2×1.0 ml	捕获探针,磁性颗粒
洗涤液	白	1×40 ml	SDS

注：储存条件为 2~30 ℃。

3.2.2　试剂盒 B(表 8-1-17)

表 8-1-17　试剂盒 B 的组成

组成成分	包装盖颜色	规　　格	主要成分
NG 反应液	黄	1×0.8 ml	dNTPs,NTPs
SAT 酶液	紫	1×0.2 ml	反转录酶、T7 聚合酶

（续表）

组成成分	包装盖颜色	规　　格	主要成分
NG 检测液	棕	1×0.05 ml	引物、荧光探针
NG 阳性对照	红	1×0.05 ml	NG - RNA
NG 阴性对照	绿	1×0.05 ml	生理盐水

注：储存条件为 - 35～ - 15 ℃

4. 操作步骤

4.1·试剂准备（在试剂准备区进行）

4.1.1　取出试剂盒中的各组分，室温放置，待其温度平衡至室温，混匀后备用；试剂盒 B 内各试剂在充分溶解后少时离心。

4.1.2　根据待测样本、阴性对照、阳性对照的数量，按比例（反应液 40 μl /人份 + 检测液 2.5 μl /人份），充分混匀成 PCR 混合液，3 000 r/min 离心 10 s 备用。转入样品处理区。

4.2·样本前处理（在样本处理区进行）

4.2.1　拭子标本：往样本收集管中加入 1 ml 无菌生理盐水，充分振荡混匀（棉拭子靠离心管壁挤干后丢弃），取 0.5 ml 加入 0.5 ml 尿液保存液混合，作为待测样本备用。

4.2.2　尿液标本：取清晨首次尿或长时间（至少 1 h）不排尿后的首段尿 0.5 ml 加入 0.5 ml 尿液保存液混合，作为待测样本备用。

4.2.3　加样：取 n 个 1.5 ml 无菌的 EP 管（n = 阴性对照管数 + 阳性对照管数 + 待测样本管数）。每个 PCR 反应管中加入 400 μl 待测样本（阴性对照、阳性对照）。然后各管再分别加入 100 μl 核酸提取液（用前混匀），盖盖振荡 30 s。

4.2.4　置于 60 ℃ 保温 5 min；然后室温放置 10 min。

4.2.5　将 EP 管置于磁珠分离装置上，静止 5 min，待磁珠吸附于管壁上后，用移液器吸干管盖和管中的气泡和液体，保留磁珠，完成后应清晰可见磁珠。

4.2.6　加入洗涤液 1 ml 振荡混匀再洗涤 2 次。将 EP 管移离磁珠分离装置，每管加入 40 μl 扩增检测液，振荡混匀，取 30 μl 磁珠混悬液至新的反应管中。

4.2.7　阴、阳性对照每管加入 200 μl 尿液保存液，200 μl 生理盐水，分别加入阴、阳性对照品 10 μl，混匀。

4.3·PCR 扩增（在扩增与分析区进行，请参照各仪器使用说明书进行设置）。

4.3.1　将 PCR 反应管放入扩增仪样品槽，按对应顺序设置阴性对照、阳性对照、定量参考品 A～D 以及未知样本，并设置样本名称及定量参考品浓度。

4.3.2　设定荧光检测仪器反应程序：42 ℃，每个循环 1 min，40 个循环。荧光素通道选择 FAM，荧光信号收集每分钟进行一次；反应体系 40 μl。

4.3.3　再将微量反应管置于 60 ℃ 保持 10 min，然后立即置于 42 ℃ 保持 5 min，同时将 SAT 酶液也预热到 42 ℃。

4.3.4　保持微量反应管在 42 ℃，用连续加样器迅速向每管加入 10 μl 已预热的 SAT 酶液,立即盖上管盖,1 200 r/min 振荡 15 s,混匀。

4.3.5 将微量反应管迅速转至荧光检测仪中,立即启动检测程序。

5. 质量控制

5.1·NG 阴性对照:Ct 值无显示或 Ct 值≤40。

5.2·NG 阳性对照:Ct 值≤临界值;弱阳性对照:Ct 值≤35。

注意:以上要求需在同一次实验中同时满足,否则,本次实验无效,需重新进行。

6. 结果判断

6.1·阈值设定:以阈值线刚好超过正常阴性对照扩增曲线的最高点。

6.2·结果判断

6.2.1 对于测定 Ct 值≤35,扩增曲线成明显 S 形的样本,报告为淋球菌,RNA 阳性。

6.2.2 对于测定值 35<Ct 值<40 的样本建议重测;如果测定结果 Ct 值<40 的样本为阳性。

6.2.3 若 Ct 值>40 或无显示,则该样本的检测结果为阴性。

7. 临床意义

7.1·适用于定性检测男性尿道拭子样本、女性宫颈拭子样本中的淋球菌 RNA。

7.2·检测结果可用于淋球菌感染的辅助诊断,为性病的早期诊断以及性病高危人群的初筛提供分子诊断依据。

8. 注意事项

8.1·所有的试剂在使用前,均需在室温下充分融化、混匀后使用。试剂盒 B 内各试剂在充分溶解后请少时离心。试剂盒 B 应避免反复冻融。

8.2·UU 检测液对光敏感,在储存期间和使用准备期间应避免光线。操作过程的环境温度应控制在 18~26 ℃。

8.3·在进行尿液样本处理时如果有类似结晶的沉淀物存在,应先将尿样放 37 ℃水浴箱加热溶解,若不溶解但并不影响加样时即可进行操作。

8.4·如果磁珠吸附不完全时,应适当延长吸附时间。

8.5·洗涤液室温平衡后如仍有白色絮状物,应先放 37 ℃水浴箱加热,直至澄清才可应用。

参考文献

李金明.实时荧光 PCR 技术.2 版.北京:科学出版社,2016:73-76.

(王喜英)

沙眼衣原体核酸检测标准操作规程

××医院检验科分子诊断实验室作业指导书	文件编号：××-JY-××-××-×××

版本：	生效日期：	共　页　第　页

1. 目的

规范实验室操作流程，保证沙眼衣原体(CT)RNA实验结果的准确性和可靠性。

2. 原理

2.1·CT核酸检测分为核酸提取和恒温扩增。在核酸提取过程中，CT裂解释放出的核酸与核酸提取液中的磁性颗粒特异结合，在不需要传统的离心操作下，通过清洗磁性颗粒而获得纯净的CT靶标核酸(RNA)。

2.2·实时荧光核酸恒温扩增检测技术(simultaneous amplification and testing，SAT)使用M-MLV反转录，T7 RNA多聚酶和优化探针技术同时实现。反转录酶用于产生靶标核酸(RNA)的一个DNA拷贝，T7 RNA多聚酶从DNA拷贝上产生多个RNA拷贝，带有荧光标记的优化探针和这些RNA拷贝特异结合，从而产生荧光，该荧光信号可由检测机器捕获。

2.3·检测结果根据实时荧光信号的出现时间和强度，结合阳性对照和阴性对照对检验结果进行判定。

3. 试剂与仪器

3.1·仪器：×××实时荧光PCR分析系统。

3.2·试剂和组成

3.2.1 试剂盒A(表8-1-18)

表8-1-18 试剂盒A

组成成分	包装盖颜色	规　格	主要成分
尿液保存液	白	1×10 ml	去垢剂
核酸提取液	白	2×1.0 ml	捕获探针，磁性颗粒
洗涤液	白	1×40 ml	十二烷基硫酸钠(SDS)

注：储存条件为2~30℃

3.2.2 试剂盒B(表8-1-19)

表8-1-19 试剂盒B

组成成分	包装盖颜色	规　格	主要成分
CT反应液	黄	1×0.8 ml	dNTPs，NTPs
SAT酶液	紫	1×0.2 ml	反转录酶、T7聚合酶

（续表）

组成成分	包装盖颜色	规　　格	主要成分
CT 检测液	棕	1×0.05 ml	引物、荧光探针
CT 阳性对照	红	1×0.05 ml	CT-RNA
CT 阴性对照	绿	1×0.05 ml	生理盐水

注：CT，沙眼衣原体；SAT，实时荧光核酸恒温扩增。储存条件为 −35～−15 ℃

4. 操作步骤

4.1·试剂准备（在试剂准备区进行）

4.1.1　取出试剂盒中的各组分，室温放置，待其温度平衡至室温，混匀后备用；试剂盒 B 内各试剂在充分溶解后少时离心。

4.1.2　根据待测样本、阴性对照、阳性对照的数量，按比例（反应液 40 μl／人份 + 检测液 2.5 μl／人份），充分混匀成 PCR 混合液，3 000 r/min 离心 10 s 备用。转入样品处理区。

4.2·样本前处理（在样本处理区进行）

4.2.1　拭子标本：往样本收集管中加入 1 ml 无菌生理盐水，充分振荡混匀，（棉拭子靠离心管壁挤干后丢弃），取 0.5 ml 加入 0.5 ml 尿液保存液混合，作为待测样本备用。

4.2.2　尿液标本：取清晨首次尿或长时间（至少 1 h）不排尿后的首段尿 0.5 ml 加入 0.5 ml 尿液保存液混合，作为待测样本备用。

4.2.3　加样：取 n 个 1.5 ml 无菌的 EP 管（n = 阴性对照管数 + 阳性对照管数 + 待测样本管数）。每个 PCR 反应管中加入 400 μl 待测样本（阴性对照、阳性对照）。然后各管再分别加入 100 μl 核酸提取液（用前混匀），盖盖振荡 30 s。

4.2.4　置于 60 ℃保温 5 min；然后室温放置 10 min。

4.2.5　将 EP 管置于磁珠分离装置上，静止 5 min，待磁珠吸附于管壁上后，用移液器吸干管盖和管中的气泡和液体，保留磁珠，完成后应清晰可见磁珠。

4.2.6　加入洗涤液 1 ml 振荡混匀再洗涤 2 次。将 EP 管移离磁珠分离装置，每管加入 40 μl 扩增检测液，振荡混匀，取 30 μl 磁珠混悬液至新的反应管中。

4.2.7　阴、阳性对照每管加入 200 μl 尿液保存液，200 μl 生理盐水，分别加入阴、阳性对照品 10 μl，混匀。

4.3·PCR 扩增（在扩增与分析区进行）

4.3.1　将 PCR 反应管放入扩增仪样品槽，按对应顺序设置阴性对照、阳性对照、定量参考品 A～D 以及未知样本，并设置样本名称及定量参考品浓度。

4.3.2　设定荧光检测仪器反应程序：42 ℃，每个循环 1 min，40 个循环。荧光素通道选择 FAM，荧光信号收集每分钟进行一次；反应体系 40 μl。

4.3.3　再将微量反应管置于 60 ℃保持 10 min，然后立即置于 42 ℃保持 5 min，同时将 SAT 酶液也预热到 42 ℃。

4.3.4　保持微量反应管在 42 ℃，用连续加样器迅速向每管加入 10 μl 已预热的 SAT 酶液,立即盖上管盖,1 200 r/min 振荡 15 s,混匀。

4.3.5 将微量反应管迅速转至荧光检测仪中,立即启动检测程序。

5. 质量控制

5.1·CT-阴性对照:Ct 值无显示或 Ct 值≤40。

5.2·CT-阳性对照:Ct 值≤临界值;弱阳性对照:Ct 值≤35。

以上要求需在同一次实验中同时满足,否则,本次实验无效,需重新进行。

6. 结果判断

6.1·阈值设定:以阈值线刚好超过正常阴性对照扩增曲线的最高点。

6.2·结果判断

6.2.1 对于测定 Ct 值≤35,扩增曲线呈明显 S 形的样本,报告为 CT RNA 阳性。

6.2.2 对于测定值 35<Ct 值<40 的样本建议重测;如果测定结果 Ct 值<40 的样本为阳性。

6.2.3 若 Ct 值>40 或无显示,则该样本的检测结果为阴性。

7. 临床意义

7.1·CT 除能引起化脓性宫颈炎、阴道炎、尿道炎外,还能经生殖道上行感染如急、慢性输卵管炎,以及子宫内膜炎等盆腔炎症。

7.2·机体感染衣原体后,能诱导产生型特异性细胞免疫和体液免疫。但通常免疫力不强,且为时短暂,因而常造成持续性感染、隐性感染和反复感染。此外,也可能出现免疫病理损伤,由迟发型超敏反应引起,如性病淋巴肉芽肿等。

7.3·检测结果可用于沙眼衣原体感染的辅助诊断,为患者的早期诊断以及性病高危人群的初筛提供分子诊断依据。

8. 注意事项

8.1·CT 检测液对光敏感,在储存期间和使用准备期间应避免光照。操作过程的环境温度应控制在 18～26 ℃。如果没有特别说明,请勿合并任何试剂或溶液。

8.2·在进行尿液样本处理时如果有类似结晶的沉淀物存在,应先将尿样放 37 ℃水浴箱加热溶解,若不溶解但并不影响加样时即可进行操作。

8.3·如果磁珠吸附不完全时,应适当延长吸附时间。

8.4·洗涤液于室温平衡后如仍有白色絮状物,应先放置于 37 ℃水浴箱加热,直至澄清才可应用。

参考文献

[1] Gaydos CA, Quinn TC, Willis D, et al. Performance of the APTIMA Combo 2 assay for detection of *Chlamydia trachomatis* and *Neisseria gonorrhoeae* in female urine and endocervical swab specimens. J Clin Microbiol, 2003, 41(1): 304-309.

[2] Dempster M, McCorry NK, Donnelly M, et al. Individualisation of glaucoma quality of life measures: a way forward?. Br J Ophthalmol, 2019, 103(3): 293-295.

(王喜英)

解脲脲原体核酸检测标准操作规程

××医院检验科分子诊断实验室作业指导书	文件编号：××-JY-××-××-×××
版本：	生效日期：	共　页　第　页

1. 目的

规范实验室操作流程，保证解脲脲原体（UU）RNA实验结果的准确性和可靠性。

2. 原理

2.1·UU RNA检测分为核酸提取和恒温扩增。在核酸提取过程中，解脲脲原体裂解释放出的核酸与核酸提取液中的磁性颗粒特异结合，在一定的磁力作用下，通过清洗磁性颗粒而获得纯净的UU靶标核酸（RNA）。

2.2·实时荧光核酸恒温扩增检测技术（simultaneous amplification and testing，SAT）使用M-MLV反转录，T7 RNA多聚酶和优化探针技术同时实现。反转录酶用于产生靶标核酸（RNA）的一个DNA拷贝，T7 RNA多聚酶从DNA拷贝上产生多个RNA拷贝，带有荧光标记的优化探针和这些RNA拷贝特异结合，从而产生荧光，该荧光信号可由检测机器捕获。

2.3·检测结果根据实时荧光信号的出现时间和强度，结合阳性对照、阴性对照和临界值参考品对检验结果进行判定。

3. 试剂与仪器

3.1·仪器：×××实时荧光PCR分析系统。

3.2·试剂：沙眼衣原体核酸检测试剂盒（RNA恒温扩增）。

3.2.1　试剂盒A（表8-1-20）

表8-1-20　试剂盒A的组成

组成成分	包装盖颜色	规　格	主要成分
尿液保存液	白	1×10 ml	去垢剂
核酸提取液	白	2×1.0 ml	捕获探针，磁性颗粒
洗涤液	白	1×40 ml	十二烷基硫酸钠

注：储存条件为2～30℃。

3.2.2　试剂盒B（表8-1-21）

表8-1-21　试剂盒B的组成

组成成分	包装盖颜色	规　格	主要成分
UU反应液	黄	1×0.8 ml	dNTPs、NTPs
SAT酶液	紫	1×0.2 ml	反转录酶、T7聚合酶

（续表）

组成成分	包装盖颜色	规　格	主要成分
UU 检测液	棕	1×0.05 ml	引物、荧光探针
UU 阳性对照	红	1×0.05 ml	UU - RNA
UU 阴性对照	绿	1×0.05 ml	生理盐水

注：UU,解脲脲原体。储存条件：-35～-15 ℃

4. 操作步骤

4.1・试剂准备（在试剂准备区进行）

4.1.1　取出试剂盒中的各组分,室温放置,待其温度平衡至室温,混匀后备用;试剂盒 B 内各试剂在充分溶解后少时离心。

4.1.2　根据待测样本、阴性对照、阳性对照的数量,按比例（反应液 40 μl /人份＋检测液 2.5 μl /人份）,充分混匀成 PCR 混合液,3 000 r/min 离心 10 s 备用。转入样品处理区。

4.2・样本前处理（在样本处理区进行）

4.2.1　拭子标本：往样本收集管中加入 1 ml 无菌生理盐水,充分振荡混匀（棉拭子靠离心管壁挤干后丢弃）,取 0.5 ml 加入 0.5 ml 尿液保存液混合,作为待测样本备用。

4.2.2　尿液标本：取清晨首次尿或长时间（至少 1 h）不排尿后的首段尿 0.5 ml 加入 0.5 ml 尿液保存液混合,作为待测样本备用。

4.2.3　加样：取 n 个 1.5 ml 无菌的 EP 管（n＝阴性对照管数＋阳性对照管数＋待测样本管数）。每个 PCR 反应管中加入 400 μl 待测样本（阴性对照、阳性对照）。然后各管再分别加入 100 μl 核酸提取液（用前混匀）,盖盖振荡 30 s。

4.2.4　置于 60 ℃保温 5 min;然后室温放置 10 min。

4.2.5　将 EP 管置于磁珠分离装置上,静止 5 min,待磁珠吸附于管壁上后,用移液器吸干管盖和管中的气泡和液体,保留磁珠,完成后应清晰可见磁珠。

4.2.6　加入洗涤液 1 ml 振荡混匀再洗涤 2 次。将 EP 管移离磁珠分离装置,每管加入 40 μl 扩增检测液,振荡混匀,取 30 μl 磁珠混悬液至新的反应管中。

4.2.7　阴、阳性对照每管加入 200 μl 尿液保存液,200 μl 生理盐水,分别加入阴、阳性对照品 10 μl,混匀。

4.3・PCR 扩增（在扩增与分析区进行）

4.3.1　将 PCR 反应管放入扩增仪样品槽,按对应顺序设置阴性对照、阳性对照、定量参考品 A～D 以及未知样本,并设置样本名称及定量参考品浓度。

4.3.2　设定荧光检测仪器反应程序：42 ℃,每个循环 1 min,40 个循环。荧光素通道选择 FAM,荧光信号收集每分钟进行一次;反应体系 40 μl。

4.3.3　再将微量反应管置于 60 ℃保持 10 min,然后立即置于 42 ℃保持 5 min,同时将 SAT 酶液也预热到 42 ℃。

4.3.4　保持微量反应管在 42 ℃,用连续加样器迅速向每管加入 10 μl 已预热的 SAT 酶液,立即盖上管盖,1 200 r/min 振荡 15 s,混匀。

4.3.5　将微量反应管迅速转至荧光检测仪中,立即启动检测程序。

5. 质量控制

5.1·UU-阴性对照:Ct 值无显示或 Ct 值≤40。

5.2·UU-阳性对照:Ct 值≤临界值弱阳性对照≤35。

以上要求需在同一次实验中同时满足,否则,本次实验无效,需重新进行。

6. 结果判断

6.1·阈值设定:以阈值线刚好超过正常阴性对照扩增曲线的最高点。

6.2·结果判断

6.2.1　对于测定 Ct 值≤35,扩增曲线呈明显 S 形的样本,报告为 UU RNA 阳性;

6.2.2　对于测定值 35<Ct 值<40 的样本建议重测;如果测定结果 Ct 值<40 的样本为阳性;

6.2.3　若 Ct 值>40 或无显示,则该样本的检测结果为阴性。

7. 临床意义

7.1·用于定性检测男性尿道拭子样本、女性宫颈拭子样本中的 UU RNA。

7.2·检测结果可用于解脲脲原体感染的辅助诊断,为性病的早期诊断及性病高危人群的初筛提供诊断依据。

8. 注意事项

8.1·所有的试剂在使用前均需在室温下充分融化、混匀。试剂盒 B 内各试剂在充分溶解后请少时离心。试剂盒 B 应避免反复冻融。

8.2·解脲脲原体检测液对光敏感,在储存期间和使用准备期间应避免曝光。操作过程的环境温度应控制在 18~26 ℃。

8.3·在进行尿液样本处理时如果有结晶类沉淀物存在,应先将尿样放 37 ℃ 水浴箱加热溶解,若不溶解但并不影响加样时即可进行操作。

8.4·如果磁珠吸附不完全时,应适当延长吸附时间。

8.5·洗涤液于室温平衡后如仍有白色絮状物,应先放置于 37 ℃ 水浴箱加热,直至澄清才可应用。

参考文献

李金明.实时荧光 PCR 技术.2 版.北京:科学出版社,2016:73-76.

(王喜英)

人乳头瘤病毒核酸检测标准操作规程

××医院检验科分子诊断实验室作业指导书	文件编号：××-JY-××-××-×××
版本：	生效日期：	共　页　第　页

1. 目的

明确人乳头瘤病毒（HPV）核酸测定的操作规程，指导检验人员正确进行人乳头瘤病毒核酸的测定。

2. 原理

2.1·采用 PCR 方法结合荧光探针的体外扩增和检测技术。反应系统中加入一个与靶基因系列互补的荧光标记探针，探针的 5′端标记荧光报告基团，3′端标记荧光淬灭基团，完整的探针不产生荧光。在 PCR 反应中，标记探针与靶基因互补结合，新合成链从引物开始，沿模板延伸，当新链延伸到标记探针结合部位，DNA 聚合酶具有 5′→3′的外切酶活性，将探针 5′端荧光报告基团切下，同时解除了淬灭基团的作用，产生荧光，该荧光信号可由检测仪器捕获。分成 6 个反应管，通过仪器四种荧光检测通道，从而对 23 种人乳头瘤病毒基因型进行分型检测；实验设置细胞内对照 β-globin DNA，其用于评估样本质量及 PCR 抑制因素。

2.2·检验结果根据实时荧光信号的出现时间和强度，结合阴性对照、阳性对照及细胞内对照 β 球蛋白 DNA 对检验结果进行判定。

3. 试剂与仪器

3.1·仪器：×××实时荧光 PCR 分析系统。

3.2·试剂盒 A：样本保存液、核酸提取液、洗涤液。试剂盒 B：PCR Mix、DNA 聚合酶、阴性对照、阳性对照。

4. 操作步骤

4.1·标本采集、保存和运送

4.1.1　标本采集

4.1.1.1　尿道标本：采样前 2 h 内不能排尿，先用无菌生理盐水棉球清洗尿道口，将细小棉拭子伸入尿道 2～3 cm，捻动拭子采集分泌物，将其放入标有病人编号的取样管中，密闭送检。

4.1.1.2　宫颈标本

4.1.1.2.1　由医生以窥阴器或阴道张开器暴露宫颈，先用无菌棉拭子清除宫颈口过多分泌物，将女性取材拭子伸入宫颈管 1～2 cm，捻动拭子采集分泌物，将其放入标有患者编号的取样管中，密闭送检。

4.1.1.2.2　由医生以窥阴器暴露宫颈，用棉拭子将宫颈过多的分泌物擦去，将宫颈刷置于宫颈口，轻轻搓动宫颈刷使其顺时针旋转 3～5 圈。慢慢取出宫颈刷，将其放入装有细胞保存液的样本管中。在管口处将多余的刷柄折断，将刷头留在样本管中，旋紧管盖，做好样品标识并保持样本管直立放置,送检验室检测。

4.1.2　标本保存和运送:标本采集后立即送检。4 ℃保存不超过 24 h,－20 ℃保存不超过 3 个月。标本运送时建议采用低温保存运送。

4.2 · 实验操作

4.2.1　DNA 抽提(在样本处理区进行):目前常用的核酸提取的主要方法有离心柱型、磁珠法、乙醇沉淀法、裂解法等,以及自动化抽提系统等。本操作步骤主要采用裂解法提取样本 DNA,其主要原理是通过破裂细胞膜、核膜以释放 DNA。

4.2.1.1　用拭子采集的样本加入 1 ml 生理盐水,振荡洗脱细胞,液体转移至 1.5 ml 离心管。取使用一次性宫颈脱落细胞采集器采集的样本 0.5～1 ml(如果细胞数量少可以加大体积到 2 ml),13 000 r/min 离心 1 min。

4.2.1.2　弃上清(建议使用移液器吸去上清),加入 0.5 ml 细胞保存液,振荡重悬细胞。13 000 r/min 离心 1 min,尽量去干净上清(建议使用移液器吸去上清)。

4.2.1.3　加入 50 μl 细胞裂解液,充分振荡重悬细胞,100 ℃煮沸 10 min。13 000 r/min 离心 10 min,保留上清备用(上清中为释放的 DNA)。

4.2.1.4　取上清 2.0 μl 作为 PCR 扩增的模板,其余保存于－20 ℃。

4.2.2　PCR 扩增

4.2.2.1　从试剂盒中取出 PCR 反应液,室温下避光解冻,上下颠倒混匀以后,低温低速离心数秒,同时取出 DNA 聚合酶,低温低速离心数秒。

4.2.2.2　设所需要的 PCR 反应管数位 n,每个 PCR 管中加入所需要的反应液,转移至样本处理区。

4.2.2.3　在对应的 PCR 反应管中分别加入 2 μl 处理好的样本 DNA、阴性对照、阳性对照,盖紧管盖,稍做离心(常规反应总体积为 20 μl /人份)。

4.2.2.4　将加好的样本转移到检测区,放入相应的荧光 PCR 检测仪内,荧光 PCR 仪根据所选择试剂盒说明书设置运行程序,记录样本摆放顺序。

5. 质量控制

5.1 · 应用细胞内对照 β-globin DNA 进行实验室质控。

5.2 · 每个标本须检测到细胞内对照 β 球蛋白 DNA,如细胞内对照不显示,则可能存在 PCR 抑制剂,可重新提取模板重复 PCR 过程。

5.3 · 空白对照在各荧光检测通道的 Ct 值均应显示为 Undet;阳性对照在各荧光检测通道 Ct 值≤36;样本内对照 β 球蛋白在所在荧光检测通道 Ct 值≤40。符合以上 3 个条件,此次实验视为有效。

6. 结果判定

6.1 · 基线、阈值的设定

6.1.1　基线的起点和终点确定原则:基线是指 PCR 开始时信号很低、接近背景且比较平稳的那个阶段。起点要避开开始的几个循环,由于高温导致的信号增高,设在信号已经降到背景高度且能维持平稳的地方,一般在 3～6 个循环之间;终点要避免覆盖信号已经开始有明显增长的地方,一般在本组数据中最小的 Ct 值前再往前 3 个循环处。另外,起点与终点之间最好能间隔 8 个循环以上,以满足统计基线标准偏差的数学要求。

6.1.2　阈值设定:荧光阈值的缺省设置是 3～15 个循环的荧光信号的标准偏差的 10 倍(机器自动设置)。但通常采用手动设置,手动设置的原则是该阈值要大于样本的荧光背景值和空白对照的荧光最高值,同时要尽量选择进入指数期的最初阶段,真正的信号出现在荧光信号超过阈值后。

6.2·结果判断

6.2.1　样本中球蛋白在 Cy5 荧光检测通道 Ct 值≤40,其他荧光检测通道 Ct 值显示为 Undet,判断为阴性。

6.2.2　样本在除球蛋白之外其他荧光检测通道 40<Ct 值<45,建议重做,重做结果 Ct 值<40 者为阳性,否则为阴性。

6.2.3　样本在各荧光检测通道 Ct 值显示为 Undet,判断为无效,需重新采样。

7. 临床意义

可以快速准确诊断临床尖锐湿疣体表面脱落细胞,妇女宫颈细胞及宫颈黏液标本中的 HPV 病毒 DNA。可作为临床可疑尖锐湿疣确诊,宫颈癌病因确定,早期确诊,治疗效果监测的诊断依据。

8. 注意事项

8.1·实验过程应穿着专用工作服和使用一次性手套。

8.2·PCR 操作各阶段应在不同的实验室中进行。实验应该分 PCR 前区域,加样区和 PCR 扩增区。人物单向流动。PCR 试剂不应储存于 PCR 后区域。

8.3·PCR 操作每个阶段使用专门的仪器和设备。

8.4·PCR 试剂和加样过程应在清洁工作台内进行。

8.5·实验前应对实验室进行紫外线消毒,并用 75%乙醇清洗工作台和微量加样器。

8.6·实验所用移液器的移液器枪头不应重复使用。

8.7·操作人员应受过专业培训并取得上岗资格证,并具有一定操作经验。

8.8·女性患者 HPV 检查前三天内不要做阴道冲洗或使用阴道内药物,24 h 内不要有性生活,避开月经期。

参考文献

[1] 尚红,王毓三,申子瑜.全国临床检验操作规程.4 版.北京:人民卫生出版社,2015.
[2] 中国合格评定国家认可委员会.CNAS - CL02 - A009:医学实验室质量和能力认可准则在分子诊断领域的应用说明.2018.

(李江燕　梁　艳　毛志国)

人类免疫缺陷病毒核酸定性检测标准操作规程

××医院检验科分子诊断实验室作业指导书	文件编号：××-JY-××-××-×××
版本： 生效日期：	共 页 第 页

1. 目的

明确人类免疫缺陷病毒（HIV）RNA 定性检测的操作规程,指导检验人员正确进行 HIV 核酸定性检测。

2. 原理

2.1· 采用磁珠捕获技术进行样本制备,样本在裂解液的强力变形下,病毒颗粒裂解释放出核酸,并保护 RNA 免受血浆中 RNA 酶的破坏。混合物经孵育后,核酸结合于磁珠表面,未结合的一些物质如盐、蛋白质及其他细胞杂质经洗涤磁珠后除去。经过后续的磁珠分离和洗脱步骤获得 PCR 反应的模板。模板加入 PCR 反应液中,转移至荧光 PCR 仪中进行实时定量 PCR（RT-PCR）和 PCR 扩增,并经水解探针完成时实时检测。反转录采用适宜的缓冲液,优化的反转录酶耐热 DNA 聚合酶组合及合适的温度,使反转录和 PCR 扩增在同一管中高效进行,为一步法 RT-PCR 体系。

2.2· 采用一步法 RT-PCR 体系结合荧光探针的体外扩增和检测技术。反应系统中加入 1 个与靶基因系列互补的荧光标记探针,探针的 5′ 端标记荧光报告基团,3′ 端标记荧光淬灭基团,完整的探针不产生荧光。在 PCR 反应中,标记探针与靶基因互补结合,新合成链从引物开始,沿模板延伸,当新链延伸到标记探针结合部位,DNA 聚合酶具有 5′—3′ 的外切酶活性,将探针 5′ 端荧光报告基团切下,同时解除了淬灭基团的作用,产生荧光,该荧光信号可由检测仪器捕获。实验设置内标,其用于评估样本质量及 PCR 抑制因素。

2.3· 检验结果根据实时荧光信号的出现时间和强度,结合阴性对照、阳性对照及内标对检验结果进行判定。

3. 试剂与仪器

3.1· 试剂

3.2· 仪器：磁珠分离器,全自动或半自动及普通磁珠法核酸提取仪,具有多色检测功能的荧光定量 PCR 仪（ABI 7300、7500 等）。

3.2.1 核酸提取试剂：裂解液、去抑制剂、磁珠溶液、洗涤液、洗脱液。

3.2.2 核酸扩增试剂：HIV 反应液、内标、阳性对照、阴性对照。

4. 操作步骤

4.1· 样本采集,保存和运输

4.1.1 样本采集：适用血清或血浆样本。血浆样本适用于 EDTA 抗凝剂（不可用肝素抗凝管）的采血管,已采集血样室温放置不超过 4 h,室温 $1\,600\times g$ 离心 20 min,分离血清或血浆于无菌离心管备用。

4.1.2 保存：待测血清或血浆在 2~8 ℃保存不应超过 24 h；−20 ℃保存不超过 3 个月，−70 ℃以下长期保存。应避免反复冻融。

4.1.3 运输：采用冰壶加冰或泡沫箱加冰密封进行运输。

4.2·样本提取(样本处理区)：全自动的或半自动 2 种方式。

4.3·扩增试剂准备(PCR 前准备区)

4.3.1 从试剂盒中取出 HIV 反应液 A、B、C，在室温下融化并振荡混匀后，2 000 r/min 离心 10 s。

4.3.2 设所需要的 PCR 反应管数为 n($n=$样本数 $+1$ 管阴性对照 $+1$ 管强阳性对照 $+1$ 管临界阳性对照)，HIV 反应液 A、B、C 的比例为 $8:6:1$。计算好各试剂的使用量，加入一适当体积离心管中，充分混合均匀，2 000 r/min 离心 10 s，向 n 个 PCR 反应管中分别加入 18 μl，转移至样本处理区，加入所需模板量。

4.4·上样(在 PCR 实验室样本处理区的生物安全柜进行)：在对应的 PCR 反应管中分别加入 2 μl 处理好的样本 DNA、阴性对照、阳性对照，弱阳性对照，盖紧管盖，稍做离心(常规反应总体积为 20 μl /人份)。

4.5·PCR 扩增：将加好的样本转移到检测区，放入相应的荧光 PCR 检测仪内，荧光 PCR 仪根据所选择试剂盒说明书设置运行程序，记录样本摆放顺序。

5. 质量控制

5.1·每批标本应检测临界弱阳性质控品，防止出现漏检(假阴性)的情况。

5.2·弱阳性对照根据厂家阳性对照浓度进行稀释后获得，也可使用实验室留存的弱阳性标本，弱阳性对照的样本处理和检测过程同阳性对照和阴性对照。

6. 结果判定

6.1·基线、阈值的设定

6.1.1 基线的起点和终点确定原则：基线是指 PCR 开始时信号很低、接近背景且比较平稳的那个阶段。起点要避开开始的几个循环，由于高温导致的信号增高，设在信号已经降到背景高度且能维持平稳的地方，一般在 3~6 个循环之间；终点要避免覆盖信号已经开始有明显增长的地方，一般在本组数据中最小的 Ct 值前再往前 3 个循环处。另外，起点与终点之间最好能间隔 8 个循环以上，以满足统计基线标准偏差的数学要求。

6.1.2 阈值设定：荧光阈值的缺省设置是 3~15 个循环的荧光信号的标准偏差的 10 倍(机器自动设置)。但我们通常采用手动设置，手动设置的原则是该阈值要大于样本的荧光背景值和空白对照的荧光最高值，同时要尽量选择进入指数期的最初阶段，真正的信号出现在荧光信号超过阈值后。

6.2·质控对照：阴性对照 Ct 值均应显示为 Undet 或 >50。阳性对照 Ct 值 ≤40。符合以上 2 个条件，此次实验视为有效。

6.3·结果判断

6.3.1 测定 Ct 值 >50 或 Undet，且内标 <50，判断为阴性。

6.3.2 测定 Ct 值 ≤40 为阳性样本。

6.3.3　测定 40＜Ct 值＜50,建议重测,复测 Ct 值＜50 为阳性标本,≥50 或者无数值为阴性。

7. 临床意义

7.1·诊断＜18 个月龄婴儿早期感染。

7.2·诊断急性 HIV‐1 感染。针对 HIV‐1 抗体筛查阴性、近期有流行病学史的个体,或确证结果不确定的样本,核酸定性检测可用于诊断 HIV‐1 急性期感染。

7.3·确定艾滋病病毒感染。针对 HIV‐1 抗体筛查阳性或确证结果不确定的个体,结合流行病学史和临床病史,核酸定性检测可用于 HIV‐1 感染诊断。艾滋病晚期患者可能出现 HIV 抗体反应不确定,可根据 HIV 核酸定性检测结果,结合临床病史和 $CD4^+$ T 淋巴细胞计数等情况,进行综合判断,确定临床诊断。

8. 注意事项

8.1·有关实验室管理规范请严格按照行业行政主管部门颁布的有关基因扩增检验实验室的管理规范执行。

8.2·实验室应按试剂配制区、样本处理区、扩增检测区分隔使用。工作流程:各区物品均为专用,不得交叉使用,避免污染。操作过程应将工作服、帽、鞋、手套等穿戴齐全,避免各种试剂或样品与皮肤接触。一旦发生液体的泄漏,应立即用大量清水进行冲洗,如果与皮肤伤口发生接触,应及时通知当地卫生防疫部门。

8.3·肝素抗凝的血浆不可用于 PCR 实验,因为肝素对 PCR 有抑制作用。

8.4·反应液分装时应尽量避免产生气泡,并注意防止泄漏,以免荧光物质污染仪器。

8.5·实验中用过的吸头请直接打入盛有 1％次氯酸钠的废物缸内,并与其他废弃物品一同在指定的地点以指定的方式进行焚烧或毁弃。

8.6·实验结束后应立即清洁工作台,工作台及各种实验用品应定期用 1％次氯酸钠、75％乙醇或紫外灯进行消毒。

8.7·所有的待检测样本和阴阳性对照均应视为传染性物质并严格按实验室生物安全要求进行操作和处理。

8.8·由于 HIV 为 RNA 病毒,操作过程中应特别注意防止 RNA 酶对 RNA 的降解作用,所有使用的器皿、加样器等均为专用的、去除 RNA 酶和 DNA 酶的一次性耗材。

参考文献

[1] World Health Organization. Consolidated guidelines on HIV testing services. 2015.

[2] 中国疾病预防控制中心.全国艾滋病检测技术规范(2015 年修订版).中国病毒病杂志,2016(06):8‐34.

[3] 中国合格评定国家认可委员会.CNAS‐CL02‐A009:医学实验室质量和能力认可准则在分子诊断领域的应用说明.2018.

(李江燕　梁　艳　毛志国)

人类免疫缺陷病毒核酸定量检测标准操作规程

××医院检验科分子诊断实验室作业指导书	文件编号：××-JY-××-××-×××
版本： 生效日期：	共 页 第 页

1. 目的

明确人类免疫缺陷病毒（HIV）RNA 定量检测的操作规程，指导检验人员正确进行 HIV 核酸的测定。

2. 原理

利用一对 HIV-1 的特异性引物、一个特异性荧光探针，采用反转录酶、耐热 DNA 聚合酶（Taq 酶）、4 种核苷酸单体（dNTPs）等成分，并应用 RT-PCR 技术实现对 HIV-1 RNA gag 基因区域的扩增。选取的靶区域是 gag 基因区域中部的一段保守区，长度 102 bp。gag 基因位于 HIV-1 基因组的 5′端约 790~2 292 nt 处，编码核衣壳蛋白等结构蛋白。同时利用荧光探针（Taqman 探针和杂交双探针）检测技术，该探针能与引物扩增区域中间的一段模板发生特异性结合，随着 PCR 过程的进行，荧光信号发生相应的变化，使用在线监测的荧光 PCR 检测仪，即可同时实现对靶核苷酸序列的扩增及自动检测。还对引物和探针进行了优化，使得对 HIV-1 B、B′、C、E 等中国主要流行亚型有相似的扩增效率。

3. 试剂与仪器

3.1·仪器：磁珠分离器、全自动或半自动及普通磁珠法核酸提取仪、具有多色检测功能的荧光定量 PCR 仪。

3.2·试剂

3.2.1 裂解液：样品裂解液。

3.2.2 HIV 核酸定量检测试剂：HIV-1 RT-PCR 反应液、RT-PCR 酶、PCR Enhancer、DEPC 水、RNasin、阴性对照、强阳性对照、弱阳性对照。

3.2.3 HIV-1 校准品试剂：(1-5)E107、(1-5)E106、(1-5)E105、(1-5)E104。

4. 操作步骤

4.1·样本处理（样本处理区）：所有试剂、样本使用前置室温解冻。

4.1.1 取 n 个 0.5 ml 灭菌离心管（n＝样本数＋1 管强阳性对照＋1 管临界阳性对照＋1 管阴性对照＋1 管弱阳性质控品），做好标记。

4.1.2 在上述每一个管中加入 150 μl 裂解液，然后加入待测样本和阴性对照 50 μl，强阳性对照管和临界阳性对照管中先加入强阳性对照和临界阳性对照 25 μl，然后加入阴性对照管中的血浆 25 μl（切不可将二者混合后加入），用吸头反复吸打混匀（一份样本换用一个吸头）；再加入 50 μl 氯仿，在混匀器上振荡混匀 5 s 或颠倒混匀 15 次（不宜过于强烈，以免产生乳化层）。

4.1.3 13 000 r/min 离心 15 min（如有条件，于 4 ℃进行离心）。

4.1.4 取与步骤 4.1.1 中相同数量的 0.5 ml 灭菌离心管，各加入 100 μl 异丙醇和 2 μl

RNasin,做好标记。吸取步骤 4.1.3 各管中的上层液相转移至相应的管中(注意不要吸出中间层,该层富含 DNA 和蛋白质),颠倒混匀。

4.1.5 13 000 r/min 离心 15 min(注意固定离心管方向)。轻轻倒去上清,倒置于吸水纸上,沾干液体;加入 300 μl 75%乙醇,颠倒洗涤。

4.1.6 13 000 r/min 离心 10 min(注意固定离心管方向)。轻轻倒去上清,倒置于吸水纸上,尽量沾干液体。

4.1.7 4 000 r/min 离心 5 s(注意固定离心管方向),将管壁上的残余液体甩到管底部,用微量加样器尽量将其吸干(一份样本换用一个吸头,注意吸头不要碰到有沉淀一面),室温干燥 1～5 min(不宜过于干燥,以免 RNA 不溶)。

4.1.8 加入 15 μl DEPC 水,轻轻混匀,溶解管壁上的 RNA,2 000 r/min 离心 5 s,冰上保存备用(注意:此时的 RNA 最易受 RNase 降解,请在 2 h 内用于 PCR 扩增)。

4.2·扩增试剂准备(PCR 前准备区)

4.2.1 从试剂盒中取出 HIV RT‐PCR 反应液、RT‐PCR 酶、PCR Enhancer,在室温下融化并振荡混匀后,2 000 r/min 离心 10 s。

4.2.2 设所需要的 PCR 反应管数为 n(n＝样本数＋1 管阴性对照＋1 管强阳性对照＋1 管临界阳性对照＋弱阳性质控品),每个测试反应体系配制如表 8‐1‐22。计算好各试剂的使用量,加入一适当体积离心管中,充分混合均匀,2 000 r/min 离心 10 s,向设定的 n 个 PCR 反应管中分别加入 35 μl,转移至样本处理区。

表 8‐1‐22 测试反应体系配制

试 剂	用 量
RT‐PCR 反应液	34.1 μl
RT‐PCR 酶	0.5 μl
PCR Enhancer	0.4 μl

4.3·加样(样本处理区):在各设定的 PCR 反应管中分别加入制备好的 RNA 溶液各 15 μl,盖紧管盖,转移到检测区。将反应管排好放入荧光 PCR 检测仪内,记录样本摆放顺序。

4.4·PCR 扩增(检测区)

4.4.1 循环扩增条件

4.4.1.1 42 ℃ 30 min,95 ℃ 3 min。

4.4.1.2 95 ℃ 10 s,55 ℃ 30 s,72 ℃ 60 s,5 个循环。

4.4.1.3 95 ℃ 5 s,60 ℃ 30 s,40 个循环;反应体系设为 50 μl。

4.4.2 仪器检测通道选择:多荧光检测仪荧光信号收集时设定为 FAM 荧光素,荧光信号收集设在 60 ℃。具体设置方法参照仪器使用说明书和实际情况而适当调整。

5. 质量控制

5.1·将校准品 1～4 的拷贝浓度输入,仪器将自动以校准品拷贝浓度的对数值为横坐标,以其实际测得的 Ct 值为纵坐标绘制标准曲线,标准曲线的拟和度应≤－0.980,否则视为定量结果无效。

5.2·阴性对照 HIV RNA 的 Ct 值一栏无数值显示;强阳性对照 Ct 值≤29.0;强阳性对照 Ct 值≤临界阳性对照 Ct 值≤30.0;否则此次实验视为无效,所有实验从样本处理开始重做。

5.3·使用一个弱阳性的外部质控品,并满足外部质控品的要求。

6. 结果判断

6.1·基线、阈值的设定

6.1.1　基线的起点和终点确定原则:基线是指 PCR 开始时信号很低、接近背景且比较平稳的那个阶段。起点要避开开始的几个循环,由于高温导致的信号增高,设在信号已经降到背景高度且能维持平稳的地方,一般在 3~6 个循环之间;终点要避免覆盖信号已经开始有明显增长的地方,一般在本组数据中最小的 Ct 值前再设 3 个循环处。另外,起点与终点之间最好能间隔 8 个循环以上,以满足统计基线标准偏差的数学要求。

6.1.2　阈值设定:荧光阈值的缺省设置是 3~15 个循环的荧光信号的标准偏差的 10 倍(机器自动设置)。但我们通常采用手动设置,手动设置的原则是该阈值要大于样本的荧光背景值和空白对照的荧光最高值,同时要尽量选择进入指数期的最初阶段,真正的信号出现在荧光信号超过阈值后。

6.2·结果判读

6.2.1　检测样本中 HIV RNA≥5.0×10^3 拷贝/ml,报告相应的拷贝数。

6.2.2　检测样本中 HIV RNA≥1.0×10^8 拷贝/ml,可按实际测得值报告相应的拷贝数,亦可将该样本用正常人血浆按稀释到试剂盒定量检测线性范围内后重新测定。

6.2.3　检测样本中 5.0×10^2 拷贝/ml＜HIV RNA＜5.0×10^3 拷贝/ml,表明病毒载量较低,该拷贝数仅供参考,可报告相应的拷贝数,并应对此份标本谨慎跟踪。

6.2.4　检测样本中 HIV RNA＜5.0×10^2 拷贝/ml,表明病毒载量较低,该拷贝数仅供参考,应一律报告为＜5.0×10^2 拷贝/ml,并应对此份标本谨慎跟踪。

6.2.5　检测样本中 HIV RNA 为 0.0 拷贝/ml,报告为小于最低检出限。

7. 临床意义

7.1·监测抗病毒药物治疗效果。抗病毒药物治疗前后,定期病毒载量分析和监测,结合 CD4$^+$ T 淋巴细胞计数,有助于抗病毒药物治疗方案的确定和修改。

7.2·监测疾病进展。定期检测 HIV‐1 病毒载量,有助于监测感染者和患者的病程变化,结合 CD4$^+$ T 淋巴细胞计数,为抗病毒药物治疗提供病毒学依据。

7.3·诊断急性 HIV‐1 感染。针对 HIV‐1 抗体筛查阴性、近期有流行病学史的个体,或确证结果不确定,核酸定量检测可用于诊断 HIV‐1 急性期感染。

7.4·确定 HIV‐1 感染。针对 HIV‐1 抗体筛查阳性或确证结果不确定的个体,结合流行病学史、临床病史和 CD4$^+$ T 淋巴细胞计数等,使用核酸定量检测帮助确定 HIV‐1 感染。

8. 注意事项

8.1·有关实验室管理规范请严格按照行业行政主管部门颁布的有关基因扩增检验实验室的管理规范执行。

8.2·实验室应按试剂配制区、样本处理区、扩增检测区分隔使用。工作流程：各区物品均为专用，不得交叉使用，避免污染。操作过程应将工作服、帽、鞋、手套等穿戴齐全，避免各种试剂或样品与皮肤接触。一旦发生液体的泄漏，应立即用大量的水进行冲洗，如果与皮肤伤口发生接触，应及时通知当地卫生防疫部门。

8.3·肝素抗凝的血浆不可用于 PCR，因为肝素对 PCR 有抑制作用。

8.4·反应液分装时应尽量避免产生气泡，并注意防止泄漏，以免荧光物质污染仪器。

8.5·实验中用过的吸头请直接打入盛有 1‰次氯酸钠的废物缸内，并与其他废弃物品一同在指定的地点以指定的方式进行焚烧或毁弃。

8.6·实验结束后应立即清洁工作台，工作台及各种实验用品应定期用 1‰次氯酸钠、75%乙醇或紫外灯进行消毒。

8.7·所有的待检测样本及阴阳性对照均应视为传染性物质并严格按实验室生物安全要求进行操作和处理。

8.8·由于 HIV 为 RNA 病毒，操作过程中应特别注意防止 RNA 酶对 RNA 的降解作用，所有使用的器皿、加样器等均为专用，使用去除 RNA 酶和 DNA 酶的一次性耗材。

参考文献

[1] 中国疾病预防控制中心.全国艾滋病检测技术规范(2015 年修订版).中国病毒病杂志,2016(06)：8－34.

[2] 中国疾病预防控制中心.HIV－1 病毒载量测定及质量保证指南.2013.

[3] World Health Organization. Guidelines for the use of antiretroviral agents in HIV－1－infected adults and adolescents. 2015.

[4] World Health Organization. Recommendations on the diagnosis of HIV infection in infants and children. 2010.

[5] 中国合格评定国家认可委员会.CNAS－CL02－A009：医学实验室质量和能力认可准则在分子诊断领域的应用说明.2018.

（李江燕　梁　艳　毛志国）

人乳头瘤病毒基因分型检测标准操作规程

××医院检验科分子诊断实验室作业指导书	文件编号：××-JY-××-××-×××
版本：　　　　　生效日期：	共　页　第　页

1. 目的

规范实验室操作流程，保证人乳头瘤病毒（HPV）DNA 基因分型实验结果的准确性和可靠性。

2. 原理

2.1·采用核酸释放剂快速裂解、释放样本中的 HPV DNA，利用针对上述 15 种亚型的核酸保守区设计多套特异性引物和荧光探针，配以 PCR 反应液等，应用实时荧光定量 PCR 检测技术，通过荧光信号的变化实现 HPV DNA 的快速检测，可同时检测出 15 种亚型的病毒标本。PCR 检测体系含有尿嘧啶 DNA 糖基化酶（UNG 酶）+ dUTP 防污染措施，将可能的产物污染充分降解，避免假阳性结果。

2.2·PCR 检测体系含有阳性内对照（内标），通过检测人表皮细胞中的 β 球蛋白评定采集的样本是否适用于扩增反应，监测待测样本中是否具有 PCR 抑制物及评价核酸提取的质量，避免 PCR 假阴性。

3. 试剂与仪器

3.1·仪器：×××实时荧光定量 PCR 分析系统

3.2·试剂和组成

3.2.1　核酸释放剂 240 μl /管×1 管氯化钾（80 mmol/L）、十二烷基硫酸钠（3 mmol/L）、莎梵婷（0.1 mmol/L）、无水乙醇（0.5%）。

3.2.2　HPV 高危型-酶混合液，192 μl /管，含 DNA 聚合酶（90%）和尿嘧啶 DNA 糖基化酶（10%）。

3.2.3　HPV 高危型- PCR 反应液，864 μl /管，含引物（4.17%）、探针（1.00%）、dNTPs（8.33%）、10×PCR buffer（15.89%）、ROX 溶液（0.08%）、灭菌纯化水（72.53%）。

3.2.4　HPV 高危型-阳性参照品 A，50 μl /管，含 HPV 16 型基因组序列的克隆质粒。

3.2.5　HPV 高危型-阳性参照品 B，50 μl /管，含 HPV 16 型基因组序列的克隆质粒。

3.2.6　HPV 高危型-阳性参照品 C，50 μl /管，含 HPV 16 型基因组序列的克隆质粒。

3.2.7　HPV 高危型-阳性参照品 D，50 μl /管，含 HPV 16 型基因组序列的克隆质粒。

3.2.8　HPV 高危型-阴性对照，50 μl /管，生理盐水。

3.2.9　HPV 高危型-阳性对照，50 μl /管，HPV 16 型-阳性样本（已灭活）。

4. 操作步骤

4.1·试剂准备（在试剂准备区进行）

4.1.1　取出试剂盒中的各组分，室温放置，待其温度平衡至室温，混匀后备用。

4.1.2   根据待测样本、阴性对照、阳性对照以及阳性参照品 A～D 的数量,按比例(反应液 36 µl /人份+酶混合液 4 µl /人份)取相应量的反应液、酶混合液,充分混匀成 PCR -混合液,瞬时离心后备用。

4.2·样本处理与加样(在样本处理区进行)

4.2.1   样本处理:从无菌样本管中吸取 1 ml 样本至 1.5 ml 灭菌离心管,瞬时离心后作为待测样本备用。

4.2.2   加样(阴性对照、阳性对照、阳性参照品与待测样本同步处理)

4.2.2.1   每个 PCR 反应管中加入核酸释放剂 5 µl(建议深吸浅打,避免出现气泡),并依次加入待测样本、阴性对照、阳性对照以及阳性参照品 A～D 各 5 µl。

4.2.2.2   间隔 10 min 以上,每管加入 PCR -混合液 40 µl,盖上管盖。

4.3·PCR 扩增(在扩增与分析区进行)

4.3.1   将 PCR 反应管放入扩增仪样品槽,按对应顺序设置阴性对照、阳性对照、阳性参照品 A～D 及未知样本,并设置样本名称及阳性参照品浓度。

4.3.2   荧光检测通道选择

4.3.2.1   选择 FAM 通道,检测人乳头瘤病毒 16、18、31、33、35、39、45、51、52、53、56、58、59、66、68 DNA。

4.3.2.2   选择 HEX 或 VIC 通道检测 β 球蛋白(内标)。

4.3.3   循环参数(仪器不同,时间参数也不同,表 8 - 1 - 23)

表 8 - 1 - 23   循环参数

步 骤	温度(℃)	时 间	循环次数
UNG 酶反应	50	2 min	1
Taq 酶活化	94	5 min	1
变性	94	15 s	45
退火、延伸及荧光采集	57	30 s	45
仪器冷却(可选)	25	10 s	1

5. 质量控制

5.1·HPV 高危型-阴性对照:FAM、HEX/VIC 通道 Ct 值无显示。

5.2·HPV 高危型-阳性对照:在 FAM、HEX/VIC 通道 Ct 值为 24～30。

5.3·以上要求需在同一次实验中同时满足,否则,本次实验无效,需重新进行。

6. 结果判断

6.1·结果分析:反应结束后自动保存结果,根据分析后图像调节 Baseline 的 Start 值、End 值以及 Threshold 值(用户可根据实际情况自行调整,Start 值可以在 3～15、End 值可设在 5～20,调整阴性对照的扩增曲线平直或低于阈值线),进行分析,使各项参数符合上述"5. 质量控制"中的要求,然后记录 Ct 值和定量结果。

6.2·结果解释

6.2.1　对于测定 FAM 通道 Ct 值≤39 的样本，HEX/VIC 通道内标 Ct 值≤40，报告为 HPV 高危型（15 型）阳性。

6.2.2　对于测定 FAM 通道 Ct 值≤39 的样本，HEX/VIC 通道内标 Ct 值＞40 或无显示，表明标本内没有宫颈上皮细胞，但该患者近期接触过 HPV，患者是否感染 HPV 不能确定。建议对此样本进行重新取样再进行实验，如重复此现象，则报告 HPV 高危型（15 型）阳性。

6.2.3　对于测定 FAM 通道 Ct 值＞39 的样本，HEX/VIC 通道内标 Ct 值≤40，报告为 HPV 高危型（15 型）阴性。

6.2.4　对于测定 FAM 通道 Ct 值＞39 的样本，HEX/VIC 通道内标 Ct 值＞40 或无显示，则该样本的检测结果无效，应查找并排除原因，并对此样本进行重新取样再进行实验。

7. 临床意义

7.1·HPV 是一类分子量较小的无包膜的双链环状 DNA 病毒，专性侵染和寄生人体生殖器官及其他组织器官的上皮细胞。在临床上，根据 HPV 不同亚型致病力大小或致癌危险性大小不同可将 HPV 分为高危型和低危型两大类。

7.2·低危型 HPV 主要引起肛门皮肤及男性外生殖器、女性大小阴唇、尿道口、阴道下段的外生性疣类病变和低度子宫颈上皮内瘤变。

7.3·高危型 HPV 除可引起外生殖器疣外，更重要的是引起外生殖器癌，宫颈癌及高度子宫颈上皮内瘤变。HPV 持续感染是引起宫颈癌及其癌前病变的主要因素。99.7％的子宫颈癌患者都可检测到高危 HPV DNA。由于 HPV 高危型与宫颈癌的发病密切相关，HPV 基因分型检测是宫颈癌重要的筛查方法。

7.4·HPV 分型的局限性：许多高危宫颈损害与 HPV - 16 和（或）HPV - 18 有关，有 E6 和 E7 位点的突变可以增加致癌可能性。利用通用引物的 HPV 分型方法可能会漏掉这种突变亚型。

参考文献

［1］李金明.实时荧光 PCR 技术.2 版.北京：科学出版社,2016：240 - 250.

［2］Bosch F. The causal relation between human papillomavirus and cervical cancer. J Clin Pathol，2002，55(4)：244 - 265.

［3］Agorastos T, Dinas K, Lloveras B, et al. Human papillomavirus testing for primary screening in women at low risk of developing cervical cancer. The Greek experience. Gynecol Oncol，2005，96(3)：714 - 720.

［4］Morasse L, Davidov A, Castellanos MR. The role of human papillomavirus testing in cervical cancer screening. Journal of the American Academy of Physician Assistants，2009，32(11)：34 - 42.

［5］李晴,乌兰娜,胡尚英,等.多重核酸扩增荧光检测技术在宫颈癌筛查中的效果评价.中国肿瘤,2009,9(4).

（王喜英）

B 族链球菌核酸检测标准操作规程

××医院检验科分子诊断实验室作业指导书	文件编号：××-JY-××-××-×××
版本：	生效日期：	共　页　第　页

1. 目的

规范实验室操作，正确使用荧光扩增仪进行 B 族链球菌（GBS）核酸的扩增分析，以保证实验结果的准确性和可靠性。

2. 原理

原理：利用 Taqman 探针结合实时定量 PCR 技术，针对 GBS 基因组特异且无高频 SNP 位点的序列区域 cAMP 因子，设计出特异性引物和探针，配以全封闭 PCR 体系，检测标本中的 GBS DNA。从而对 GBS 感染做出快速早期诊断。

3. 试剂与仪器

3.1·仪器：×××实时荧光定性 PCR 分析系统。

3.2·试剂：GBS 核酸检测试剂盒。组成：DNA 提取液、GBS PCR 反应液、阴阳性对照、空白对照。

4. 操作步骤

4.1·PCR 试剂配制（试剂准备区）：从冰箱中取出试剂解冻，开启之前振荡并短暂离心各试剂管。按标本所需数目（包括阴阳性、空白）分装 GBS PCR 反应液。按每管 35 μl 分装至 0.2 ml PCR 反应管中，转入样本处理区。

4.2·标本处理（标本制备区）

4.2.1　取含有分泌物的生理盐水 1 ml，13 000 r/min 离心 10 min，弃上清液，沉淀（如不明显可再重复一遍离心）加无菌生理盐水 1 ml 混匀，13 000 r/min 离心 5 min，弃上清。沉淀加入 50 μl DNA 提取液充分混匀，99～100 ℃加热处理 10 min，13 000 r/min 离心 10 min，吸取上清至 1.5 ml 离心管中保存，DNA 提取完毕。

4.2.2　GBS 阳性对照品提取：取 50 μl GBS 阳性对照品加入 1.5 ml 离心管中（用灭菌生理盐水补齐 1 ml）13 000 r/min 离心 10 min，弃上清液。沉淀加入 50 μl DNA 提取液充分混匀，99～100 ℃加热处理 10 min，13 000 r/min 离心 10 min，吸取上清至 1.5 ml 离心管中保存，DNA 提取完毕。

4.2.3　阴性对照品、空白对照品提取：同 GBS 阳性对照品相同。

4.3·加 DNA 模板（标本制备区）

4.3.1　分装好的各反应管分别加入提取好的 DNA 样本 5 μl，阴性、阳性、空白对照品各 5 μl。短暂离心使所有试剂集中到反应管底部（不能有气泡），确定盖好管盖或封膜后，立即进行 PCR 扩增反应（表 8 - 1 - 24）。

4.3.2　通过标本传递窗转移至扩增及产物分析区。

表 8 - 1 - 24

扩增阶段	温度(℃)	时　间	循环次数
第一阶段	50	2 min	1
第二阶段	95	5 min	1
第三阶段	95	15 s	45
	60	35 s	

4.4·PCR 扩增(扩增与产物分析区)

4.4.1　将待测 PCR 反应管小心置于荧光 PCR 仪中。

4.4.2　按下列程序条件扩增:将准备好的 PCR 反应管小心置于荧光 PCR 仪上,编辑标本信息并按循环参数(表 8 - 1 - 24)进行扩增反应,并于 60 ℃时分别检测 FAM 和内参照通道荧光信号。

5. 质量控制

5.1·质控品来源:GBS 阴阳性质控均为试剂盒自带。

5.2·接受标准:FAM 通道检测结果:空白对照品 Ct 值不显示;阳性对照品 Ct 值<30。

5.3·内参照通道检测结果:Ct 值≤39。

注意:以上要求需在同一次试验中同时满足。

6. 结果判断

6.1·利用仪器配套软件进行自动分析,得到各样品(FAM)的 Ct 值。

6.2·阴性结果判定:如果 FAM 通道无 Ct 值显示,而内参照通道信号正常(Ct≤35.00),则该样本为阴性。

6.3·阳性结果判定

6.3.1　样本在 FAM 通道 Ct 值≤38,判断为阳性。

6.3.2　样本在 FAM 通道 38<Ct 值≤45,建议重做,重做结果 38<Ct 值≤45 或 Ct 值≤38 者为阳性,否则为阴性。

6.3.3　样本在各荧光检测通道 Ct 值显示为 Undet,判断为无效,需重新采样。

7. 临床意义

GBS 为兼性厌氧的革兰阳性链球菌,正常寄居于阴道和直肠,正常妇女带菌率达 30% 左右,属于条件致病菌,孕妇可感染并通过产道传播给新生儿,引起新生儿败血症、脑膜炎、肺炎等,死亡率极高,是目前引发新生儿感染最主要的致病菌之一。

8. 注意事项

8.1·试剂盒使用前应检查有效期。若过期或出现破损禁止使用,以免影响测定结果。

8.2·试剂盒为体外诊断试剂,其中的成分可能会导致皮肤和眼睛疼痛,也可刺激黏膜和上呼吸道,所以应避免与皮肤接触,避免吸入和食入,禁止使用于人体。

8.3·不得将不同批次的试剂或耗材混合使用。

8.4·仪器必须定期清洁和去污。

8.5·使用过或未使用的试剂同所有其他已污染的一次性材料按照有传染性或潜在传染性物品的处理步骤处理。

参考文献

中国合格评定国家认可委员会.CNAS-CL02-A009：医学实验室质量和能力认可准则在分子诊断领域的应用说明.2018.

（王喜英）

Y 染色体微缺失检测标准操作规程

××医院检验科分子诊断实验室作业指导书	文件编号：××-JY-××-××-×××

版本：	生效日期：	共　　页　第　　页

1. 目的

规范 Y 染色体微缺失检测，以保证检测结果的准确、可靠。

2. 原理

通过使用 15 对 PCR 引物对 Y 染色体微缺失相关的无精子因子（azoospermia factor，AZF）基因进行多重 PCR 和琼脂糖凝胶电泳，然后根据电泳条带进行结果判断。该方法覆盖所有 AZF 区域的 15 个序列标签点（sequence targeted site，STS）序列标签，其中 AZFa 有 2 个序列标签，AZFb 有 6 个序列标签，AZFc 有 5 个序列标签，AZFb/c 有 1 个序列标签，还有一个 SY82 序列标签。同时使用 1 对 PCR 引物扩增性别决定基因（SRY），作为内控。

3. 样本类型与患者准备

3.1 · 样本类型：EDTA 或抗凝全血，静脉血 5 ml。

3.2 · 标本采集、保存与运输：采血后及时送检和检测。抗凝全血标本室温放置不超过 3 天，保存于 2～8 ℃冰箱不超过 7 天，－18 ℃存放不超过 3 个月，应避免反复冻融。冰壶或泡沫箱加干冰或冰袋密闭运输，在途时限不超过 7 天。

4. 试剂与仪器

4.1 · 仪器：C1000 Thermal cycler PCR 仪或 AB9700 PCR 仪等、DYY-6C 等型号核酸电泳仪、E-Gel® 琼脂糖凝胶系统等。

4.2 · 试剂

4.2.1　提取试剂：DP315 血液基因组 DNA 提取试剂盒（天根生化科技有限公司）。

4.2.2　扩增试剂：由亚能生物技术（深圳）有限公司生产的试剂盒（表 8-2-1）。

表 8-2-1　扩增试剂

组 分 名 称	规　格	数　量	保存条件
PCR 反应液 I（紫）	14 μl	25 管	
PCR 反应液 II（白）	14 μl	25 管	
PCR 反应液 III（蓝）	14 μl	25 管	－18 ℃以下
PCR 反应液 IV（黄）	14 μl	25 管	
正常男性 DNA	10 μl	1 管	
纯水	1.5 ml	1 管	

4.2.3　自备试剂：无水乙醇、50×TAE、溴酚蓝、2.0％琼脂糖凝胶、核酸染料等。

5. 操作步骤

5.1 · 核酸提取（标本处理区）

5.1.1 在 200 μl 抗凝血中加入 20 μl 蛋白酶 K,加入 200 μl 的缓冲液 GB,充分颠倒混匀,56 ℃水浴 10 min,中途上下混匀几次。

5.1.2 加入 200 μl 的无水乙醇,充分颠倒混匀,将液体移 500 μl 至吸附柱 CB3 中(吸附柱放入收集管中),13 000 r/min 离心 1 min。

5.1.3 倒去收集管中液体,加 500 μl 缓冲液 GD 至吸附柱内,13 000 r/min 离心 1 min。

5.1.4 倒去收集管中液体,加 700 μl 漂洗液 PW 至吸附柱内,13 000 r/min 离心 30 s。

5.1.5 倒去收集管中液体,加 500 μl 漂洗液 PW 至吸附柱内,13 000 r/min 离心 3 min。

5.1.6 将吸附柱移入一个干净的离心管中,加入 200 μl 的洗脱缓冲液 TB,13 000 r/min 离心 1 min,将溶液收集到离心管中,即为所提取的 DNA。

5.2·试剂准备(试剂准备区):根据检测数量 $Y=n$ 份待检样本数 + 1 份阳性对照 + 1 份阴性对照,从试剂盒中取出 PCR 反应液管Ⅰ、Ⅱ、Ⅲ、Ⅳ各 Y 管,取出正常男性 DNA,均置于室温融化,5 000 r/min 离心 2 s,在管盖上做好标记。

5.3·加样(标本制备区)

5.3.1 在反应管上做好标记,按表 8-2-2 加样,终反应体积为 25 μl,低速离心数秒。转移至扩增和产物分析区。

表 8-2-2 反应管加样

	Ⅰ管(紫)	Ⅱ管(白)	Ⅲ管(蓝)	Ⅳ管(黄)
待检样本 DNA	1 μl	1 μl	1 μl	1 μl
纯水	10 μl	10 μl	10 μl	10 μl

5.3.2 阳性对照为试剂盒中的正常男性 DNA,无需提取直接使用。

5.3.3 阴性对照为纯水。

5.4·PCR 扩增(扩增和产物分析区):PCR 扩增循环条件(PCR 仪请使用热盖,如无,反应管中需滴加石蜡)为 50 ℃ 10 min、95 ℃ 15 min、94 ℃ 30 s、58 ℃ 60 s(循环 35 次),72 ℃ 60 s,72 ℃ 10 min。扩增结束后转移至电泳室。

5.5·结果分析(电泳室)

5.5.1 制备 2.0% 琼脂糖凝胶(内加适量核酸染料),取 10 μl PCR 产物(1 mm×3 mm 上样孔:4 μl PCR 产物,可根据上样孔的大小做适当调整),跟适量溴酚蓝混合后加入上样孔进行电泳。

5.5.2 先用 8 V/cm 电泳约 3 min 使 DA 迁移出上样孔,再降低电压至 4 V/cm 电泳约 30 min,可根据具体情况适当调整电泳时间。

5.5.3 电泳结束后,将琼脂糖凝胶放入凝胶成像系统观察,条带与对照比较得出结果。

6. 质量控制
阴性对照以水为模板应无任何扩增条带,阳性对照以正常男性 DNA 为模板扩增结果满足参考值要求。

7. 结果判断

电泳条带与基因型的对应关系见表 8-2-3。

表 8-2-3 电泳条带与基因型的对应关系

Ⅰ管(紫色)			Ⅱ管(白色)			Ⅲ管(蓝色)			Ⅳ管(黄色)		
STS	产物	座位	STS	产物	座位	STS	产物	座位	STS	产物	座位
SRY	472 bp	/	SRY	472 bp	/	SRY	472 bp	/	SRY	472 bp	/
sY254	400 bp	AZFc	sY84	326 bp	AZFa	sY86	320 bp	AZFa	sY134	301 bp	AZFb
sY143	310 bp	AZFb	sY239	200 bp	AZFc	sY127	274 bp	AZFb	sY82	264 bp	
sY242	233 bp	AZFc	sY152	125 bp	AZFc	sY145	140 bp	AZFb/c	sY128	228 bp	AZFb
sY255	126 bp	AZFc				sY124	109 bp	AZFb	sY133	177 bp	AZFb

8. 临床意义

8.1·本项目常规检测的适应证包括：男性不育症患者选择单精子卵泡浆内注射或体外受精生育子代前、非梗阻性无精子症患者、严重少精子症患者、男性不育症患者手术前、原因不明的男性不育症患者用药前、无精子症患者进行睾丸活检前。

8.2·推荐检测的适应证包括：少精子症患者、精子密度正常但原因不明的男性不育症患者、男性不育伴隐睾和(或)精索静脉曲张的患者、不明原因习惯性流产患者。

9. 注意事项

9.1·PCR 反应液和正常男性 DNA 阳性对照应避免反复冻融。

9.2·在运输过程中会有 PCR 反应液附着在管壁或管盖上，因此使用前瞬时离心，以保证 PCR 体系的体积并排除潜在的污染。

9.3·每次检测务必设置阳性和阴性对照。

9.4·PCR 反应液呈黄色至紫红色，为正常现象，不影响 PCR 扩增结果。

参考文献

[1] 中国合格评定国家认可委员会.CNAS-CL02-A009：医学实验室质量和能力认可准则在分子诊断领域的应用说明.2018.

[2] 申子瑜,李金明.临床基因扩增检验技术.北京：人民卫生出版社,2002.

(叶辉铭)

PAH 基因突变检测标准操作规程

××医院检验科分子诊断实验室作业指导书	文件编号：××-JY-××-××-×××
版本： 生效日期：	共 页 第 页

1. 目的

规范苯丙氨酸羟化酶（*PAH*）基因突变检测，以保证其检测结果的准确、可靠，有助于提高苯丙酮尿症（PKU）的检出率。

2. 原理

采用 PCR 扩增和基因测序方法检测 *PAH* 基因突变。

3. 样本类型与患者准备

3.1·样本类型：EDTA 或抗凝全血，静脉血 5 ml。

3.2·标本采集、保存与运输：采血后及时送检和检测。抗凝全血标本室温放置不超过 3 天，保存于 2～8 ℃冰箱不超过 7 天，−18 ℃存放不超过 3 个月，应避免反复冻融。冰壶或泡沫箱加干冰或冰袋密闭运输，在途时限不超过 7 天。

4. 试剂与仪器

4.1·仪器：C1000 Thermal cycler 或 AB9700 等型号 PCR 仪器、ABI 3500 测序仪、E-Gel® 琼脂糖凝胶系统等。

4.2·试剂

4.2.1　提取试剂：DP315 血液基因组 DNA 提取试剂盒（天根生化科技有限公司）。

4.2.2　DNA 凝胶回收试剂盒。

4.2.3　美国 Life 公司 BigDye 测序反应试剂盒，主要为 BigDye Mix，包括 PE 四色荧光标记的 ddNTP 和普通 dNTP、AmpliTaq DNA polymerase FS、反应缓冲液等。

5. 操作步骤

5.1·核酸提取

5.1.1　在 200 μl 抗凝血中加入 20 μl 蛋白酶 K，加入 200 μl 的缓冲液 GB，充分颠倒混匀，56 ℃水浴 10 min，中途上下混匀几次。

5.1.2　加入 200 μl 的无水乙醇，充分颠倒混匀，将液体移 500 μl 至吸附柱 CB3 中（吸附柱放入收集管中），13 000 r/min 离心 1 min。

5.1.3　倒去收集管中液体，加 500 μl 缓冲液 GD 至吸附柱内，13 000 r/min 离心 1 min。

5.1.4　倒去收集管中液体，加 700 μl 漂洗液 PW 至吸附柱内，13 000 r/min 离心 30 s。

5.1.5　倒去收集管中液体，加 500 μl 漂洗液 PW 至吸附柱内，13 000 r/min 离心 3 min。

5.1.6　将吸附柱移至一个干净的离心管中，加入 200 μl 的洗脱缓冲液 TB，13 000 r/min 离心 1 min。将溶液收集到离心管中，即为所提取的 DNA。

5.2·PCR 核酸扩增

5.2.1　准备已做好标记的 PCR 反应管若干,分别取上述处理的样本 2 μl,再分别加入 10 μl 2×Premix、1.0 μl 引物、7 μl 灭菌去离子水,反应总体积为 20 μl;盖紧管盖,低速离心数秒,放入 PCR 扩增仪内进行扩增。同时设立阳性(*GAPDH*)及阴性对照(超纯水)。

5.2.2　PCR 仪扩增循环条件见表 8-2-4。选择程序,开始运行。

表 8-2-4　PCR 仪扩增循环条件

步　骤	循　环	温　度	反应时间
1	1	42 ℃	5 min
2	1	95 ℃	3 min
3	40	94 ℃	30 s
		56 ℃	50 s
		72 ℃	1 min
4	1	72 ℃	10 min
5	1	4 ℃	—

5.2.3　扩增结果分析:扩增结束后,取 10 μl PCR 产物采用 2.0% 琼脂糖凝胶电泳,以 DNA marker 作为核酸分子量参照,电泳结束后采用凝胶成像系统拍照成像并保存。

5.3・DNA 胶回收:按胶回收试剂盒操作,对目标条带扩增产物进行胶回收。

5.4・DNA 产物测序反应:参照 DNA 测序仪操作步骤,对回收的目标扩增产物进行 BigDye 测序与测序反应纯化后上 DNA 测序仪进行测序反应。

6. 质量控制

以管家基因 *GAPDH* 为阳性对照,超纯水为阴性对照,每批次测试均加入阴性和阳性对照品,全程监控 PCR 和测序反应过程。

7. 结果判断

7.1・ABI 3500Dx 型基因分析仪,采用毛细管电泳技术取代传统的聚丙烯酰胺平板电泳,应用该公司专利的四色荧光染料标记的 ddNTP(标记终止物法),分析软件可自动将不同荧光转变为 DNA 序列,从而达到 DNA 测序的目的。

7.2・分析数据:导出数据,打开 Myblast 软件,将测序结果与标准序列进行比对,确定检测片段是否存在基因突变;切割并保存相应的序列比对和测序图。

7.3・报告发布:根据不同的基因突变情况制作相应的 PAH 基因突变检测报告单审核并发布。

8. 临床意义

对 *PAH* 基因突变进行分析诊断,通过对先证者及其家系的研究,确定致病基因的突变或与致病基因连锁的多态标记,从而进行直接或间接的诊断,确认突变,查出携带者。可以在 PKU 症状出现前确诊患者,及时采取治疗措施。

9. 注意事项

9.1・外周血未加抗凝剂、血液保存时间过长、核酸酶污染或洗脱液偏酸性均可导致外周血 DNA 提取质量较低。

9.2·盐浓度过高或蛋白质未除干净有残留有机溶剂均可导致 DNA 的 PCR 扩增不成功。

参考文献

中国合格评定国家认可委员会.CNAS－CL02－A009：医学实验室质量和能力认可准则在分子诊断领域的应用说明.2018.

（叶辉铭）

遗传性耳聋基因检测(PCR 芯片法)标准操作规程

××医院检验科分子诊断实验室作业指导书	文件编号：××-JY-××-××-×××
版本： 生效日期：	共 页 第 页

1. 目的

规范遗传性耳聋基因突变检测的操作,以保证检测结果的准确性和可靠性。

2. 原理

利用 PCR-生物芯片法检测临床常见的 4 个基因(GJB2、GJB3、SLC26A4、mit12S rRNA)9 个位点的基因型。

3. 样本类型与患者准备

3.1·样本类型：EDTA 或抗凝全血,静脉血 2 ml,不可用肝素抗凝血。

3.2·标本采集、保存与运输：采血后及时送检和检测。抗凝全血标本保存于 2~8 ℃冰箱可存放 5 天,-20 ℃存放不超过 2 年,-80 ℃可长期保存,应避免反复冻融。

4. 试剂与仪器

4.1·仪器：××基因扩增仪、××芯片杂交仪、××芯片洗干仪、××微阵列芯片扫描仪。

4.2·试剂：××公司的××试剂盒,以及××公司生产的耳聋基因检测试剂盒(芯片法)。

5. 操作步骤

5.1·全血 DNA 提取

5.1.1　400 μl EDTA-K2 抗凝全血样本加入 800 μl 细胞裂解液 CL,颠倒混匀,13 000 r/min 离心 1 min,吸去上清,留下细胞核沉淀(如果裂解不彻底,重复上述步骤 1 遍),向离心收集到的细胞核沉淀中加入 200 μl 缓冲液 GS,振荡至彻底混匀。

5.1.2　加入 20 μl 蛋白酶 K 溶液,混匀。

5.1.3　加入 200 μl 缓冲液 GB,充分颠倒混匀,56 ℃水浴 10 min,其间颠倒混匀数次,直至溶液变清亮。

5.1.4　加入 200 μl 无水乙醇,充分混匀后(此时可能会出现絮状沉淀)加入吸附柱 CB3 中(吸附柱放于新的收集管中),13 000 r/min 离心 1 min,倒掉收集管废液,CB3 吸附柱放回收集管中。

5.1.5　吸附柱加入 500 μl 缓冲液 GD,13 000 r/min 离心 1 min,倒掉收集管的废液,吸附柱放回收集管中。

5.1.6　向吸附柱加入 600 μl 漂洗液 PW,13 000 r/min 离心 1 min,倒掉收集管的废液,吸附柱放回收集管中,重复 1 次,13 000 r/min 离心 2 min,室温静置 3~5 min 以彻底晾干吸附柱中残余的漂洗液。

5.1.7 将吸附柱 CB3 转入新的 1.5 ml 离心管中，向吸附膜中间悬空滴加 100 μl 洗脱缓冲液 TB，室温放置 3～5 min，13 000 r/min 离心 2 min，将溶液收集至离心管中。DNA 产物 −20℃保存以防 DNA 降解。

5.2·扩增试剂准备：从试剂盒 B 部分中取出 PCR 扩增试剂 A1、A2、B1、B2，自然解冻后涡旋振荡，使其完全混匀，瞬时离心至管底。根据样本数目，按下表比例取出 PCR 扩增引物混合物（A1 和 B1）和 PCR 扩增试剂混合物（A2 和 B2），分别充分混合后，按 17 μl 进行分装（表 8 - 2 - 5）。

表 8 - 2 - 5　PCR 扩增体系

标记	反 应 物	体积(μl)	标记	反 应 物	体积(μl)
A1	PCR 扩增引物混合物 A1	12.5	B1	PCR 扩增引物混合物 B1	12.5
A2	PCR 扩增试剂混合物 A2	4.5	B2	PCR 扩增试剂混合物 B2	4.5
	基因组 DNA（100～200 ng）	3.0		基因组 DNA（100～200 ng）	3.0
合计		20.0	合计		20.0

5.3·PCR 扩增：遗传性耳聋基因检测 PCR 扩增程序如表 8 - 2 - 6。

表 8 - 2 - 6　遗传性耳聋基因检测 PCR 扩增程序

温度(℃)	37	95	96	94	RAMP	55	RAMP	70	60	4
时间(s)	600	900	60	30	0.4℃/s	30	0.2℃/s	45	600	—
循环次数	1	1	1			32			1	

注：RAMP，PCR 仪自带的调整变温速率程序

5.4·芯片杂交

5.4.1 从试剂盒 B 取出杂交缓冲液，60℃水浴融化后充分混匀，按每人份 10 μl 分装。

5.4.2 从同一模板的 2 个不同扩增体系 A、B 中各取 2.5 μl PCR 产物加入对应编号的杂交缓冲液管中，充分混匀后瞬时离心。

5.4.3 按照杂交盒、托架、芯片、盖片的顺序装配好杂交反应盒，吸取 14 μl 杂交混合物经加样孔加入芯片点阵中，盖好盒盖并使用金属封条密封杂交盒。

5.4.4 60℃预热××芯片杂交仪 20 min 以上，完成后将杂交盒平稳放入杂交仪托盘，并注意将 3 个或 6 个杂交盒全部放入，以使托盘平衡。

5.4.5 运行遗传性耳聋基因检测杂交程序，杂交条件为 60℃杂交 1 h，转速为 15 r/min。

5.4.6 从试剂盒 A 部分中取出洗液原液［20×柠檬酸钠（SSC）、10％十二烷基硫酸钠（SDS）］，配制洗液Ⅰ→依次将蒸馏水、20×SSC、10％ SDS 按照 975∶15∶10 的比例加入并混合；洗液Ⅱ→将蒸馏水、20×SSC 按照 997∶3 的比例混合。

5.4.7 预热 SlideWasher™ 8 芯片洗干仪，待仪器屏幕显示"请放入芯片进行洗涤"的对话框时即可放入完成杂交的芯片，运行遗传性耳聋基因检测洗涤程序进行洗涤，待洗涤完成后仪器屏幕显示"请将芯片放入甩干仓"时，即可将芯片对称的放入甩干仓，点击确定开始

甩干。

6. 质量控制

试剂盒自带内置质控,质控结果与预期不符合为实验失效,需重新实验。

7. 结果判定

7.1 · 开启扫描仪,运行遗传性耳聋基因检测基因芯片判别系统,预热激光 10 min。

7.2 · 将完成洗涤、甩干的芯片插入扫描仪插槽内,即可进行芯片扫描和结果判读。

7.3 · 完成判读的芯片需室温避光保存,详细记录判读结果和芯片信息。

8. 临床意义

遗传性耳聋主要是指基因异常所致的耳聋,这种疾病是由父母的遗传物质发生了改变并传给后代引起的,是人类最常见的感觉神经系统缺陷。不论父母方的单方或者双方是耳聋患者还是健康携带者,耳聋基因都会通过父母向子女遗传。这种疾病通过常染色体隐性、常染色体显性、X-连锁遗传和线粒体遗传等方式遗传给下一代。

9. 注意事项

9.1 · 本试剂盒检测临床常见的 *GJB2*、*GJB3*、*SLC26A4* 和 mit12S rRNA 基因的 9 个突变位点,不能检测可能引起耳聋的其他突变。该检测结果仅作为辅助诊断指标之一,应结合其他临床和检验指标进行综合临床评估和判定。

9.2 · 试剂盒各组分使用前请充分融化并摇匀,离心管内的试剂需离心数秒后使用。

参考文献

[1] 中国合格评定国家认可委员会.CNAS-CL02-A009:医学实验室质量和能力认可准则在分子诊断领域的应用说明.2018.

[2] 申子瑜,李金明.临床基因扩增检验技术.北京:人民卫生出版社,2002.

(叶辉铭)

遗传性耳聋基因检测(荧光 PCR 法)标准操作规程

××医院检验科分子诊断实验室作业指导书	文件编号：××-JY-××-××-×××
版本：	生效日期：	共 页 第 页

1. 目的

规范遗传性耳聋基因突变检测的操作,以保证检测结果的准确、可靠。通过检测人外周血中耳聋相关基因 *GJB2*：235delC、299－300delAT、176del16bp、35delG、155delTCTG、512insAACG 以及 *GJB3*：538C＞T、547G＞A 等位点的碱基突变,用于临床非综合征耳聋(听力损失)人群的病因辅助诊断,以及非听力损失人群耳聋基因携带者的检测。

2. 原理

采用探针特异性 PCR 技术,分别针对目的基因序列设计高度特异的引物及探针,根据 PCR 扩增曲线分析结果,判读是否存在相应突变位点。

3. 样本类型与患者准备

3.1·样本类型：EDTA 抗凝全血,静脉血 2 ml,不可用肝素抗凝血。新生儿或不好采集静脉血者可用采集足跟血血片送检。

3.2·标本采集、保存与运输：采血后及时送检和检测。抗凝全血标本于 2~8℃冰箱可存放 5 天,－20℃存放不超过 2 年,－80℃可长期保存,应避免反复冻融。血片运输可在信封中常温运输,全血需要采用泡沫箱加冰密封运输。

4. 试剂与仪器

4.1·仪器：××荧光定量基因扩增仪。

4.2·试剂：试剂盒组成如表 8－2－7。

表 8－2－7 试剂盒组成

产 品 组 成		规格及装量
DNA 提取试剂	DNA 提取液	5 ml×1 管
质控品	GJB2 阴性质控	50 μl ×1 管
	GJB2 阳性质控	50 μl ×1 管
	GJB3 阴性质控	10 μl ×1 管
	GJB3 阳性质控	10 μl ×1 管
反应液	235delC 位点反应液	580 μl ×1 管
	299－300delAT 位点反应液	580 μl ×1 管
	176del16bp 位点反应液	580 μl ×1 管
	35delG 位点反应液	580 μl ×1 管
	155delTCTG 位点反应液	580 μl ×1 管
	512insAACG 位点反应液	580 μl ×1 管
	538C＞T 位点反应液	580 μl ×1 管
	547G＞A 位点反应液	580 μl ×1 管

注：于－20℃条件下,避免反复冻融,有效期 1 年。

5. 操作步骤

5.1 · 扩增试剂准备

5.1.1 试剂准备：PCR 反应液完全解冻后充分混匀并短暂离心。

5.1.2 分装：分装 23 μl 待测位点的 PCR 反应液于 PCR 反应管内，分装管数 = $n + 2$（n 为检测样本数，2 为用于阴性质控、阳性质控的管数）。

5.2 · 标本处理

5.2.1 EDTA 全血

5.2.1.1 取 200 μl 全血加到 1.5 ml 无菌 EP 管中，加入 600 μl 双蒸水，剧烈振荡，室温下放置 10 min，其间混匀 2～3 次。12 000 r/min 离心 5 min，弃上清。

5.2.1.2 加入 200 μl DNA 提取液（使用前充分混匀，使颗粒悬浮），100 ℃水浴 8 min。12 000 r/min 离心 5 min，取上清用于检测。

5.2.2 血片

5.2.2.1 剪取直径约 3 mm 大小的血片加入 1.5 ml 离心管中，加入 500 μl 双蒸水，漩涡剧烈振荡，室温放置 5 min，12 000 r/min 离心 1 min，弃上清（双蒸水反复洗至无色，载体不需去除，始终留在离心管中）。

5.2.2.2 加入 200 μl DNA 提取液（内含颗粒物质，每次吸取前充分振摇，确保颗粒悬浮），放入 56 ℃水浴 10 min，取出振荡 15～30 s。100 ℃水浴 8 min，取出振荡 15～30 s。

5.2.2.3 12 000 r/min 离心 5 min，取上清用于检测。提取的 DNA －20 ℃保存不超过 6 个月，长期保存需置于 － 70 ℃超低温冰箱中。

5.3 · 配制扩增体系：向分装好的扩增反应液管中 2 μl DNA 模板，每次检测均设阴性对照，阴性对照加入量为 2 μl。

5.4 · PCR 扩增：按照表 8 - 2 - 8 要求设置 PCR 扩增参数，并设定 FAM、HEX/VIC 检测通道。

表 8 - 2 - 8 PCR 扩增参数

步　骤	循环次数	温　度	时　间	收集荧光信号
1	1	50 ℃	2 min	否
2	1	95 ℃	2 min	否
3	40	95 ℃	10 s	否
		61 ℃	33 s	是

6. 质量控制

阴性质控品均为 A 曲线阳性扩增，阳性质控品为 A 曲线和 B 曲线均阳性扩增。

7. 结果判断

在运行结束界面上点击"Results→Amplification Plot"，根据试验调节基线和阈值，并转换为"线性函数 Linear"，查看"Report"项目下仪器自动读取的 Ct 值，FAM 通道（标记为 A 曲线）；HEX 通道（标记为 B 曲线）结合扩增曲线进行结果的判断（表 8 - 2 - 9）。

表 8-2-9　结果判断

参考值范围	A 曲线	B 曲线
野生型样本	(＋)	(－)
突变型样本	(＋)或(－)	(＋)
无效样本	(－)	(－)

注:"(＋)"表示扩增曲线为 S 形,且 Ct 值＜35;"(－)"表示扩增曲线为非 S 形,或 Ct 值≥35;"无效样本"表示 DNA 提取失败或样本采集、保存、运输不当造成的不合格样本

8. 临床意义

遗传性耳聋主要是指基因异常所致的耳聋,这种疾病是由父母的遗传物质发生了改变并传给后代引起的,是人类最常见的感觉神经系统缺陷。不论父母方的单方或双方是耳聋患者还是健康携带者,耳聋基因都会通过父母向子女遗传。这种疾病通过常染色体隐性、常染色体显性、X-连锁遗传和线粒体遗传等方式遗传给下一代。

9. 注意事项

9.1· 本试剂盒只能检测 *GJB2* 基因中 235delC、299-300delAT、176del16bp、35delG、155delTCTG、512insAACG,以及 *GJB3* 基因中 538C＞T、547G＞A 的突变,不能检测可能引起耳聋的其他突变。该检测结果仅作为辅助诊断指标之一,应结合其他临床和检验指标进行综合临床评估和判定。

9.2· 对于个别待检测者(极罕见),引物区段的特殊类型突变可能导致 PCR 扩增失败。

9.3· 试剂盒各组分使用前请充分融化并摇匀,离心管内的试剂需离心数秒后使用。

参考文献

[1] 中国合格评定国家认可委员会.CNAS-CL02-A009:医学实验室质量和能力认可准则在分子诊断领域的应用说明.2018.

[2] 申子瑜,李金明.临床基因扩增检验技术.北京:人民卫生出版社,2002.

(叶辉铭)

遗传性药物性耳聋基因检测标准操作规程

××医院检验科分子诊断实验室作业指导书	文件编号：××-JY-××-××-×××
版本： 生效日期：	共 页 第 页

1. 目的

规范药物性耳聋基因突变检测的操作,以保证检测结果的准确、可靠。通过定性检测人线粒体基因组中与药物性耳聋相关的 1555A＞G 和 1494C＞T 突变,以辅助临床诊断及高危人群的筛查和用药指导,也可用于流行病学的调查及产前筛查、新生儿产筛领域。

2. 原理

采用实时荧光定量 PCR(real-time PCR)技术,在反应体系中加入荧光物质,扩增完成后进行熔解曲线分析,根据特定产物熔解峰的有无判断线粒体基因上是否存在 1555A＞G 和 1494C＞T 突变。

3. 样本类型与患者准备

3.1 · 样本类型：EDTA 抗凝全血,静脉血 2 ml,不可用肝素抗凝血。新生儿或不便采集静脉血者可用采集足跟血血片送检。

3.2 · 标本采集、保存与运输：采血后及时送检和检测。抗凝全血标本于 2～8 ℃冰箱可存放 5 天,－20 ℃存放不超过 2 年,－80 ℃可长期保存,应避免反复冻融。血片运输可在信封中常温运输,全血需要采用泡沫箱加冰密封运输。

4. 试剂与仪器

4.1 · 仪器：×××实时荧光 PCR 分析系统。

4.2 · 试剂：试剂盒组成如表 8－2－10。

表 8－2－10 试剂盒组成

组分名称	规 格	数 量
核酸提取液	2 ml/管	1
扩增反应液	18 μl ×20 管	1
阴性对照品	50 μl /管	1

注：于－20 ℃密封干燥条件有效期 10 个月

5. 操作步骤

5.1 · 扩增试剂准备：取出扩增反应液管,解冻后轻微混匀。

5.2 · 标本处理

5.2.1 全血

5.2.1.1 取 10 μl 全血加到 1.5 ml 离心管中,加入 500 μl 双蒸水,剧烈振荡,室温下放置

15 min。

5.2.1.2 13 000 r/min 离心 3 min,去上清,收集沉淀(必要时可用双蒸水反复洗沉淀物,直至无色或血色素很少)。

5.2.1.3 沉淀中加入 100 μl 核酸提取液(内含颗粒物质,每次吸取前充分振摇,确保将颗粒一起吸出),在诊断器上反复振荡,于 56 ℃保温 30 min 以上。

5.2.1.4 取出后振荡,100 ℃保温 8 min,振荡后,13 000 r/min 离心 3 min,上清可直接用于 PCR 扩增,放置 4 ℃可保存 1 周。

5.2.2 血片

5.2.2.1 剪取 25 mm² 的血片加入 1.5 ml 离心管中,加入 500 μl 双蒸水,剧烈振荡,室温放置 15 min,13 000 r/min 离心 3 min,去上清(可用双蒸水反复洗至无色,载体不需去除,始终留在离心管中)。

5.2.2.2 13 000 r/min 离心 3 min,去上清,收集沉淀(必要时可用双蒸水反复洗沉淀物,直至无色或血色素很少)。

5.2.2.3 沉淀中加入 100 μl 核酸提取液(内含颗粒物质,每次吸取前充分振摇,确保将颗粒一起吸出),在振荡器上反复振荡,放入 56 ℃保温 30 min 以上。

5.2.2.4 取出后振荡,100 ℃保温 8 min,振荡后,13 000 r/min 离心 3 min,上清可直接用于 PCR 扩增,放置 4 ℃可保存 1 周。

5.3·配制扩增体系:取出扩增反应液管,解冻后轻微混匀,每个标本取 2 μl 核酸加入扩增反应液管中,每次检测均设阴性对照,阴性对照加入量为 2 μl。

5.4·PCR 扩增:按如下程序设置 PCR 扩增程序,其中熔解曲线分析按相应仪器默认程序(表 8-2-11)。

表 8-2-11 PCR 扩增程序

温度(℃)	37	95	95	54	72	95	72	95	50
时间	5 min	15 min	15 s	20 s	20 s	30 s	30 s	10 s	10 s
循环次数	/	/	40			熔解曲线*			/

注:*表示熔解曲线的程序设置

5.5·检测通道设定:同时选择 SYBR GREEN 通道,采集荧光点建议选择熔解曲线升温全程。

6. 质量控制

熔解峰判断质控:阴性对照品应无任何目标熔解峰出现,检测标本熔解曲线应至少有质控峰出现。

7. 结果判断

7.1·熔解曲线熔解峰的参考范围如表 8-2-12 所示。

7.2·结果判读方式如图 8-2-1 所示。

表 8-2-12 熔解曲线熔解峰的参考范围

目标峰	温度范围(℃)
155A>G 突变峰	73.2~76.2
1494C>T 突变峰	76.3~79.3
质控峰	80.9~86.5

8. 临床意义

8.1·药物中毒性耳聋(简称药物性耳聋),是指因使用某种药物或接触某些耳毒性药物而造成的耳聋,其中以氨基糖苷类抗生素造成的耳聋为多。药物性耳聋一般为双侧、永久性耳聋,往往是不可逆的。患者遗传体质的不同是导致其对耳毒性药物的敏感性不同的主要原因。

8.2·科学研究表明,线粒体基因的突变是个体对耳毒性药物敏感的主要原因。研究表明,中国人群药物性耳聋的基因位点主要是线粒体 DNA 上的 12S rRNA 基因的 1555A>G 和 1494C>T 这两个突变。解放军总医院耳聋分子诊断中心在全国 28 个省市进行的聋病调查结果表明,我国聋人群体中线粒体 DNA1555A>G 和 1494C>T 突变检出率约为 4.4%。

8.3·对于药物性耳聋现尚无有效治疗方法,唯一的办法就是预防。通过基因检测及早发现携带者、及早对其进行干预,可有效预防药物性耳聋。本项目的适合人群如下。

➢ 对标本检测结果的判断如下
■ 标本检测熔解曲线中如果出现质控峰和 1555A>G 峰型,结果判断为 1555A>G 突变。
■ 标本检测熔解曲线中如果出现质控峰和 1494C>T 峰型,结果判断为 1494C>T 突变。
■ 标本检测熔解曲线中如果仅有质控峰,结果判断为未检测到 1555A>G 和 1494C>T 突变。

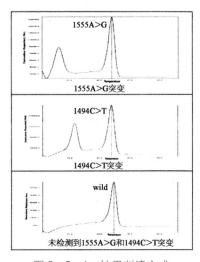

图 8-2-1 结果判读方式

8.3.1 聋病患者及其亲属:聋病患者通过基因检测可以及早明确病因,为临床医生提供诊断和治疗依据,并为患者提供生活和生育指导。聋病患者的亲属属于高危人群,及早进行基因筛查可以确认风险程度,避免因误用耳毒性药物而致聋,并为其生育提供指导。

8.3.2 已育有聋儿的夫妻对于自身听力正常,但已经生育聋儿的夫妻,进行基因检测可以查明原因,为生育健康的二胎提供生育指导。

8.3.3 育龄人群:育龄人群进行药物性耳聋基因检测,可以及早获悉自身是否是药物性耳聋基因突变携带者,是否会遗传给孩子,为自身及孩子的就医用药提供终身指导。对于家族中已有药物性耳聋个体的人群,进行该检测更加必要。

8.3.4 孕妇:对于未曾进行过药物性耳聋基因检测的孕妇,通过检测可以及早获悉自身是否是药物性耳聋基因突变携带者,提前获知孩子是否存在风险,为自身及孩子的就医用药提供终身指导。

8.3.5　儿童：如果儿童是药物性耳聋基因突变携带者，其听力是正常的，但当其使用耳毒性药物时则会发生耳聋。因此，尽早为孩子进行基因检测可以提前获知存在的风险，避免因误用药物导致耳聋，为其一生的健康提供保障。

8.3.6　新生儿：目前临床所采用的一般听力测试方法并不能发现孩子是否是药物性耳聋基因突变携带者，因其刚生下来时听力是正常的，只有通过基因检测才能获知孩子是否携带有药物性耳聋基因突变，从而避免其在今后一生中因误用药物而发生耳聋。

8.3.7　结核病患者：链霉素作为抗结核病的一线药物，至今仍在结核病医院中被广泛使用。大量事例表明，众多结核病患者在抗痨治疗过程中会不同程度地出现听力下降或听力损伤。因此，在结核患者中开展药物性耳聋基因的大规模筛查非常必要。

9. 注意事项

9.1·本试剂盒仅用于检测 1555A＞G 和 1494C＞T 两种突变型。

9.2·本试剂盒不适用于肝素抗凝血，肝素可抑制核酸提取，导致假阴性结果。

9.3·交叉污染可导致假阳性结果的产生。

9.4·引物区段的罕见新突变可能导致假阴性结果的产生。

9.5·核酸溶度不宜太低，浓度低于 1 ng/μl 时可导致假阴性结果的产生，但也不宜太高，以不超过 150 ng/μl 为宜。

9.6·厂家声明最低检出量为 1 ng/μl。

9.7·胆红素含量在 450 μmol/L 之内及溶血样本血清中 Hb 含量在 109 g/L 之内不对检测结果产生干扰。

参考文献

[1] 中国合格评定国家认可委员会.CNAS‐CL02‐A009：医学实验室质量和能力认可准则在分子诊断领域的应用说明.2018.

[2] 申子瑜,李金明.临床基因扩增检验技术.北京：人民卫生出版社,2002.

（叶辉铭）

地中海贫血基因检测标准操作规程

××医院检验科分子诊断实验室作业指导书	文件编号：××-JY-××-××-×××

版本：	生效日期：	共 页 第 页

1. 目的
规范 α-地中海贫血和 β-地中海贫血基因检测的操作，以保证检测结果的准确性和可靠性。

2. 原理
2.1·DNA 提取原理：通过破裂细胞膜、核膜释放 DNA，在高浓度盐溶液中，核酸吸附到硅类介质表面，并在低盐溶液中洗脱下来，从而达到提取纯化目的。

2.2·采用生物素标记的引物分别对 α-珠蛋白基因缺失及基因突变区域和 β-珠蛋白基因突变区域进行特异性扩增，将扩增产物与标记不同缺失或突变类型地中海贫血探针的尼龙膜在导流杂交仪上进行导流杂交（flow-through hybridization），然后通过化学显色对结果进行判读（图 8-2-2，表 8-2-13）。

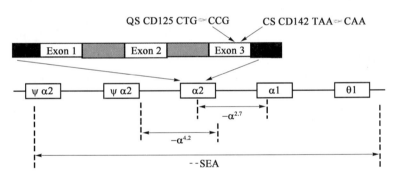

图 2-2-2　α-地中海贫血突变类型及缺失类型在基因上的位置图示

表 2-2-13　本方法检测突变/缺失类型对照表

位点名称 (β-地中海贫血)	检测的 突变类型	突变点 简称	位点名称 (α-地中海贫血)	检测的缺失/突变类型 （聚体突变或缺失位置见图2-2-2）
CD41-42	-TCTT	41-42M	$--^{2A}$	东南亚型(缺失片段包含2个α基因)
CD43	G→T	43M	$-\alpha^{2.7}$	右侧缺失型(缺失一个α基因)
IVS-II-654	C→T	654M	$-\alpha^{4.2}$	左缺失型(缺失一个α基因)
CD17	A→T	17M	CS	CD142,TAA→CAA
CD14-15	+G	14-15M	QS	CD125,CTG→CCG
-28	A→G	-28M		
-29	A→G	-29M		
CD71-72	+A	71-72M		
βE	G→A	βEM		

（续表）

位点名称 (β-地中海贫血)	检测的 突变类型	突变点 简称	位点名称 (α-地中海贫血)	检测的缺失/突变类型 (聚体突变或缺失位置见图2-2-2)
IVS I-1	G→T	IVS I-1M		
CD27-23	+C	27-28M		

3. 样本类型与患者准备

3.1·样本类型：EDTA抗凝全血,静脉血2 ml,不可用肝素抗凝血。

3.2·标本采集、保存与运输：采血后及时送检和检测。抗凝全血标本于2~8℃冰箱可存放5天,-20℃存放一个月以内,均能纯化出高质量的DNA。需要更长期保存应置-70℃以下。提取后的DNA样本放置-20℃以下冰箱保存1年;检测后的全血标本离心后留取血浆,亦放置-20℃以下冰箱保存1年。

4. 试剂与仪器

4.1·仪器：××基因扩增仪、××型医用核酸分子快速杂交仪。

4.2·试剂

4.2.1 血液基因组DNA提取试剂盒(离心柱型)主要成分组成如表8-2-14。

表8-2-14 血液基因组DNA提取试剂盒(离心柱型)主要组成

试剂盒组成	规格(30人份)	试剂主要组分
溶液L	6 ml	GuSCN<10%、Tris<10%
溶液P	6 ml	KH_2PO_2<1%、NaCl<1%
溶液W1	11.3 ml	GuSCN<10%、EDTA<1%
溶液W2	7.5 ml	灭菌去离子水
TE洗脱液	6 ml	Tris<1%、EDTA<1%
蛋白酶K	600 μl	蛋白酶K<2%

注：于室温(15~25℃)干燥条件保存1年;蛋白酶K于2~8℃保存

4.2.2 PCR扩增试剂盒和杂交试剂盒组分如表8-2-15、表8-2-16所示。

表8-2-15 PCR扩增试剂盒成分

PCR扩增试剂盒组成 (30人份/盒,-20℃储存)	规格(管)	主 要 成 分
α-地中海贫血PCR MIX	1 305 μl	引物MIX<200 $\mu mol/L$ $MgCl_2$<120 mmol/L Tris-HCl<100 mmol/L KCl<100 mmol/L $(NH_4)_2SO_4$<60 mmol/L dNTPs>0.7 ml/L 1% Triton X-100 0.01%BSA

(续表)

PCR 扩增试剂盒组成 (30 人份/盒,−20 ℃储存)	规格(管)	主 要 成 分
α-地中海贫血 DNA 聚合酶	15 μl	DNA 聚合酶:5 U/μl
β-地中海贫血 PCR MIX	1 395 μl	引物 MIX<200 μmol/L
		$MgCl_2$<120 mmol/L
		Tris‐HCl<100 mmol/L
		KCl<100 mmol/L
		dNTPs>0.7 ml/L
		1% Triton X 100
		0.01%BSA
β-地中海贫血 DNA 聚合酶	12 μl	DNA 聚合酶:5 U/μl
UNG 酶	3 μl	UNG 聚合酶:1 U/μl
阴性对照	100 μl	灭菌注射用水

注:PCR 试剂盒于−20 ℃储存;杂交试剂盒于 4 ℃储存。有效期 6 个月,有效期内使用

表 8‐2‐16 杂交试剂盒组成成分

杂交试剂盒组成 (30 人份/盒,4 ℃储存)	规格(管)	主 要 成 分
杂交液	120 ml	柠檬酸钠:10.06 g/L SDS:1 ml/L
WB1	100 ml	柠檬酸钠:5.03 g/L SDS:1 ml/L
封阻液	32 ml	Tris:6.05 g/L PVP‐40:0.5 g/L
酶标液	16 ml	AP 酶<0.35 ml/L
溶液 A	100 ml	吐温‐20:5 ml/L Tris:6.05 g/L
杂交膜	30 人份	探针<200 μmol/L Biodyne C 膜
NBT/BCIP	16 ml	NBT/BCIP

注:不同批号试剂盒中各组分可以互换

5. 操作步骤

5.1·血液基因组 DNA 提取

5.1.1 试剂配制(在试剂准备区):配制 W1、W2 溶液:向 W1 和 W2 试剂瓶中加入无水乙醇至试剂瓶标识的体积,并在试剂瓶上做"已加入无水乙醇、配制好"的标志。

5.1.2 提取步骤(在标本处理区)

5.1.2.1 取 1.5 ml EP 管,做好标记(阿拉伯数字"6"写作中文的"六",以避免与数字"9"混淆),加入 200 μl EDTA 抗凝全血,全血量不足 200 μl 者,可加入溶液 P 补足体积至 200 μl,

但全血量至少需要 50 µl。

5.1.2.2 加入 20 µl 蛋白酶 K,混匀;加入 200 µl 的溶液 L,振荡混匀,56 ℃温浴 15～20 min,其间颠倒混匀数次。

5.1.2.3 加入 200 µl 无水乙醇,充分混匀后,将液体转入带硅胶柱的 2 ml 离心管,10 000 r/min离心 1 min,倒掉收集管中的废液,将吸附柱放入收集管中。

5.1.2.4 在硅胶柱中加入 500 µl 溶液 W1(使用前先检查是否加入无水乙醇),10 000 r/min 离心 1 min,倒掉收集管中的废液,将吸附柱放入收集管中。

5.1.2.5 在硅胶柱中加入 500 µl 溶液 W2(使用前先检查是否加入无水乙醇),10 000 r/min 离心 1 min,倒掉收集管中的废液。

5.1.2.6 在硅胶柱中加入 500 µl 溶液 W2(使用前先检查是否加入无水乙醇),10 000 r/min 离心 1 min,倒掉收集管中的废液。

5.1.2.7 将吸附柱放入收集管中,12 000 r/min 空管离心 3 min,倒掉收集管中的废液。

5.1.2.8 将吸附柱放入新的 1.5 ml 离心管中,开盖静置 1～2 min,往吸附柱中心加入 100 µl 的 TE 洗脱液,静置 2～5 min,12 000 r/min 离心 2 min,弃柱得 DNA。

注意:为增加基因组 DNA 的回收率,可将 TE 洗脱液稍微加热。获得的 DNA 应保存在 −20 ℃,以防 DNA 降解。

5.2·PCR 扩增

5.2.1 试剂准备(在试剂准备区)

5.2.1.1 α-地中海贫血扩增试剂准备:从试剂盒中取出 α-地中海贫血 PCR MIX 室温下溶解,旋涡振荡混匀后,8 000 r/min 离心 1 min。从试剂盒中取出 α-地中海贫血 DNA 聚合酶,8 000 r/min 离心 1 min。然后按照下表配制扩增试剂(表 8-2-17):将配制好的扩增试剂充分混匀,8 000 r/min离心 1 min,向设定的 n 个 PCR 反应管中分别加入 44 µl 配制好的扩增试剂,转移到样品处理区。

表 8-2-17 α-地中海贫血扩增试剂配制

43.5 µl α-地中海贫血	PCR Mix + 0.5 µl	α-地中海贫血 DNA 聚合酶
	α-地中海贫血 PCR Mix	DNA 聚合酶
1 人份用量	43.5 µl	0.5 µl
10 人份用量	435 µl	5 µl
20 人份用量	870 µl	10 µl
30 人份用量	1 305 µl	15 µl

5.2.1.2 β-地中海贫血扩增试剂准备:从试剂盒中取出 β-地中海贫血 PCR Mix 于室温下溶解,旋涡振荡混匀后,8 000 r/min 离心 1 min。从试剂盒中取出 β-地中海贫血 DNA 聚合酶和 UNG 酶,8 000 r/min 离心 1 min。然后按照表 8-2-18 配制扩增试剂。将配制好的扩增试剂充分混匀,8 000 r/min 离心 1 min,向设定的 n 个 PCR 反应管中均分别加入 47 µl 配制好的扩增试剂,转移到样品处理区。

表8-2-18 β-地中海贫血扩增试剂配制

46.5 μl β-地中海贫血	PCR Mix + 0.4 μl	β-地中海贫血 DNA 聚合酶	+ 0.1 μl UNG 酶
	β-地中海贫血 PCR Mix	DNA 聚合酶	UNG 酶
1 人份用量	46.5 μl	0.4 μl	0.1 μl
10 人份用量	465 μl	4 μl	1 μl
20 人份用量	930 μl	8 μl	2 μl
30 人份用量	1 395 μl	12 μl	3 μl

5.2.2 加样(在标本处理区):在对应的 PCR 反应管中分别加处理好的样品 DNA(20～40 ng/μl),α-地中海贫血扩增试剂中加入样品 DNA 6 μl/人份,阴性对照 6 μl;β-地中海贫血扩增试剂中加入样品 DNA 3 μl/人份,阴性对照 3 μl,盖紧管盖,8 000 r/min 离心 1 min。

5.2.3 扩增(扩增、分析区):××基因扩增仪已设置好扩增程序,α-地中海贫血扩增程序名为 DPA,β-地中海贫血扩增程序名为 DPB,具体的扩增程序如图 8-2-3 所示。将各反应管按顺序置于 PCR 仪的扩增反应孔里,关好热盖,上机扩增。

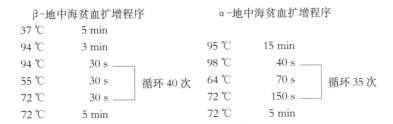

图 8-2-3 扩增程序

5.3·膜杂交

5.3.1 试剂准备:将杂交检测试剂平衡至室温;杂交液在使用前预热至 42 ℃;若溶液 WB1 中出现沉淀,可以加热至 42 ℃溶解。

5.3.2 杂交仪准备

5.3.2.1 打开杂交仪的电源;在杂交仪后面的废液出口处安装好废液缸。

5.3.2.2 根据控制面板指示,选定"Manual Mode",按"Enter"键进入温度设定界面,输入温度为 42 ℃后,再按"Enter"键确认并进行升温。

5.3.2.3 用蒸馏水充满反应室,放置好金属多孔板并打开水泵,排出多孔板上面的水分后关闭水泵;将与实验样品数相对应孔数的塑料薄膜放置在金属多孔板上。

5.3.2.4 用镊子将杂交膜放置在塑料薄膜对应开孔上,如有多余开孔则用 Parafilm 封口膜或废弃的杂交膜覆盖,这一步要确保杂交膜湿润且没有气泡;在杂交膜上面放置硅胶封圈和分隔室。

5.3.2.5 固定好压扣盖;开泵泵走残留在膜上的液体后关泵。

5.3.3 PCR 产物杂交

5.3.3.1 PCR 产物(α-地中海贫血和 β-地中海贫血)在 95 ℃变性 5～10 min,然后冰水浴至少 2 min,在杂交仪已经准备好的条件下,于 42 ℃进行杂交实验。

5.3.3.2　在杂交孔内加入 1 ml 预热至 42 ℃的杂交液,盖上盖板温育至少 2 min 后开泵排出,关闭水泵。

5.3.3.3　把步骤 5.3.3.1 中制备的已经变性的 PCR 产物 DNA(α-地中海贫血和 β-地中海贫血)溶液加入 0.8 ml 预热至 42 ℃的杂交液中,混匀,然后加在薄膜上,盖上盖板温育 30 min 后开泵进行导流杂交。

5.3.3.4　在 42 ℃条件下,用预热至 42 ℃的 WB1 冲洗膜 3~4 次,每次 0.8 ml;关闭水泵。注意以上操作均应保持杂交液温度为 42 ℃。

5.4·显色

5.4.1　按"Esc"键进入温度修改界面,设定杂交仪温度为 25 ℃后按"Enter"键确认。

5.4.2　用 0.5 ml 封阻液封闭膜,开泵排出封阻液,然后关泵,再用 0.5 ml 封阻液封闭 5 min(此步骤不必等杂交仪降到 25 ℃,一般在 30 ℃时进行封闭)。

5.4.3　开泵,泵出封阻液,关泵。

5.4.4　在温度为(25±3)℃时,加入 0.5 ml 酶标液,温育 5 min(以下加样在标本量大时从后面的标本倒序加样);开泵泵走所有溶液。

5.4.5　用溶液 A 彻底洗膜 4 次,每次 0.8 ml,洗膜 2 次后设定温度为 36 ℃;加入 0.5 ml NBT/BCIP 溶液,盖上盖板显色 3~5 min;开泵泵出 NBT/BCIP 溶液。

5.4.6　用 42 ℃预温的杂交液洗膜 3 次,每次 1 ml,再用 2 ml 蒸馏水漂洗;关泵,打开压扣盖,拿走分隔室,用镊子取出杂交膜,并放在吸水纸上;在 1 h 内分析结果。

6. 质量控制

6.1·每批次实验需用阴性质控品与常规样本同时检测,阴性对照检测结果应为膜条无蓝紫色斑点出现。

6.2·若有 1 个或多个正常对照探针未出现蓝紫色斑点,同时相对应的突变位点亦无出现蓝色斑点,则实验结果无效。

6.3·所有正常探针和突变或缺失探针处均未出现蓝紫色斑点,该实验结果无效。

7. 结果判断

7.1·本试验结果通过肉眼观察判读,膜条上的探针排列顺序如表 8-2-19 所示。

表 8-2-19　结果判断

41-42N	17N	654N	71-72N	-28N	β EN
41-42M	17M	654M	71-72M	-28M	β EM
43M	14-15M	IVS I-1M		-29M	
NP	CSN	QSN	$α^{3.7}$		
SEA	CSM	QSM	$α^{4.2}$		27-28M

注:表中 NP 为染色体上 α 基因的正常对照;-28M、-29M 均以 28N 为正常对照;14-15M、17M 以 17N 为正常对照;41-42M、43M 以 41-42N 为正常对照;β EM、654M、71-72M、CSM、QSM 分别以 β EN、654N、71-72N、CSN、QSN 为正常对照;IVS I-1M、27-28M 未设正常对照

注意：根据试剂盒补充说明书，该膜条芯片尚点阵如下未获得 SFDA 认证，可供以下科研使用：β-地中海贫血突变点 IVS1-5M、31M、CapM、IntM、IVS1-1M(G→A)。表 2-2-20 是 IVS1-5、31M、CapM、IntM 突变位点及 31N 正常点在膜条上的位置。

表 8-2-20 科研用途位点结果判断

41-42N	17N	654N	71-72N	-28N	β EN
41-42M	17M	654M	71-72M	-28M	β EM
43M	14-15M	IVS I-1M	IVS1-5M	-29M	CapM
NP	CSN	QSN	$\alpha^{3.7}$	31N	IntM
SEA	CSM	QSM	$\alpha^{4.2}$	31M	27-28M

7.2·结果判定与常见模式：结果判定为观察整张膜条上出现的蓝紫色斑点。

7.2.1 阴性对照检测结果膜条无蓝紫色斑点出现。

7.2.2 若在突变或缺失检测探针处出现显色强度与相应的正常对照探针相近的蓝紫色斑点，则该位点为地贫突变或缺失的杂合子。

7.2.3 若在突变或缺失检测探针处出现蓝紫色斑点，而相应的正常对照探针处未出现蓝紫色斑点，则该位点为地贫突变或缺失的纯合子。

7.2.4 若仅在正常对照探针处出现蓝紫色斑点，则待检样品没有上述 16 种地贫突变或缺失。

7.2.5 若所有检测突变或缺失探针处未出现蓝紫色斑点，正常对照探针 41-42N、17N、654N、71-72N、-28N、βeN、NP、CSN、QSN 应出现蓝紫色斑点，若有一个或多个正常对照探针未出现蓝紫色斑点，实验结果无效。

7.2.6 若检测临床样本，所有正常探针和突变或缺失探针处未出现蓝紫色斑点，该实验结果无效。

7.2.7 若检测临床样本，某个检测位点对应的正常探针和突变或缺失探针处都未出现蓝紫色斑点，该检测结果不能出报告，可能原因该检测位点出现新的突变或缺失类型，建议做进一步分析如测序等。

7.2.8 IVS I-1M、27-28M 为稀有突变类型，本系统未设正常对照，若检测临床样本，检测结果仅报告点突变，欲了解是纯合突变或杂合突变，建议做进一步分析如测序等。

7.2.9 IVS I-1M、27-28M 未出现蓝紫色斑点，而正常探针或对应的突变探针处出现蓝紫色斑点，实验是有效的；若有一个或多个正常探针处未出现蓝紫色斑点，同时对应的突变探针处也未出现蓝紫色斑点，实验结果无效。常见模式图见图 8-2-4。

7.2.10 检测结果记录于《检验科基因检验流程记录表》。

8. 临床意义

地中海贫血是一种珠蛋白链合成比例失衡的单基因遗传病，据受损珠蛋白的不同分为 α-地中海贫血和 β-地中海贫血两大类，均呈常染色体隐性遗传，α-地中海贫血主要由发生于 16 号染色体短臂末端 α-珠蛋白基因簇内包含 α 基因在内的缺失引起，少数由点突变引起，

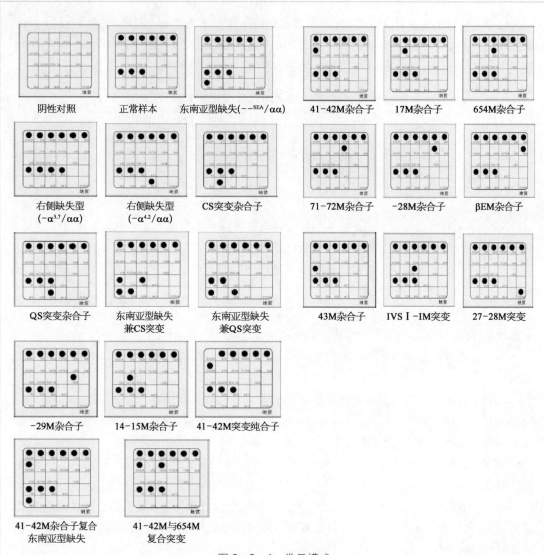

图 8-2-4 常见模式

β-地中海贫血主要由发生于位于 11 号染色体短臂的 β 基因内的点突变引起。在我国,地中海贫血多发生于长江以南地区,尤其以广东、广西、海南为高发。在中国人群中常见 α-地中海贫血缺失有-- SEA、-α$^{3.7}$ 和-α$^{4.2}$,常见 β-地中海贫血突变以 CD41 - 42、IVS - Ⅱ - 654、-28M、CD17 为主。本项目针对人外周血样本,用于检测中国人常见的 3 种缺失型 α-地中海贫血(-- SEA、-α$^{3.7}$ 和-α$^{4.2}$)、2 种突变型 α-地中海贫血(CS、QS)及 11 种突变型 β-地中海贫血。可以对高发区中携带地中海贫血基因人群进行辅助诊断,对婚前、孕期或产前夫妇双方进行检查,以防止重症地中海贫血患儿的出生,提高出生人口素质。

9. 注意事项

9.1·弱/无信号

9.1.1　抽提的样本 DNA 含量很低,请仔细阅读 DNA 抽提说明书并严格按照操作说明书操作。

9.1.2　确保 PCR 产物中 DNA 完全变性成单链,如有必要,在使用前再次变性 PCR 产物。

9.1.3　杂交过程中未加酶标液或将封阻液与酶标液加入的顺序颠倒,导致显色失败。

9.2·阴性对照出现蓝紫色斑点

9.2.1　PCR 试剂可能被污染,取 5.0 μl PCR 扩增产物进行琼脂糖凝胶电泳分析。

9.2.2　重新进行 PCR 及杂交实验。

9.3·膜条某些位点出现非特异性杂交斑点

9.3.1　洗膜的温度过低,或洗膜不够充分。

9.3.2　杂交时间过长。

9.4·很高的背景

9.4.1　可能由于封闭不足使未结合的酶标残留在膜上。确保封阻液完全覆盖整个杂交膜。

9.4.2　可能因为没有完全将未结合的试剂清洗干净,请确保在显色过程中杂交膜充分清洗,无残留液体。

9.5·杂交膜条的保存:检测后膜条做好相应标记,并用双面胶贴于笔记本保存;标记方式为日期＋编号。

9.6·本试剂盒仅用于 3 种缺失型 α-地中海贫血(-- SEA、- α$^{3.7}$ 和- α$^{4.2}$)、2 种突变型 α-地贫(CS、QS)及 11 种较常见的突变型 β-地中海贫血的检测。

9.7·若血液学参数异常,本试剂盒检测为阴性,可能为本试剂盒检测范围之外的少见突变类型如 - 30M、- 32M、WS 等。

9.8·本试剂盒实验结果应与其他临床数据结合起来解释。

参考文献

[1] 中国合格评定国家认可委员会.CNAS - CL02 - A009:医学实验室质量和能力认可准则在分子诊断领域的应用说明.2018.
[2] 申子瑜,李金明.临床基因扩增检验技术.北京:人民卫生出版社,2002.

(叶辉铭)

二代测序检验项目中核酸提取操作规程

××医院检验科分子诊断实验室作业指导书	文件编号：××-JY-××-××-×××
版本：	生效日期：	共 页 第 页

1. 目的

新一代测序(NGS)检测需要文库构建,该步骤原始材料为 DNA 或来自 RNA 的 cDNA。针对不同的样本类型,需要选用不同的提取 DNA 或 RNA 的方法和试剂。因此,本操作规程旨在规范 NGS 检测中 DNA 或 RNA 的提取过程,保证 DNA 或 RNA 质量。

2. 原理

样本中的 DNA 或 RNA 可以特异性结合到硅胶膜上,PCR 抑制剂可以通过洗涤步骤去除,最后利用缓冲液可以将结合在提取柱硅胶膜上的纯核酸洗脱下来。

3. 性能特征

利用硅胶膜吸附原理提取核酸,无需酚、氯仿等有机溶剂,并能够有效去除污染物和 PCR抑制剂。

4. 标本类型与患者准备

4.1·样本获取

4.1.1 *BRCA1/2* 基因突变检测样本来源：建议对于可获取肿瘤组织的癌症患者,采用肿瘤组织样本检测,一般使用手术或穿刺获得的肿瘤样本;对于肿瘤组织不可获取的癌症患者和癌症高风险人群,可进行胚系 *BRCA* 基因检测,一般使用血液、唾液、口腔拭子等样本,以血液为主。

4.1.2 肺癌相关基因突变检测样本来源：手术或穿刺获得的肿瘤组织样本、细胞学标本、体腔积液、血浆等。

4.1.3 乳腺癌基因突变检测样本来源：手术或穿刺获得的肿瘤组织样本、血液、唾液、口腔拭子等。

4.1.4 淋巴瘤基因突变检测样本来源：手术或穿刺获得的肿瘤组织样本、血液、骨髓、口腔拭子等。

4.2·样本要求

4.2.1 新鲜肿瘤组织：恶性肿瘤细胞占比≥20%;手术样本(大样本)≥50 mg(黄豆大小);穿刺样本(小样本)至少 1 针。

4.2.2 甲醛固定石蜡包埋(formalin-fixed paraffin-embedded，FFPE)组织：恶性肿瘤细胞占比≥20%。为保证 FFPE 标本 DNA 提取的成功率,请尽可能送检 1 年以内的蜡块或 6周以内的石蜡切片,切片厚度 4~5 μm(防脱玻片);手术样本(大样本)≥5 张;穿刺样本(小样本)≥10 张。

4.2.3 肿瘤细胞学样本：脱落细胞学标本及细针穿刺细胞学标本肿瘤细胞数量与正常

细胞的比例符合要求,可直接提取核酸,也可以制备成 FFPE 细胞学蜡块进行核酸提取。体腔积液标本可提取无细胞上清标本中的循环肿瘤 DNA(ctDNA)进行检测。

4.2.4　血液/血浆样本:采集 5 ml 全血,保存于一次性密闭的含乙二胺四乙酸(EDTA)抗凝管中,常温(15～35 ℃)运输至实验室,建议 2 h 内处理,全过程注意防溶血。提取血浆游离 DNA(cfDNA)时,采集 8～10 ml 全血,保存于 EDTA 抗凝管中,2 h 内分离血浆,提取 cfDNA。

4.2.5　唾液样本:收集 2 ml 唾液样本,注意避免产生过多气泡,收集后与保存液混合均匀,常温保存和运输,及时提取 DNA。

4.2.6　骨髓:样本量≥2 ml,肿瘤细胞/有核细胞比例＞20％。

4.2.7　口腔拭子:检测对象温开水漱口后,用无菌棉签在颊黏膜清擦 10 次,直接用于 DNA 提取或者干燥后常温暂时保存 1 个月,常温运输。各种样品的采样过程要遵守《微生物和生物医学实验室生物安全通用准则》和《个体化医学检测质量保证指南》中关于"样本的采集、运送和保存"的要求,确保运送过程中各类样本的安全性和过程的可控性。

5. 试剂与仪器

5.1·仪器:高速离心机、电热恒温水箱、超微量分光光度计、荧光定量仪、恒温金属浴等。

5.2·试剂:国家食品药品监督管理总局(CFDA)认可的试剂盒,目前主要有: DNA Mini Kit、DNA FFPE Tissue Kit、DNA Micro Kit、DNA Blood Maxi Kit、血清/血浆游离 DNA 提取试剂盒、RNeasy FFPE Kit、RNeasy Mini Kit、dsDNA HS Assay Kit。

6. 操作步骤

6.1·DNA 的提取

6.1.1　新鲜组织样本中 DNA 的提取:利用 DNA Mini Kit,对新鲜组织样本中的 DNA 进行提取。

6.1.1.1　通过剪碎、研磨或匀浆的方式对新鲜组织样本(起始组织样本量应不超过 25 mg,其中,脾组织样本要求少于 10 mg)进行破碎、均质化处理。

6.1.1.1.1　剪碎:将组织剪成碎块放入 1.5 ml 离心管中,加入 180 μl 缓冲液 ATL。

6.1.1.1.2　研磨:将组织放入液氮中彻底研磨后,倒入 1.5 ml 离心管中,让液氮挥发,但组织不能解冻,加入 180 μl 的缓冲液 ATL。

6.1.1.1.3　匀浆:将组织放入含有不超过 80 μl PBS 的 1.5 ml 离心管中,使用匀浆器均质样品后,加入 100 μl 缓冲液 ATL。

6.1.1.2　加入 20 μl 蛋白酶 K,充分涡旋振荡混匀。56 ℃孵育直至样本充分溶解,孵育过程中需要间断地进行振荡。

6.1.1.3　短暂离心,收集附着在离心管盖子以及侧壁的液体。

6.1.1.4　加入 200 μl 缓冲液 AL,充分涡旋振荡混匀 15 s,70 ℃孵育 10 min。简短离心,收集附着在离心管盖子以及侧壁的液体。

6.1.1.5　加入 200 μl 乙醇(96％～100％),充分涡旋振荡混匀 15 s。简短离心,收集附着在离心管盖子以及侧壁的液体。

6.1.1.6　将离心后得到的液体全部转移至提取柱中,注意移液器不要接触管口边缘。盖上盖子,6 000×g(或 8 000 r/min)离心 1 min,弃去流出液和收集管。

6.1.1.7　将提取柱置于一个新的 2 ml 收集管中,打开提取柱盖子,加入 500 μl 缓冲液 AW1,注意移液器不要接触管口边缘。盖上盖子,6 000×g(或 8 000 r/min)离心 1 min,弃去流出液和收集管。

6.1.1.8　将提取柱置于一个新的 2 ml 收集管中,打开提取柱盖子,加入 500 μl 缓冲液 AW2,注意移液器不要接触管口边缘。盖上盖子,20 000×g(或 14 000 r/min)离心 3 min。弃去流出液和收集管。

6.1.1.9　将提取柱置于一个新的 2 ml 收集管中,最大速度下离心 1 min。弃去流出液和收集管。

6.1.1.10　将提取柱放置于一个 1.5 ml 的离心管中,小心打开提取柱盖子,向吸附膜中间位置悬空加入 200 μl 缓冲液 AE。盖上盖子,室温(15～25 ℃)下孵育 1 min,6 000×g(或 8 000 r/min)离心 1 min。离心管中离心下来的液体即为提取的 DNA。

6.1.2　FFPE 组织/FFPE 细胞学蜡块样本中 DNA 的提取: 利用 DNA FFPE Tissue Kit,对 FFPE 组织/FFPE 细胞学蜡块样本中的 DNA 进行提取。

6.1.2.1　向含有 FFPE 组织/FFPE 细胞学蜡块样本的 1.5 ml 离心管中加入 1 ml 二甲苯,充分涡旋振荡混匀 10 s。室温 10 000 r/min 离心 2 min,弃上清。

6.1.2.2　再加入 1 ml 无水乙醇,充分涡旋振荡混匀 10 s,室温下 10 000 r/min 离心 2 min,弃上清,将离心管开盖置于真空浓缩仪中 4～10 min,使乙醇充分挥发。

6.1.2.3　向沉淀中加入 180 μl 缓冲液 ATL 和 20 μl 蛋白酶 K,充分涡旋振荡混匀,56 ℃孵育至样品完全溶解。90 ℃孵育 1 h。

6.1.2.4　简短离心,收集附着在离心管盖子以及侧壁的液体。加入 200 μl 缓冲液 AL,充分振荡混匀。之后,加入 200 μl 乙醇(96%～100%),再次充分振荡混匀。

6.1.2.5　简短离心,收集附着在离心管盖子以及侧壁的液体。将离心管中的液体全部仔细转移至提取柱中,注意移液器不要接触管口边缘。盖上盖子,6 000×g(或 8 000 r/min)离心 1 min,弃去流出液和收集管。

6.1.2.6　将提取柱置于一个新的 2 ml 收集管中,小心打开提取柱盖子,加入 500 μl 缓冲液 AW1,注意移液器不要接触管口边缘。盖上盖子,6 000×g(或 8 000 r/min)离心 1 min,弃去流出液和收集管。

6.1.2.7　将提取柱置于一个新的 2 ml 收集管中,小心打开提取柱盖子,加入 500 μl 缓冲液 AW2,注意移液器不要接触管口边缘。盖上盖子,6 000×g(或 8 000 r/min)离心 1 min,弃去流出液和收集管。

6.1.2.8　将提取柱置于一个新的 2 ml 收集管中,20 000×g(或 14 000 r/min)离心 3 min,弃去流出液和收集管。

6.1.2.9　将提取柱放置于一个 1.5 ml 离心管中,小心打开提取柱盖子,向吸附膜中间位置悬空加入 20～100 μl 缓冲液 ATE,盖上盖子,室温(15～25 ℃)下孵育 1 min,20 000×g(或

14 000 r/min)离心 1 min,离心下来的液体即为提取的 DNA。

6.1.3　穿刺样本中 DNA 的提取:利用 DNA Micro Kit,对穿刺样本中的 DNA 进行提取。

6.1.3.1　用冰冷生理盐水反复冲洗针管至 10 ml 离心管中,4 000 r/min 离心 10 min,弃上清;再加约 1 ml 冰冷生理盐水将细胞转移至 1.5 ml 离心管中,4 000 r/min 离心 10 min;用移液器吸干净上清后,向该离心管依次加入 15 μl 缓冲液 ATL 和 10 μl 蛋白酶 K,充分涡旋振荡混匀 15 s。56 ℃孵育 3 h,孵育过程中需要间断地进行振荡。

6.1.3.2　孵育结束后,依次向离心管中加入 25 μl 缓冲液 ATL 和 50 μl 缓冲液 AL,盖上盖子,充分涡旋振荡混匀 15 s。加入 50 μl 乙醇(96%～100%),盖上盖子,充分涡旋振荡混匀 15 s。室温下(15～25 ℃)孵育 5 min。

6.1.3.3　简短离心,收集附着在离心管盖子以及侧壁的液体。将离心管中的液体全部仔细转移至提取柱中,注意移液器不要接触管口边缘。盖上盖子,6 000×g(或 8 000 r/min)离心 1 min,弃去流出液和收集管。

6.1.3.4　将提取柱置于一个新的收集管中,小心打开提取柱盖子,加入 500 μl 缓冲液 AW1,注意移液器不要接触管口边缘。盖上盖子,6 000×g(或 8 000 r/min)离心 1 min,弃去流出液和收集管。

6.1.3.5　将提取柱置于一个新的收集管中,小心打开提取柱盖子,加入 500 μl 缓冲液 AW2,注意移液器不要接触管口边缘。盖上盖子,6 000×g(或 8 000 r/min)离心 1 min,弃去流出液和收集管。

6.1.3.6　将提取柱置于一个新的收集管中,20 000×g(或 14 000 r/min)离心 3 min,弃去流出液和收集管。

6.1.3.7　将提取柱放置于一个 1.5 ml 离心管中,小心打开提取柱盖子,向吸附膜中间位置悬空加入 20～100 μl 缓冲液 AE,盖上盖子,室温(15～25 ℃)下孵育 1 min,20 000×g(或 14 000 r/min)离心 1 min,离心下来的液体即为提取的 DNA。

6.1.4　血液样本中 DNA 的提取:利用 DNA Blood Maxi Kit,对血液样本中的基因组 DNA 进行提取。

6.1.4.1　向 50 ml 离心管中加入 500 μl 蛋白酶后,加入 5 ml 全血样本,混匀。向离心管中加入 12 ml 缓冲液 AL,颠倒混匀 15 次,再充分涡旋振荡混匀 1 min,70 ℃孵育 10 min。

6.1.4.2　孵育后,加入 10 ml 乙醇(96%～100%),颠倒混匀 10 次后再进行剧烈涡旋振荡混匀。

6.1.4.3　将 6.1.4.2 步骤中离心所得到溶液的 1/2 小心转移至提取柱中,注意移液器不要接触管口边缘。盖上盖子,1 850×g(或 3 000 r/min)离心 3 min。

6.1.4.4　弃去流出液,将提取柱放回收集管中。将 6.1.4.2 步骤中离心所得到的溶液的剩余部分全部小心转移至提取柱中,盖上盖子,1 850×g(或 3 000 r/min)离心 3 min。

6.1.4.5　弃去流出液,将提取柱放回收集管中。打开提取柱盖子,加入 5 ml 缓冲液 AW1,注意移液器不要接触管口边缘。盖上盖子,4 500×g(或 5 000 r/min)离心 1 min。

6.1.4.6　小心打开提取柱盖子,加入 5 ml 缓冲液 AW2,注意移液器不要接触管口边缘。盖上盖子,$4\,500 \times g$(或 5 000 r/min)离心 15 min,弃去流出液和收集管。

6.1.4.7　将提取柱放置于一个 50 ml 离心管中,打开提取柱盖子,向吸附膜中间位置悬空加入 1 ml 缓冲液 AE,盖上盖子,室温(15~25 ℃)下孵育 5 min,$4\,500 \times g$(或 5 000 r/min)离心 2 min,离心下来的液体即为提取的 DNA。

6.1.5　血浆样本中 cfDNA 的提取:利用血清/血浆游离 DNA 提取试剂盒对血浆样本中的 cfDNA 进行提取。

6.1.5.1　收集 10 ml EDTA 抗凝全血后,台式高速冷冻离心机 $2\,000 \times g$ 离心 10 min,将上清转移到 10 ml 圆底离心管中,台式高速冷冻离心机 $8\,000 \times g$ 离心 10 min,取 4 ml 上清转移到新的 10 ml 圆底离心管中,此上清即为血浆,向其中依次加入 1.8 ml 缓冲液 CDL 和 50 μl 蛋白酶 K,充分涡旋振荡混匀 10 s 后,放入水浴锅中,63 ℃消化 15 min。

6.1.5.2　将离心管置于冰盒上快速冷却至室温,加入 400 μl 从 -20 ℃冰箱取出的 DNA Tracer,混匀后,再加入从 4 ℃冰箱取出的预冷的异丙醇 3.3 ml,上下颠倒混匀,台式高速冷冻离心机 $10\,000 \times g$ 离心 5 min 后,弃上清,留沉淀,并将残留的液体用移液器吸干净。

6.1.5.3　向沉淀中依次加入 470 μl 缓冲液 CDB 和 10 μl 蛋白酶 K,摇匀,放入水浴锅中,63 ℃消化 10 min。冷却至室温后,加入 200 μl 无水乙醇,用移液器将沉淀吹打混匀。

6.1.5.4　将沉淀混合液全部转移至提取柱中,盖上盖子,$10\,000 \times g$ 离心 30 s,倒掉收集管中的液体,并将提取柱放回收集管中。

6.1.5.5　打开提取柱盖子,加入 700 μl 缓冲液 CW1,盖上盖子,$10\,000 \times g$ 离心 30 s,倒掉收集管中的液体,提取柱放回收集管中。

6.1.5.6　打开提取柱盖子,加入 700 μl 缓冲液 CW2,盖上盖子,$10\,000 \times g$ 离心 30 s,倒掉收集管中的液体,提取柱放回收集管中。

6.1.5.7　打开提取柱盖子,加入 700 μl 无水乙醇,盖上盖子,$10\,000 \times g$ 离心 30 s,弃去流出液和收集管。

6.1.5.8　将提取柱小心转移至一个新的收集管,$13\,000 \times g$ 离心 5 min,弃去流出液和收集管。

6.1.5.9　将提取柱小心转移至一个 1.5 ml 离心管中,打开提取柱盖子,向吸附膜中间位置悬空加入 55 μl 缓冲液 CDE,关闭管盖,金属浴 90 ℃孵育 5 min,$13\,000 \times g$ 离心 1 min,离心下来的液体即为提取的 DNA。

6.2·RNA 的提取

6.2.1　新鲜组织样本中总 RNA 的提取:利用 RNeasy Mini Kit,对新鲜组织样本中的总 RNA 进行提取。

6.2.1.1　用手术钳将置于样本保护剂中的新鲜组织样取出,称重,不要超过 30 mg。

6.2.1.2　可利用研磨或匀浆的方式对组织进行破碎、均质化,之后,加入合适体积的缓冲液(若组织量<20 mg,则加入 350 μl 缓冲液 RLT,若组织量在 20~30 mg 之间,则需加入 600 μl 缓冲液 RLT)。

6.2.1.3　将裂解液在最大速度下离心 3 min。用移液器小心吸干净上清,并转移至一个新的离心管中。

6.2.1.4　向离心管中加入一倍体积的 70% 乙醇,用移液器立即混匀,无需离心。

6.2.1.5　将 700 μl 样品(包含已生成的沉淀物)转移到提取柱中,盖上盖子,$\geqslant 8\,000 \times g$($\geqslant 10\,000$ r/min)离心 15 s,弃流出液。如果样品体积 $>700\,\mu$l,可以连续利用这一提取柱离心样品。弃每次离心的流出液。

6.2.1.6　将提取柱放回收集管中,打开提取柱盖子,加入 700 μl 缓冲液 RW1,盖上盖子,$\geqslant 8\,000 \times g$($\geqslant 10\,000$ r/min)离心 15 s,弃流出液。

6.2.1.7　将提取柱放回收集管中,打开提取柱盖子,加入 500 μl 缓冲液 RPE,盖上盖子,$\geqslant 8\,000 \times g$($\geqslant 10\,000$ r/min)离心 15 s,弃流出液。

6.2.1.8　将提取柱放回收集管中,小心打开提取柱盖子,加入 500 μl 缓冲液 RPE,盖上盖子,$\geqslant 8\,000 \times g$($\geqslant 10\,000$ r/min)离心 2 min,弃流出液和收集管。

6.2.1.9　将提取柱放在一个新的 2 ml 收集管中,最大速度下离心 1 min。

6.2.1.10　弃去流出液和收集管,将提取柱放置于 1.5 ml 的离心管,打开提取柱盖子,向吸附膜中间位置悬空加入 30~50 μl 无 RNA 酶水。$8\,000 \times g$($10\,000$ r/min)离心 1 min。离心下来的液体即为提取的 RNA。

6.2.2　FFPE 组织样本中总 RNA 的提取:利用 RNeasy FFPE Kit,对 FFPE 组织样本中的总 RNA 进行提取。

6.2.2.1　向 1.5 ml 离心管中的 FFPE 组织样本中,加入 320 μl 脱蜡液,充分涡旋振荡混匀 10 s 后,简短离心。

6.2.2.2　56 ℃孵育 3 min 后,冷却至室温。向离心管中加入 240 μl 缓冲液 PKD,充分涡旋振荡混匀后,$11\,000 \times g$(或 $10\,000$ r/min)离心 1 min。

6.2.2.3　向透明液体分层处加入 10 μl 蛋白酶 K,用移液器轻轻吹打混匀。56 ℃孵育 15 min 后,80 ℃孵育 15 min。

6.2.2.4　将离心管管底的无色透明液体转移至 1 个新的 1.5 ml 离心管中,置于冰上 3 min 后,$20\,000 \times g$(或 $13\,500$ r/min)离心 15 min。

6.2.2.5　将离心得到的上清液全部转移至 1 个新的 1.5 ml 离心管中,在此过程中注意不要将细胞沉淀搅起。

6.2.2.6　依次加入 1/10 总样本量的 DNA 酶 Booster 缓冲液(约 25 μl)和 10 μl DNA 酶 I 溶液,颠倒混匀。简短离心,收集附着在离心管盖子以及侧壁的液体。

6.2.2.7　室温下孵育 15 min 后,加入 500 μl 缓冲液 RBC,充分涡旋振荡混匀。

6.2.2.8　加入 1.2 ml 无水乙醇,用移液器轻轻混匀后,先吸取 700 μl 样品(包含已生成的沉淀物)转移到提取柱中,盖上盖子,$\geqslant 8\,000 \times g$($\geqslant 10\,000$ r/min)离心 15 s,弃流出液,将提取柱放回收集管中。

6.2.2.9　重复"6.2.2.8"步骤,直到全部样品通过提取柱。

6.2.2.10　向提取柱中加入 500 μl 缓冲液 RPE,盖上盖子,$\geqslant 8\,000 \times g$($\geqslant 10\,000$ r/min)离

心 15 s,弃流出液。

6.2.2.11　将提取柱放回收集管中,打开盖子,向提取柱中加入 500 μl 缓冲液 RPE,盖上盖子,$\geqslant 8\,000 \times g$($\geqslant 10\,000$ r/min)离心 2 min,弃流出液和收集管。

6.2.2.12　将提取柱放在一个新的收集管中,打开盖子,最大速度下离心 5 min,弃去流出液和收集管。

6.2.2.13　将提取柱置于一个 1.5 ml 的离心管中,向吸附膜中间位置悬空加入 14~30 μl 无 RNA 酶水。盖上盖子,最大速度下离心 1 min。离心下来的液体即为提取的 RNA。

7. 质量控制

7.1·针对 DNA 提取的质量控制可采用超微量分光光度计和荧光定量仪进行纯度和浓度测定。要求 DNA 的 OD_{260}/OD_{280} 的比值为 1.8~2.0,浓度应大于 50 ng/μl。血浆 cf DNA 总量应为 50 ng~1 000 ng。可采用琼脂糖凝胶电泳等方法对 DNA 的片段化程度进行评估。

7.2·针对 RNA 提取的质量控制可采用超微量分光光度计进行纯度测定,纯 RNA 的 OD_{260}/OD_{280} 的比值为 1.8~2.1。OD_{260}/OD_{230} 的比值为 2.0~2.2。可采用 RNA 凝胶电泳检测 RNA 的质量,一般认为 28S 和 18S 条带清晰、明亮,且 28S:18S$\geqslant 2$,则可以认为提取的 RNA 的完整性是好的。

8. 注意事项

8.1·在前处理和建库时,血液样本与组织样本分开。

8.2·除了特殊说明以外,所有的离心步骤均在室温下进行。

8.3·避免样品反复冻融,会导致提取的 DNA 片段较小。

8.4·DNA tracer 若出现沉淀,轻柔颠倒至沉淀消失,不可以进行温浴融化。

8.5·血液样品视为传染性材料,请谨慎操作。

8.6·不能使用冰冻的全血作为起始样本。

8.7·对于难裂解的组织,可以适当增加裂解液来使样品完全裂解,避免 RNA 产量的降低。

参考文献

[1] 国家卫生和计划生育委员会.肿瘤个体化治疗检测技术指南(试行).2015.
[2] 国家卫生和计划生育委员会.测序技术的个体化医学检测应用技术指南(试行).2015.
[3] 《基于下一代测序技术的 BRCA 基因检测流程中国专家共识》编写组.基于下一代测序技术的 BRCA 基因检测流程中国专家共识.中华病理学杂志,2018:401-406.
[4] 《临床分子病理实验室二代基因测序检测专家共识》编写组.临床分子病理实验室二代基因测序检测专家共识.中华病理学杂志,2017:145-148.
[5] 《二代测序技术在肿瘤精准医学诊断中的应用专家共识》编写组.二代测序技术在肿瘤精准医学诊断中的应用专家共识.中华医学杂志,2018:2057-2065.

(刘克丹　苏海翔)

BRCA 基因突变检测标准操作规程

××医院检验科分子诊断实验室作业指导书	文件编号：××-JY-××-××-×××
版本：	生效日期：	共 页 第 页

1. 目的

建立×××测序法检测 *BRCA* 基因突变的标准操作规范，保证实验结果的精确性及准确性。

2. 原理

2.1·新一代测序（next generation sequencing，NGS），又称高通量测序（high-throughput sequencing），是指可以一次性产生大量数字化基因序列的多种测序技术的统称。NGS 能够同时对数百万至数十亿个 DNA 核酸片段进行测序，达到大规模、高通量测序的目的。目前商业化生产的 NGS 平台有多种，主流的 NGS 技术主要有基于焦磷酸测序原理的 454 测序技术、基于可逆链终止物和合成测序的 Solexa 及 HiSeq 测序技术，基于离子敏感场效应晶体管检测的 Ion Torrent 测序技术，基于连接酶和简并探针的 PSTAR 测序技术等。

2.2·基于半导体技术的×××二代测序平台，使用了一种高密度微孔半导体芯片，每个微孔是一个独立的测序反应池，微孔底部有离子感应器。当 DNA 聚合酶把核苷酸聚合到延伸的 DNA 链上时，会释放出一个氢离子，反应池中的 pH 发生改变，位于池下的离子感受器就会探测到信号，把化学信号直接转变为数字信号，从而读出 DNA 序列。基于半导体技术的二代测序平台不需要激发光、CCD 成像仪及荧光标记，具有简单、快速、灵活和低成本等优势。

3. 性能特征

3.1·正确度：诊断符合率×××；方法符合率×××。

3.2·精密度：批内精密度，对 5 份野生型和 5 份突变型样本重复检测 3 次，符合率×××；批间精密度，对 5 份野生型和 5 份突变型样本重复检测 3 天，符合率×××。

3.3·灵敏度：×××拷贝/ml。

3.4·特异度：>99%（对溶血、脂血、黄疸血抗干扰能力）。

3.5·可报告范围：*BRCA1* 第 1 855 位氨基酸和 *BRCA2* 第 3 309 位氨基酸前移码突变、缺失突变、RNA 异构体、错义突变。

4. 标本类型与患者准备

4.1·标本要求：新鲜肿瘤组织、石蜡包埋组织、外周血、唾液、口腔拭子。

4.2·适用人群：目前针对 *BRCA* 基因检测分为胚系 *BRCA* 基因检测和肿瘤 *BRCA* 基因检测，需根据患者的具体情况确定进行何种检测。建议对于可获取肿瘤组织的癌症患者，可进行肿瘤组织样本检测，一般使用手术或穿刺获得的肿瘤样本；对于肿瘤组织不可获取的癌症患者和癌症高风险人群，可进行胚系 *BRCA* 基因检测。

5. 试剂与仪器

5.1·仪器：生物安全柜、氮气钢瓶、18.2 MΩ 纯水仪、DynaMag™磁力架、荧光定量 PCR 仪、××芯片离心机、××半导体测序仪。

5.2·试剂

5.2.1　无水乙醇、10 mol/L NaOH、18 MΩ 实验室专用纯水、5×*BRCA* panel Primer。

5.2.2　Ion AmpliSeq™ Library Kit 2.0 文库构建试剂盒：包括 5×Ion AmpliSeq™ HiFi Mix、FuPa Reagent、Switch Solution、DNA Ligase、Low TE。

5.2.3　Ion Xpress™ Barcode Adapters 样本条码试剂盒：包括 P1 Adaptor、Ion Xpress Barcode(1～96)。

5.2.4　Agencourt® AMPure XP Reagent 磁珠纯化试剂。

5.2.5　Ion Library Quantification Kit 文库定量试剂盒：包括 *E. coli* DH10B、2× TaqMan® Master Mix、20× Ion TaqMan® Assay。

5.2.6　Ion PGM™ OT2 Kit 文库构建试剂盒：包括 Recovery Tubes、Recovery Routers、Amplification Plate、Sippers、Reagent Tubes、Reaction Filter、Cleaning Adapter、Reagent Mix、PCR Reagent B、Enzyme Mix、Ion Sphere™ Particles、Oil、Reaction Oil、Recovery Solution、Neutralization Solution、Wash Solution、Tween solution、MyOne™ Beads Wash Solution。

5.2.7　Dynabeads® MyOne™ Streptavidin C1 磁珠。

5.2.8　Ion PGM™ HiQ Sequencing Kit 测序试剂盒：包括 Cleaning Tablet、dNTP stock solution、W2 Solution、W3 Solution、Sequencing Primer、Control Ion Sphere Particles、Sequencing Polymerase。

6. 操作步骤

6.1·样品处理

6.1.1　样品采集、运送和保存

6.1.1.1　各种样品的采样过程要遵守国家卫生健康委《微生物和生物医学实验室生物安全通用准则》和《个体化医学检测质量保证指南》中关于"样本的采集、运送和保存"的要求。

6.1.1.2　具体样品采集要求参照第八章第三节"二代测序检验项目中核酸提取操作规程"，对不同来源的标本进行采集。

6.1.2　核酸抽提及质控：核酸抽提和质控参照第八章第三节"二代测序检验项目中核酸提取操作规程"，对不同来源的标本进行 DNA 的提取。

6.2·文库构建

6.2.1　PCR 扩增基因组 DNA 的目标区域

6.2.1.1　配制多重 PCR 扩增反应体系：按顺序分别加入 5×Ion AmpliSeq™ HiFi Mix 2 μl、5×*BRCA* panel Primer(Pool 1 or Pool 2)2 μl、gDNA 10 ng，补加无核酸酶的水到终体积 10 μl。

6.2.1.2　将配制好的 PCR 扩增反应体系充分涡旋混匀后瞬时离心，置于 PCR 仪内，运行设置好的扩增程序以扩增基因组上目标区域。扩增程序为：① 99 ℃ 2 min；② 99 ℃ 15 s，

60 ℃ 4 min,标准 DNA 进行 18 个循环,石蜡 DNA 进行 21 个循环;③ 10 ℃ ∞;④ 暂停点: PCR 产物可置于 10 ℃过夜储存。

6.2.2 部分消化引物序列

6.2.2.1 轻度离心 PCR 反应管后,对每个样本的 pool 1 和 pool 2 反应体系进行合并。

6.2.2.2 混匀离心后,向每个样本体系中加入 2 μl FuPa Reagent,总体系达到 22 μl。

6.2.2.3 充分涡旋混匀后瞬时离心将液体收集到管底,置于 PCR 仪内,运行以下消化程序:50 ℃ 10 min,55 ℃ 10 min,60 ℃ 20 min,10 ℃不要超过 1 h。

6.2.3 将接头连接至扩增产物

6.2.3.1 第一次使用接头(Adaptor)和索引序列(Barcode)时,将 P1 Adaptor 和 Barcode 进行 1∶1 比例配制,分别取 P1 Adaptor 和 Ion Xpress Barcode(1~96)各 5 μl 混匀。Adaptor/Barcode 混合液储存在 −20 ℃冰箱保存。

6.2.3.2 将消化产物从 PCR 仪中取出后瞬时离心,然后向每管中按顺序分别加入 Switch Solution 4 μl、Adaptor/Barcode 混合液 1 μl、无核酸酶的水 1 μl 和 DNA Ligase 2 μl,总体积达到 30 μl。如果有可见的沉淀物在 Switch 溶液中,通过室温下振荡或上下吹吸来溶解并重悬后再使用。

6.2.3.3 充分涡旋混匀后瞬时离心将液体收集到管底,置于 PCR 仪内,运行以下连接程序:22 ℃ 30 min,72 ℃ 10 min,10 ℃不要超过 1 h。暂停点:PCR 产物可置于 −20 ℃长期保存。

6.2.4 纯化未扩增的文库

6.2.4.1 在未扩增的文库样本(30 μl)离心管中,加入 1.5 倍体积的 AMPure XP reagent 45 μl,涡旋混匀,室温放置 5 min,其间混匀 1~2 次。

6.2.4.2 将离心管置于磁力架上静置 2 min 至液体澄清,取下离心管,小心移除上清。

6.2.4.3 在离心管中加入 150 μl 70%的乙醇,将离心管置于磁力架上缓慢移动 2 周,取下离心管,小心移除上清。

6.2.4.4 重复 6.2.4.3 一次。

6.2.4.5 将离心管置于磁力架上,开盖室温干燥 5 min。

6.2.4.6 将离心管从磁力架上取下,加入 Low TE(石蜡样本加入 50 μl,血液或唾液样本加入 100 μl),充分振荡混匀,轻度离心将液体收集到管底。

6.2.4.7 将离心管置于磁力架上静置 2 min 至液体澄清,取下离心管,转移上清至新的离心管中。

6.2.4.8 吸取 1 μl 上清,加入 99 μl 无核酸酶的水,用于文库定量。

6.2.5 文库定量

通过 qPCR 试剂盒 Ion Library Quantitation Kit 对纯化后的文库进行定量。

6.2.5.1 标准品配制:按以下流程分别配制 S1、S2 和 S3 标准品:① S1(6.8 pmol/L):5 μl E. coli DH10B(68 pmol/L) + 45 μl 水;② S2(0.68 pmol/L):5 μl S1 + 45 μl 水;③ S3(0.068 pmol/L):5 μl S2 + 45 μl 水。每个步骤间需将 DNA 充分混匀、离心。

6.2.5.2　配制定量反应体系：按顺序分别加入 2×TaqMan® Master Mix 5.5 μl、20×Ion TaqMan® Assay 0.5 μl，标准品/文库 4.5 μl，总体积 10 μl。标准品采用 3 个复孔，文库采用单孔定量。

6.2.5.3　将配制好的 PCR 扩增反应体系充分涡旋混匀后瞬时离心，置于 PCR 仪内，运行设置好的扩增程序以扩增基因组上目标区域。

6.2.5.4　编辑定量 PCR 仪的反应程序：输入已稀释好的标准文库的浓度，选择 ROX™ 参考荧光作为背景参考荧光，选择反应体系 10 μl，TaqMan 探针报告子和淬灭子为 FAM™ dye/MGB。

6.2.5.5　设置扩增程序：50 ℃ 2 min；95 ℃ 20 s；95 ℃ 3 s；60 ℃ 30 s，进行 40 个循环。

6.2.5.6　qPCR 反应结束后，计算未稀释过的 Ion AmpliSeq™ library 的平均浓度，通过将 qPCR 的定量结果乘以 100 的稀释倍数。

6.2.6　文库稀释：基于以上计算的文库浓度，确认稀释倍数将文库稀释到 100 pmol/L。例如：未稀释的文库浓度时 300 pmol/L，那 library 的稀释因子应该是 300 pmol/L/100 pmol/L＝3。因此，1 μl 的文库混合 2 μl 的 Low TE(1 比 3 稀释)得到 100 pmol/L 的稀释文库。

6.2.7　文库混合：稀释文库到 100 pmol/L 后，接下来进行多个文库的等体积混合。暂停点：文库可以被保存在 4～8 ℃ 最多一个月，也可以在 - 20 ℃ 条件下储存更长的时间。

6.3·模板制备

6.3.1　Ion OneTouch 2 仪器准备

6.3.1.1　打开 Ion OneTouch 2 背面的电源开关；按触摸屏上 OPEN LID，等待离心机盖打开。

6.3.1.2　将 Recovery Tubes 放置于 Ion OneTouch 2 离心收集器的转子中，随后将 Recovery Routers 放置于相应位置，手动盖上离心机盖。

6.3.1.3　将 Ion OneTouch™ 2 Amplification Plate 放置于加热模块中，将加热模块手柄压向自己身体方向，盖上 Ion OneTouch™ Lid，导管固定于上端的卡口和正面右上角的支架上，将 Amplification Plate 的注射针垂直插入 Ion OneTouch™ DL Injector Hub，直至接触到底部的 Recovery Router，然后松开注射针。

6.3.1.4　Ion OneTouch™ Oil 和 Ion PGM OT2 Recovery Solution 添加。每次开始使用新的 Ion PGM™OT2 200 Kit，丢弃掉前一个试剂盒使用的 Sipper 和 Tubes，戴上新的乳胶手套，装上新的 Sipper；将 Ion OneTouch™ Oil 瓶上下颠倒 10 次，倒入任意一个新的 Ion OneTouch™ Tube 中，约 1/2 满，安装至 Ion OneTouch 2 仪器左侧有螺纹口的相应位置拧紧；Recovery Solution 倒入另一个新的 Ion OneTouch™ Tube 中，约 1/3 满，安装至 Ion OneTouch 2 仪器右侧有螺纹口的相应位置拧紧。

6.3.2　Ion OneTouch 反应液相准备及上机。

6.3.2.1　按照顺序室温配置体系

6.3.2.1.1　在离心管里先加入 25 μl 无核酸酶的水。

6.3.2.1.2　取出 Reagent Mix 置于室温，充分溶解至无沉淀，取 500 μl 加入离心管中，使用后剩余的保存于 4 ℃。

6.3.2.1.3　将 PCR Reagent B 漩涡混合确保充分溶解至无沉淀,取 300 µl 加入到离心管中,使用后剩余的保存于室温。

6.3.2.1.4　将 Enzyme Mix 短暂离心后,冰上放置,取 50 µl 加入到离心管中。

6.3.2.1.5　将定量好的文库稀释至 15 ng/ml,取 2 µl 稀释到 25 µl 加入到离心管中。

6.3.2.2　将上述体系涡旋振荡 5 s,稍离心。

6.3.2.3　将 Ion Sphere™ Particle(简称 ISP)最大速漩涡混匀 1 min,上下吸打 5 次后,吸取 100 µl,加入 6.3.2.1 的液相体系中,上下吸打混匀,室温放置备用。

6.3.2.4　将 Reaction Filter 置于 15 ml 离心管上,将 6.3.2.3 中配制好的液相体系漩涡混匀 5 s,短暂离心 2 s;用 1 ml 移液器将所有的液相缓慢从距离另外两个孔较远的样品孔注入 Reaction filter,注意移液头与样品孔紧密接触插紧。

6.3.2.5　用 1 ml 移液器从此孔缓慢加入 1 ml Reaction Oil,更换一个新的 1 ml 移液头(防止交叉污染),再缓慢加入 500 µl Reaction Oil。

6.3.2.6　将加样孔置于左侧,顺时针倒转 Reaction filter,避免管内导管接触反应液液相。将 Reaction filter 插入 Ion OneTouch™相应位置,边缘凸起位置朝向自己。在系统显示屏上选择 RUN。选择 Ion PGM™ Template OT2 200 kit。然后选择 Expert,最后点击 NEXT 开始运行。

6.3.3　运行结束及 Ion OneTouch™清洗

6.3.3.1　模板制备程序运行结束,在显示屏上选择两次 next 键,进入离心程序,约 10 min。将注射针拔出,放入一个空的 50 ml 的管子。

6.3.3.2　打开离心收集器盖,用清洁纸巾将盖子上的液体擦拭干净,拿掉 Recovery Router,小心缓慢将 Recovery Tubes 取出放于板架上,模板 ISP 位于 Recovery Tubes 底部外侧。

6.3.3.3　拿掉 Reaction Filter,将 Cleaning Adapter 凸出部分面向自己插入相应位置。选择 next 键退出离心程序,回到主界面,在屏幕上选择 Clear。根据提示选择 next,直至程序运行,运行时间约 10 min。清洗结束后取下 Amplification Plate 和废液管一起扔进专门的垃圾桶,关闭电源。

6.4·Ion OneTouch™ ES 的操作及阳性模板富集

6.4.1　沿远离沉淀一侧,自液面开始小心将两管 Recovery Tubes 中的上清液吸掉,各剩余约 50 µl。

6.4.2　取一个新的 1.5 ml 的 Non-Stick Tube,将 Recovery Tubes 中剩余 50 µl 液体吹打 10 次后吸入其中。

6.4.3　在两管 Recovery Tubes 中各加入 100 µl Wash Solution,吹打混匀后,吸入 6.4.2 的 1.5 ml Non-Stick Tube 中。

6.4.4　在 1.5 ml Non-Stick Tubes 中再加入 200 µl Wash Solution,最大转速漩涡振荡 10 s 混匀,15 500×g(或 15 000 r/min)离心 3 min。

6.4.5　沿远离沉淀一侧，自液面开始小心吸掉上清液，剩余 100 μl 在管底，低速漩涡振荡 10 s 混匀。

6.4.6　配制好新鲜的 1 mol/L NaOH（1mol/L NaOH 最长可在一周内使用）。

6.4.7　取一个 1.5 ml 离心管配制 Melt - Off Solution，加入 280 μl Tween solution 和 40 μl 1 mol/L NaOH，充分混匀（每次新鲜配制）。

6.4.8　吸取 130 μl MyOne™ Beads Wash Solution 到一个新的 1.5 ml 的 Non - Stick Tube 中；将 Dynabeads® MyOne™ Streptavidin C1 Beads 最大转速漩涡振荡 30 s，取 13.0 μl 到上述 1.5 ml 的 Non - Stick Tube，漩涡振荡混匀 30 s，短暂离心 2 s。

6.4.9　将 6.4.8 的离心管置于 DynaMag™ - 2 magnet 上 2 min 或至溶液澄清，小心吸掉上清，避免碰触沉淀；将离心管从 DynaMag™ - 2 magnet 上取下，吸取 130 μl MyOne™ Beads Wash Solution 到离心管中，漩涡振荡悬浮 Dynabeads® MyOne™ Streptavidin C1 Beads。

6.4.10　取一个 8 - well strip，方头永远放在面朝自己的左面，从左到右依次编号为 1～8。

6.4.11　在 8 - well strip 中分别加入相应试剂：第 1 孔（方头第一个）加入 6.4.5 中的 100 μl 模板 ISP（U），第 2 孔中加入 6.4.9 中 130 μl Dynabeads® MyOne™ Streptavidin C1 Beads（B），第 3～5 孔中分别加入 300 μl Ion OneTouch™ Wash Solution（W），第 6 和第 8 孔不加试剂，第 7 孔中加入 300 μl 6.4.7 中新鲜配制的 Melt - Off Solution（M）。

6.4.12　将 8 - well strip 放入 Ion OneTouch™ ES 前方白色模块中的凹槽中，方头在左，紧靠在凹槽右侧。

6.4.13　取一个新的 Tip 放入 Tip Loader 中，从支架上取下 Tip Arm 插入 Tip Loader 中，用力向下按紧 1 s，松开，取下 Tip Arm 放回支架上（一定要放到位），新的 Tip 已装在 Tip Arm 下方。

6.4.14　在 Tip Arm 下方的洞中放一个开口的 0.2 ml 的 PCR 管，里面加入 Neutralization Solution 10 μl。

6.4.15　打开 Ion OneTouch™ ES 电源，按 Start/Stop 键，运行过程中显示屏上一直显示"run"，Ion OneTouch™ ES 自动开始阳性模板富集。

6.4.16　富集过程结束，Ion OneTouch™ ES 会有蜂鸣提示，并且显示屏显示"End"，整个过程约 40 min。

6.4.17　结束后，将用过的 Tip 取下，和 8 - well strip 一起扔进专门的垃圾桶，关闭电源。

6.4.18　取出 0.2 ml PCR 管，扣上盖子，15 500×g（或 15 000 r/min）离心 3 min。沿远离沉淀一侧，从液面开始小心吸掉上清，剩余 10 μl 在管底。

6.4.19　加入 200 μl Ion OneTouch™ Wash Solution，上下吹打混匀 10 次，15 500×g（或 15 000 r/min）离心 3 min，沿远离沉淀一侧，从液面开始小心吸掉上清，剩余 10 μl 在管底。

6.4.20　加入 100 μl Ion OneTouch™ Wash Solution，上下吹打混匀 10 次，若不立即进行后续的测序，可置于 4 ℃保存 2～3 天。

6.5·Ion PGM 测序

6.5.1 创建测序程序

6.5.1.1 浏览器地址栏输入 2 mnnql，进入 Torrent Brower。点击进入 Planning 页。根据测序类型点击相应类型的 PLAN NEW RUN 选项，进入设定页面，第一部分是 Application，可以在此修改需要的测序类型。

6.5.1.2 点击 Next，进入 KIT 设定，选择正确的 Library kit、Templating kit、Sequencing kit；Flows：200 读长选择 500、400 读长选择 850；在 Barcode Set 里选择相应的 Barcode 数据库；最后选择相应的 Chip Type。

6.5.1.3 直接点击 Reference，选择相应的参考序列。直接点击 Plan，输入 RUN Name 和 Sample Name，最后点击 Plan 完成程序设定。

6.5.2 清洗 PGM 仪器

6.5.2.1 氯片清洗（如果 PGM 超过 48 h 未使用，请首先用氯片清洗）。

6.5.2.1.1 将 3 个清洁用洗瓶（2 个 250 ml、1 个 2 L）中的残液倒空，每个洗瓶分别用 18 MΩ 去离子水漂洗 2 次。

6.5.2.1.2 将 1 L 的容器用每次 100 ml 18 MΩ 的去离子水漂洗 3 次，装满 1 L 18 MΩ 去离子水，加入一片 Cleaning Tablet（氯片），静置 10 min，让氯片充分溶解。

6.5.2.1.3 当氯片完全溶解后，加入 1 ml 1 mol/L NaOH 混匀，然后使用 0.22 μm 滤膜过滤溶液，将氯液过滤到 W1 氯片清洗瓶中。氯液配制后在 2～3 h 之内使用，超过 2～3 h 的未使用氯液需丢弃。

6.5.2.1.4 打开 PGM 电源，氮气输出气压调至 30 psi。PGM 启动完毕后，点击进入 Clean 菜单，确保芯片座上有一块旧芯片。按屏幕提示，勾选 Chlorite cleaning，点击 Next。通过后按提示将 W1 氯片清洗瓶拧上 W1 位，保证拧紧瓶口，点击 Next。将空的 W2 和 W3 清洗瓶上相应的位置，保证有各自的 Sipper 管，清空废液瓶的废液。

6.5.2.1.5 去掉前端四种 dNTPs 的尖底管，不要取下 Sipper 管，在 Sipper 管下放置废液托盘。点击 Next，进入清洗程序。第一轮清洗结束后，根据页面提示，把 W1 位置的氯液洗瓶取下。用 18 MΩ 去离子水涮洗 W1 位的 Sipper 管的外侧。在一个 250 ml 容积的空洗瓶中加入 250 ml 的 18 MΩ 去离子水，然后把 250 ml 洗瓶连接到 PGM 的 W1 位置，保证拧紧瓶口。点击 Next 开始水洗。

6.5.2.1.6 当清洗完成时，把 W1、W2 和 W3 位置的洗瓶取下。Sipper 管和废液托盘保持原位不动。点击 Next 回到主页面，进入后续初始化步骤。

6.5.2.2 18 MΩ 去离子水清洗

6.5.2.2.1 将 3 个清洁用洗瓶（2 个 250 ml、1 个 2 L）中的残液倒空，每个洗瓶分别用 18 MΩ 去离子水漂洗 2 次。

6.5.2.2.2 W1 清洗瓶用每次 50 ml 18 MΩ 去离子水漂洗 3 次后，加满 250 ml 18 MΩ 去离子水，备用。

6.5.2.2.3 打开 PGM 电源，氮气输出气压调至 30 psi。PGM 启动完毕后，点击进入 Clean 菜单，确保芯片座上有一块旧芯片。按屏幕提示，勾选 18 MΩ water cleaning，点击

Next。通过后按提示将 W1 清洗瓶拧上 W1 位,保证拧紧瓶口,点击 Next。将空的 W2 和 W3 清洗瓶拧上相应的位置,保证有各自的 Sipper 管,清空废液瓶的废液。

6.5.2.2.4　去掉前端 4 种 dNTPs 的尖底管,不要取下 Sipper 管,在 Sipper 管下放置废液托盘。点击 Next,进入清洗程序。

6.5.2.2.5　当清洗完成时,把 W1、W2 和 W3 位置的洗瓶取下。Sipper 管和废液托盘保持原位不动。点击 Next 回到主页面,进入后续初始化步骤。

6.5.3　Ion PGM 初始化

6.5.3.1　将试剂盒中 dNTP stock solution 取出,在冰上融化备用。检查氮气罐压力,当压力低于 500 psi 时,更换气罐。将 W2 试剂瓶用每次 200 ml 18 MΩ 去离子水漂洗 3 次,在上部接线处用记号笔标记(如果有两条接缝线,标记下面的那条),加入 18 MΩ 去离子水至标记处。将整瓶 W2 Solution 倒入加了 18 MΩ 去离子水的 W2 试剂瓶中。

6.5.3.2　在 W2 试剂瓶中加入 70 μl 的 100 mmol/L NaOH,拧紧瓶盖,上下颠倒混匀 5 次,然后立即进入后续初始化的步骤。

6.5.3.3　W1 和 W3 试剂瓶用 18 MΩ 去离子水漂洗,每次 50 ml,漂洗 3 次。在 W1 试剂瓶中加入 350 μl 新鲜配制的 100 mmol/L NaOH 溶液,盖上瓶盖备用。在 W3 试剂瓶中加入 1× W3 Solution 至 50 ml 刻度处,盖上瓶盖备用。

6.5.3.4　在 PGM 主菜单界面上,点击 Initialize,保持芯片座上有一块旧芯片,按 Next 检测是否有漏气。按 Next,根据屏幕提示,穿戴新的乳胶手套,在 W2 位置牢固地插上一根新的灰色长 Sipper 管。

6.5.3.5　立刻把之前准备好的 W2 试剂瓶放置在 W2 位置,拧紧盖子。点击 Next。更换手套,分别在 W1 和 W3 位置牢固地插上一根新的灰色短 Sipper 管。

6.5.3.6　立刻把之前准备好的 W1 和 W3 试剂瓶安装到 W1 和 W3 位置,拧紧盖子。点击 Next。开始第一阶段的初始化过程,测序仪会开始调整 W2 溶液的 pH 值,大概需要 30 min。大约 15 min 后,检查仪器触摸屏上的内容,保证初始化的运行正常。

6.5.3.7　将冰上融化的 4 种 dNTPs 漩涡振荡混匀,短暂离心后放置于冰上。用试剂盒提供的贴纸给 4 个 50 ml 的离心管做标记,分别是 dGTP、dCTP、dATP 和 dTTP。使用带滤芯的移液枪头和新的手套,小心地向每个离心管中加入分别加入对应的 dNTP 20 μl,拧紧管盖,上机前冰上放置备用。

6.5.3.8　在 wash 溶液初始化成功后,根据屏幕提示,取下旧的 Sipper 管并拿开 dNTP 区域的废液托盘。穿戴新的乳胶手套,在 4 个 dNTP 溶液管位置牢固地安装新的 Sipper 管(蓝色)。不要让 Sipper 管碰到任何表面,防治污染。对应符号,拧上相应的 dNTP 溶液管(O 为 dGTP,× 为 dCTP,□ 为 dATP,+ 为 dTTP),确保密封。点击 Next。

6.5.3.9　在屏幕提示初始化进行过程中,仪器会在每个 dNTP 溶液管中注入 40 ml 的 W2 溶液。在初始化的最后,Ion PGM™ 系统会测量试剂的 pH 值。

注意:如果每个试剂都为预期的 pH 值,界面会显示绿色的 Passed。如果界面中出现红色的 Failure,参见用户手册中的 troubleshooting 部分寻找解决方案。

6.5.3.10　点击 Next 结束初始化，回到主界面。根据芯片类型，选择对应的测序流程。

6.5.4　芯片加液，开始测序反应。所有类型的 Ion PGM 芯片，都可以使用下述芯片加液和测序流程。

6.5.4.1　实验前准备：在冰上解冻 Sequencing Primer（测序引物）。

6.5.4.2　在富集后带模板的 ISP 中添加对照

6.5.4.2.1　将之前模板准备中获得的全部富集后带模板的 ISP 液体全部转移入一个 0.2 ml 的非聚苯乙烯 PCR 管中。

6.5.4.2.2　漩涡振荡 Control Ion Sphere Particles 1 min，短暂离心 2 s，然后加 5 μl 到样本模板 ISP 的 PCR 管中。进入测序引物退火步骤。

6.5.4.3　测序引物退火

6.5.4.3.1　将前面操作得到的 ISPs 用移液器吹吸混匀。将 PCR 管插在配套的离心管套中。在放入离心机时，注意将 PCR 管的管盖折叠处朝外，从而保证在离心后可以确定沉淀的位置。15 500×g（或 15 000 r/min）离心 2 min。

6.5.4.3.2　压住移液器的活塞，将枪头插入 PCR 管的液面下方，小心地将上清液吸出，注意不要碰到有沉淀的一侧管壁。丢弃大部分上清液，PCR 管中留下约 15 μl 液体（可以与其他装有 15 μl 液体的 PCR 比较，从而确定液面位置）。

6.5.4.3.3　保证测序引物在使用前完全解冻。将引物振荡 5 s 后，短暂离心 3～5 s 从而收集液体。引物放在冰上待用。在 ISP 中加入 12 μl 的测序引物，液体的终体积为 27 μl。用移液器吸打充分混匀，使沉淀重悬。

6.5.4.3.4　在 PCR 仪上设置如下程序：95 ℃ 2 min，37 ℃ 2 min，使用热盖选项。将 PCR 管放在 PCR 仪上，运行程序。程序完成后，反应体系可以继续放在 PCR 仪中，温度为室温（20～30 ℃）。这段时间可以进行 Chip Check 的操作。

6.5.4.4　运行 Chip Check 程序

6.5.4.4.1　在 PGM 主界面上，点击 Run。取下 PGM 的废液瓶并倒空，重新放回 PGM 上。点击 Next。当屏幕提示插入清洁芯片时，继续使用之前初始化中用过的芯片。点击 Next，从而开始清洁液体管路。按照提示，在屏幕上选择之前用于制备含模板的 ISPs 时使用的仪器。然后点击 Next。

6.5.4.4.2　脱掉乳胶手套，通过接触仪器上的接地触摸板来排除静电。从包装中取出新的芯片，保留包装并根据这次的实验标记芯片。点击 Next。按提示扫描芯片包装袋的条形码，或者点击 Change，手动输入二维码信息。

6.5.4.4.3　在芯片槽中取出旧芯片，放入新的。关闭芯片夹，然后点击 Next。点击 Chip Check。在 Chip Check 开始初期，目测芯片夹中的芯片有没有漏液。在 Chip Check 成功后，将废液瓶倒空，勾选屏幕中 waste bottle is empty。点击 Next。

6.5.4.5　结合测序聚合酶和 ISP

6.5.4.5.1　将 Sequencing Polymerase 从冰箱中取出，用指尖轻弹混匀 4 次。短暂离心 3～5 s，将试剂放在冰上备用。

6.5.4.5.2　在测序引物退火后,从 PCR 仪中取出 ISPs,然后加入 3 μl 的 Sequencing Polymerase,至终体积 30 μl。将样品上下吹吸混匀,在室温下静置 5 min。

6.5.4.6　芯片的准备与加样

6.5.4.6.1　Chip Check 完成后,把新的芯片从 PGM 中取出。在芯片加样过程中,PGM 的芯片夹中要插入一张旧芯片。使芯片倾斜 45°,芯片的加样孔在下方。将枪头牢固地插入加样孔,尽可能地从加样孔中吸出残液,弃掉残液。

6.5.4.6.2　将待测芯片倒置于芯片离心机的芯片托槽上,平衡的旧芯片同样倒置于另一个托槽上,芯片的突出部分都向内。离心 5 s,从而充分甩干芯片。将芯片从托槽上取下,用无尘纸仔细擦拭干托槽。芯片正面朝上,重新放回托槽。

6.5.4.6.3　托槽摆放在牢固水平的平面上。在前面操作中的聚合酶孵育后,根据测序芯片的类型,用 Rainin SR-L200F 移液器枪头吸取对应体积的 ISP(Ion 316™或 Ion 318™芯片:全部液体 30 μl,Ion 314™芯片 10 μl)。

6.5.4.6.4　将枪头牢固地插入芯片的加样孔。松开移液器量程调节锁,缓慢调小量程,将枪头中的 ISP 液体一点点打出(速率为 1 μl /s)。为了避免在芯片中产生气泡,在枪头中留少量残液(约 0.5 μl)。

6.5.4.6.5　将芯片从另一个孔中挤出的液体吸除。将芯片转移到离心机的芯片托槽中,保证有平衡旧芯片,芯片的突出部都向内,离心 30 s。再把芯片突出部都向外,离心 30 s。

6.5.4.6.6　将芯片连芯片托槽一起取下,并放在水平面上。根据芯片类型设定好移液器的量程(Ion 316™或 Ion 318™芯片 25 μl,Ion 314™芯片 5 μl)。

6.5.4.6.7　将芯片倾斜 45°,加样孔在下方,将枪头垂直插入上样孔。缓慢吸打混匀芯片中液体 3 次,其间不要把枪头从孔中拔出,保持液面连续,避免产生气泡。通过旋转移液器的加样量程,从芯片中缓慢吸出尽量多的残液。弃掉残液。将芯片底朝上放在托槽中,放回芯片离心机,保持芯片底朝上的状态快速甩 5 s。将甩出的液体弃掉。

6.5.4.6.8　如果芯片中还有剩余残液,快速地将芯片侧面的突起在桌面上敲击几次,然后移除所有收集到的液体。当芯片加样完成,点击 PGM 屏幕上的 Next,立即进行后续测序操作。

6.5.4.7　选择程序并运行测序实验

6.5.4.7.1　操作屏上,点击 PlannedRUN 区域旁边的 Browse,选择之前创建好的程序名称,点击 Next。待 PLAN 程序载入成功后,确认所有设置数据。如有必要,可以在触摸屏上修改。按照屏幕提示,将加样完成的芯片放回 PGM 的芯片夹,点击 Next。

6.5.4.7.2　在测序初始阶段,目测芯片夹中的芯片有没有漏液。如果没有,可以关闭盖子。机器会将松散的 ISPs 冲洗出去,然后开始芯片校准。当芯片校准完成后(约 1 min),触摸屏会显示校准是否成功。1 min 后,机器会自动开始测序。当测序完成后,芯片留在原位,通过点击 Next 回到主界面。可以将芯片取出,然后继续进行第二个测序反应。

6.5.4.8　PGM 测序结束后清洗与关机

6.5.4.8.1　在主菜单界面选择 Tools,进入后可以看见 Shutdown 选项,点击进入后勾选

18 MΩ water cleaning,点击 Next。取下 W1、W2 和 W3 溶液瓶,保留 Sipper 管。按 Next,将装有 250 ml 18 MΩ 去离子水的 W1 清洗瓶拧到 W1 位置上。将空的 W2 和 W3 清洗瓶拧上相应的位置,清空废液瓶。

6.5.4.8.2 去掉前端 4 种 dNTPs 的尖底管,不要取下 Sipper 管,在 Sipper 管下放置废液托盘。点击 Next,进入清洗程序。清洗结束后 Shutdown 键被激活,按下后再按右下角的 Halt 键,点击确定关机。

6.5.4.8.3 清空各清洗瓶并拧到相应位置,不要取下 Sipper 管,在 dNTPs 位置拧上空的尖底离心管,关闭氮气钢瓶的气阀。

7. 质量控制

NGS 检测主要包括实验操作和生物信息学分析两部分。实验操作部分包括样本准备、文库制备、编码、目标区域富集、测序等;生物信息学分析部分包括定位、比对、变异识别、变异注释、变异解读及报告等。上述流程均需要建立实验室质量管理体系文件和说明书及机器运行和维护说明书,具有严格的室内质控措施;定期参加室间质评以及有持续的质量保证和改进计划。

8. 结果判断

8.1·变异解读是 BRCA 基因检测结果分析中的关键步骤,为临床报告提供重要参考依据。BRCA 变异解读参照《BRCA 数据解读中国专家共识》。

8.2·BRCA1/2 基因序列较长,变异形式多样,变异位点分散遍布于 2 个基因的全长,并且不是所有的 BRCA 变异都会损伤蛋白质功能,因而,变异的解读是 BRCA 检测中一个关键的环节。

8.3·BRCA 数据的解读规则

8.3.1 致病性(pathogenic)- 5 类。包括以下几种情况:① 编码提前终止密码子的序列变异,即 BRCA1 第 1 855 位氨基酸和 BRCA2 第 3 309 位氨基酸前发生的无义突变或移码突变。② 发生在剪切位点即外显子上下游第 1 或第 2 个碱基的变异,但是,需除外经预测或已明确的可产生可能恢复 BRCA1/2 基因功能的自然存在的框内 RNA 异构体的变异。③ 拷贝数缺失变异,该变异导致 BRCA1 第 1 855 位氨基酸和 BRCA2 第 3 309 位氨基酸前发生移码突变,或者该变异移除 1 个或多个外显子且不是经预测或已明确的可产生可能恢复 BRCA1/2 基因功能的自发框内 RNA 异构体的变异。④ 任意大小的拷贝数重复变异,该变异导致 1 个或多个外显子重复并已被证实会导致 BRCA1 第 1 855 位氨基酸和 BRCA2 第 3 309 位氨基酸前发生移码突变。⑤ 体外或体内功能研究显示对基因或基因产物有破坏作用且与肿瘤高危相关的其他类型变异。

8.3.2 可能致病性(likely pathogenic)- 4 类。包括以下几种情况:① 该变异经 mRNA 水平的实验证实能够改变剪接,但是不会产生可能恢复基因功能的自然存在的框内 RNA 异构体。② 该变异编码的氨基酸改变与之前定义的 5 类致病性错义突变相同,但发生改变的基础核苷酸不同,而且既往疾病关联并非由剪接事件所致,并且变异未见于作为对照的外显子组测序项目(Exome Sequencing Project)、千人基因组计划(1000 Genomes Project)或外显子组整合数据库(Exome Aggregation Consortium),或变异位于已确认的功能区。③ 移除密码子的小片段框内缺失变异,该变异涉及的氨基酸位点已被证实可发生错义替换 5 类变异,且既往疾病关联并非由于剪接事件所致,并且变异未见于作为对照的外显子组测序项目、千人基因组计划或外显子组整合数据库,或变异位于已确认的功能区。④ 体外或体内功能性研究显示对基因或基因产物有破坏作用的其他类型变异,并且变异未见于作为对照的外显子组测序项目、千人基因组计划或外显子组整合数据库,或者变异位于已确认的功能区。

8.3.3 意义未明(uncertain significance)-3 类:证据不足以将其归类为 1、2、4 或 5 类的变异,或证据与良性和致病性分类相矛盾的变异。

8.3.4 可能良性(likely benign)-2 类。包括以下几种情况:① 该变异编码的氨基酸改变与已确认的 1 类良性变异相同,但发生改变的基础核苷酸不同,且无证据表明该变异会导致剪接事件。② 个体发生的胚系变异与已知致病变异在同一基因上呈反式(intrans)排列,且该个体除了 *BRCA* 相关肿瘤外无明显其他临床表征。

8.3.5 良性(benign)-1 类:① 外显子组测序项目、千人基因组计划或外显子组整合数据库中等位基因频率>5%的变异。② 体外或体内功能研究显示对蛋白质功能或剪接无破坏作用的变异。

9. 临床意义

9.1·*BRCA* 在 DNA 修复的同源性重组机制中扮演重要角色,*BRCA* 基因突变会导致基因组不稳定性显著增加。胚系 *BRCA* 突变将显著提高各种癌症的发病风险和复发风险,主要包括卵巢癌、乳腺癌、前列腺癌和胰腺癌。

9.2·*BRCA* 基因也是与精准治疗密切相关的生物标志物,具有 *BRCA1/2* 突变的卵巢癌患者对铂类化疗非常敏感,预后良好,并可获益于聚二磷酸腺苷核糖聚合酶(poly ADP-ribose polymerase,PARP)抑制剂的治疗。随着精准医学和靶向治疗的进展,对相关肿瘤患者血液和(或)肿瘤组织进行 *BRCA* 突变检测将有助于更好地判断预后、选择靶向药物、选择化疗方案、在适当的条件下对家族遗传史患者亲属的患病风险进行评估,帮助医师根据患者的基因状态来选取更精准的治疗方案。

10. 注意事项

10.1·×× reagent 使用前要先平衡至室温并充分振荡将磁珠混匀,使用时注意要缓慢吸取。

10.2·纯化未扩增的文库磁珠干燥时,一定要注意磁珠不能过分干燥。

10.3·PGM 初始化时混匀的 W2 溶液不能储存。

10.4·PGM 仪器运行时应保持室温在 25 ℃左右,运行过程中环境温度波动应在 -2～2 ℃,否则可能会影响实验结果。

10.5·实验用水使用新鲜的 18.2 MΩ 超纯水,避免堵塞仪器和影响配制试剂的 pH 值。

10.6·为避免静电损坏芯片,实验过程中芯片应尽量放置于接地金属板或芯片篮中,操作芯片前注意双手接触接地金属板以去除静电。

参考文献

[1] NCCN Guidelines:genetic/familial high-risk assessment:breast and ovarian,Version1.2018.2017.

［2］中华人民共和国卫生部.微生物和生物医学实验室生物安全通用准则.2002.

［3］中华人民共和国卫生部.肿瘤个体化治疗检测技术指南（试行）.2015.

［4］《BRCA 数据解读中国专家共识》编写组.BRCA 数据解读中国专家共识.中华病理学杂志，2017，46（5）：293－297.

［5］Venkitaraman AR. Functions of BRCA1 and BRCA2 in the biological response to DNA damage.J Cell Sci，2001，114（Pt20）：3591－3598.

［6］Campeau PM，Foulkes WD，Tischkowitz MD. Hereditary breast cancer：new genetic developments，new therapeutic avenues. Hum Genet，2008，124（1）：31－42.

［7］Pal T，Permuth-Wey J，Betts JA，et al. BRCA1 and BRCA2 mutations account for a large proportion of ovarian carcinoma cases. Cancer，2005，104（12）：2807－2816.

［8］Vollebergh MA，Lips EH，Nederlof PM，et al. Genomic patterns resembling BRCA1－and BRCA2－mutated breast cancers predict benefit of intensified carboplatin-based chemotherapy. Breast Cancer Res，2014，16（3）：R47.

［9］Tan DS，Rothermundt C，Thomas K，et al. "BRCAness" syndrome in ovarian cancer：a case-control study describing the clinical features and outcome of patients with epithelial ovarian cancer associated with BRCA1 and BRCA2 mutations. J Clin Oncol，2008，26（34）：5530－5536.

［10］Robson M，Im SA，Senkus E，et al. Olaparib for metastatic breast cancer in patients with a germline BRCA mutation. N Engl J Med，2017，377（6）：523－533.

［11］Ledermann J，Harter P，Gourley C，et al. Olaparib maintenance therapy in patients with platinum-sensitive relapsed serous ovarian cancer：a preplanned retrospective analysis of outcomes by BRCA status in a randomised phase 2 trial. Lancet Oncol，2014，15（8）：852－861.

［12］杨佳欣,沈铿,吴令英,等.卵巢上皮性癌 BRCA 基因检测的中国专家讨论.中华妇产科杂志,2017,52（1）：8－10.

［13］《临床分子病理实验室二代基因测序检测专家共识》编写组.临床分子病理实验室二代基因测序检测专家共识.中华病理学杂志,2017,46（3）：145－148.

［14］《基于下一代测序技术的 BRCA 基因检测流程中国专家共识》编写组.基于下一代测序技术的 BRCA 基因检测流程中国专家共识.中华病理学杂志,2018,47（6）：401－406.

（周海红　郭红云　苏海翔）

肺癌个体化基因检测项目标准操作规程

××医院检验科分子诊断实验室作业指导书	文件编号：××-JY-××-××-×××
版本：	生效日期：	共　页　第　页

1. 目的

建立基于高通量测序平台的肺癌基因突变检测标准操作规范，保证实验结果的精确性及准确性。

2. 原理

可逆终止法边合成边测序技术使用4种含有末端阻断基团和不同荧光信号的碱基进行模板互补链的合成，不仅确保了测序的高精确性和高顺序性，而且排除了由重复序列和同聚物导致的测序错误。融合了最新的光学系统和制造工艺，该光学系统采用2个激光源对Flowcell进行扫描，并使用4台照相机对4种碱基分别进行记录，大幅度减少了不同碱基之间的信号干扰，提高了测序系统的准确度。同时，使用了新颖的双表面成像技术，增加了Flowcell的有效面积，从而提高测序产量和降低成本。本检测panel针对肺癌设计，覆盖所有目前已上市或临床在研的肺癌靶向药物，一次检测68个基因，节省时间及组织样本用量。基于二代测序平台进行1 000×高深度测序，具有极高的灵敏度与特异度。

3. 性能特征

3.1·可逆终止法边合成边测序平台能够在单次运行中产生200 GB的数据，每天能产生25 GB。该系统使用两个流动槽和一种新颖的双表面成像方法，能够同时运行需要不同读长的应用，使测序通量及实验灵活性提升到新的水平。有最简化和直观的单个操作员流程，启动运行仅需10 min手工操作时间。即插即用试剂，触摸屏界面，以及实时的远程运行监控，让仪器操作更简单。文库制备时96个样品的平行处理显著降低了手工操作时间和整体的费用。

3.2·正确度：诊断符合率×××；方法符合率×××。

3.3·精密度：批内精密度，对5份野生型和5份突变型样本重复检测3次，符合率×××；批间精密度，对5份野生型和5份突变型样本重复检测3天，符合率×××。

3.4·灵敏度：××× Copies/ml。特异性：＞99％（对溶血、脂血、黄疸血抗干扰能力）。

3.5·可报告范围：68个肺癌靶向治疗相关基因的点突变、插入、缺失、融合和扩增。

4. 标本类型与患者准备

4.1·标本要求：新鲜肿瘤组织、石蜡包埋组织、外周血、唾液、口腔拭子。

4.2·适用人群：希望能够接受靶向治疗或了解耐药机制的晚期肺癌患者。

5. 试剂与仪器

5.1·仪器：本实验所用仪器为二代测序仪。

5.2·试剂：本检测项目使用的是××肺癌基因检测产品，该panel覆盖68个肺癌靶向治疗相关基因，检测类型包括点突变、插入、缺失、融合和扩增，检测内容如表8-3-1所示。

表 8 - 3 - 1　68 个肺癌靶向治疗相关基因

NCCN 指南明确与非小细胞肺癌用药指导相关的基因					
ALK	BRAF	EGFR	ERBB2	KRAS	MET
RET	ROS1				
其他与癌症用药指导密切相关的基因					
AKT1	APC	AR	ARAF	ATM	AXL
BCL2L11	BRCA1	BRCA2	CCND1	CD74	CDK4
CDK6	CDKN2A	CTNNB1	DDR2	ERBB3	ERBB4
ESR1	FGF19	FGF3	FGF4	FGFR1	FGFR2
FGFR3	FLT3	HRAS	IDH1	IDH2	IGF1R
JAK1	JAK2	KDR	KIT	MAP2K1	MTOR
MYC	NF1	NOTCH1	NRAS	NRG1	NTRK1
NTRK2	NTRK3	PDGFRA	PIK3CA	PTCH1	PTEN
RAF1	RB1	SMAD4	SMO	STK11	TOP2A
TP53	TSC1	TSC2			
与药物代谢与毒性相关的重要基因					
CYP2D6	DPYD	UGT1A1			

6. 操作步骤

6.1·变性与固定 RNA：在此过程中，纯化的 RNA 会变性并用随机六聚物引入，为 cDNA 合成做好准备。

6.1.1　耗材：EPH3［洗脱液、引物、片段高度混合液 3（红色盖子）］、FSM［第一链合成混合液（红色盖子）］、RVT［逆转录酶（红色盖子）］、96 孔 PCR 板、Microseal "B"黏性密封膜。

6.1.2　准备下列耗材（表 8 - 3 - 2）。

表 8 - 3 - 2　准备耗材

物　品	存储条件	说　　明
EPH3	− 25～− 15 ℃	在室温下解冻，振荡以重悬，进行短暂的离心
FSM	− 25～− 15 ℃	在室温下解冻，振荡以重悬，进行短暂的离心
RVT	− 25～− 15 ℃	放在冰上，进行短暂的离心

6.1.2.1　在冰上解冻 RNA 样品。对样品进行验收和定量。在不含核酸酶的水中将每个已纯化的 RNA 样品的浓度稀释到 4.7～10 ng/μl。

6.1.2.2　在扩增仪上保存下列程序。

6.1.2.2.1　如果是 FFPE 或分段 RNA，保存 LQ - RNA 程序。选择预热盖选项，并将其设置为 100 ℃；将反应液剂量设为 17 μl；65 ℃下 5 min；保持在 4 ℃。

6.1.2.2.2　如果是细胞系或完整 RNA，保存 HQ - RNA 程序。选择预热盖选项，并将其设置为 100 ℃；将反应液剂量设为 17 μl；94 ℃下 8 min；保持在 4 ℃。

6.1.2.3　将新的 96 孔 PCR 板标为"CF"(cDNA 片段)。

6.1.3　程序

6.1.3.1　在微量离心管中装入以下试剂,制备 FSM+RVT 预先混合液(表 2-3-3)。用移液器上下吸打以混匀溶液。

表 2-3-3　FSM+RVT 预先混合液

预先混合液成分	每 3 个样品	每 8 个样品	每 16 个样品	每 24 个样品
FSM	27 μl	72 μl	144 μl	216 μl
RVT	3 μl	8 μl	16 μl	24 μl

6.1.3.2　将 FSM+RVT 预先混合液放在冰上,直到合成第一链 cDNA。将每个纯化 RNA 样品分别加 8.5 μl 到 CF 板相应的孔中。将 8.5 μl EPH3 加到每个孔中。

6.1.3.3　盖上 Microseal "B",并将板以 1 200 r/min 的速度振动 1 min。置于预编程序的扩增仪上并运行 LQ-RNA 或 HQ-RNA 程序。当扩增仪达到 4 ℃时,立即进行下一步。

6.2·合成第一链 cDNA:此流程使用逆转录酶对使用随机六聚物引入到第一链 cDNA 中的 RNA 片段进行反转录。

6.2.1　耗材:FSM+RVT 预先混合液、Microseal "B"黏性密封膜。

6.2.2　准备:在带热盖的扩增仪上将以下程序另存为 1stSS:选择预热盖选项,并将其设置为 100 ℃;将反应液剂量设为 25 μl;25 ℃下 10 min;42 ℃下 15 min;70 ℃下 15 min;保持在 4 ℃。

6.2.3　程序

6.2.3.1　从扩增仪上取下 CF 板。使用 FSM+RVT 预先混合液之前,先用移液器上下吸打以混匀。将 8 μl FSM+RVT 预先混合液加到每个孔中。盖上 Microseal "B",并将板以 1 200 r/min 的速度振动 1 min。置于扩增仪上并运行 1stSS 程序。

6.2.3.2　当扩增仪达到 4 ℃时,立即进行下一步。

6.3·合成第二链 cDNA:此流程会去除 RNA 模板并合成 ds cDNA。

6.3.1　耗材:SSM[第二链混合液(红色盖子)]、Microseal "B"黏性密封膜。

6.3.2　准备

6.3.2.1　准备下列耗材(如表 2-3-4)。

表 2-3-4　准备 SSM

物　品	存储条件	说　　明
SSM	-25～-15 ℃	在室温下解冻,翻转 10 次混匀,进行短暂离心

6.3.2.2　在带热盖的扩增仪上将以下程序另存为 2ndSS。如果盖的温度不能设为 30 ℃,则关闭预热盖加热选项;选择预热盖选项,并将其设置为 30 ℃;将反应液剂量设为 50 μl;16 ℃下 25 min;保持在 4 ℃。

6.3.3 程序

6.3.3.1 从扩增仪上取下 CF 板。将 25 μl SSM 加到每个孔中。盖上 Microseal "B",并将板以 1 200 r/min 的速度振动 1 min。置于扩增仪上并运行 2ndSS 程序。

6.3.3.2 当扩增仪达到 4 ℃ 时,继续下一步。

6.4 · 纯化 cDNA:此过程使用 SPB 从不需要的反应成分中纯化 cDNA。

6.4.1 耗材:新制备的浓度为 80% 的乙醇(EtOH)、样品纯化微珠(SPB)、重悬缓冲液(RSB)、Microseal "B" 黏性密封膜、96 孔 MIDI 板(1~2)、[可选]96 孔 PCR 板。

6.4.2 准备

6.4.2.1 准备下列耗材(表 8-3-5)。

表 8-3-5 准备耗材

物 品	存储条件	说 明
SPB	2~8 ℃	恢复至室温 使用 SPB 前,请先振荡 1 min
RSB	2~8 ℃ 或 −25~−15 ℃	恢复至室温 如果 RSB 存储在 −25~−15 ℃ 下,使用前,请先在室温下解冻并振荡

6.4.2.2 将新的 96 孔 MIDI 板标为 "BIND1"。将新的 96 孔 MIDI 板标为 "PCF"(已纯化的 cDNA 片段)。

6.4.2.3 新鲜制备浓度为 80% 的乙醇。

6.4.3 程序

6.4.3.1 结合:从扩增仪上取下 CF 板;将 90 μl SPB 加到 BIND1 板的每个孔中;将 CF 板的每个样品分别转移 50 μl 到 BIND1 板相应的孔中;盖上 Microseal "B",以 1 800 r/min 的速度振动 2 min;在室温下孵育 5 min。

6.4.3.2 清洗:将 BIND1 板置于磁力架上 5 min。取出并丢弃每个孔中的所有上层清液。按以下方式进行清洗:在磁力架上时,加入 200 μl 浓度为 80% 乙醇;等待 30 s,然后取走并丢弃每个孔中的所有上层清液。重复清洗步骤,以进行第 2 次清洗。使用装有细吸头的 P20 移液器,从每个孔中取走残余的上层清液。

6.4.3.3 洗脱:从磁力架上取下 BIND1 板。将 22 μl RSB 加到每个孔中。盖上 Microseal "B",以 1 500 r/min 的速度振动 2 min。在室温下孵育 2 min。在磁力架上放置 2 min。从 BIND1 板的每个孔中,分别转移 20 μl 洗脱液到 PCF 板相应的孔中。将 30 μl RSB 加到 PCF 板的每个孔中,然后用移液器上下吸打至少 10 次以混匀溶液。继续执行末端修复和尾端加 A,或盖上 Microseal "B" 并存储。

6.5 · 片段化 gDNA:此过程使用 Covaris 聚焦超声仪对 gDNA 进行最佳分段,以获得 90~250 碱基对的片段大小。Covaris 剪切生成含有 3′ 或 5′ 突出的 dsDNA 片段。

6.5.1 耗材:TE 缓冲液(TEB)、Covaris 8 联微细管、96 孔 MIDI 板、[可选]96 孔 PCR 板。

6.5.2 准备

6.5.2.1 准备下列耗材(表8-3-6)。

表8-3-6 准备 TEB

物　品	存储条件	说　　明
TEB	2~8 ℃	恢复至室温,翻转以混匀溶液

6.5.2.2 遵照制造商的指导准则打开并设置 Covaris 仪器。此仪器需要大约 1 h 进行排气。

6.5.2.3 从以下选项中选择一种板:如果只处理 gDNA,请使用新的 96 孔 MIDI 板。如果还要同时处理 cDNA 样品,请继续使用纯化 cDNA 时使用的 PCF 板。[可选]在此步骤后存储剪切的 gDNA,请使用 96 孔 PCR 板。

6.5.2.4 对 LP(文库制备)板进行标记(或重新标记)。将 gDNA 样品置于室温下解冻。翻转以混匀溶液。对样品进行验收或定量。在 TEB 中将每个已纯化的 DNA 样品稀释到 3.3~10 ng/μl 的浓度。

6.5.3 程序

6.5.3.1 将每个已稀释且纯化的 gDNA 样品分别加 12 μl 到 Covaris 8 联微细管中。将 40 μl TEB 加到每个样品中。用移液器上下吸打以混匀溶液。用封箔口对微细管联管进行密封。进行短暂的离心。

6.5.3.2 如果使用的是 Covaris E220evolution 或 LE220 型号,请使用以下设置对 gDNA 进行片段化(表8-3-7)。

表8-3-7 gDNA 片段化参数

参　　数	E220evolution	LE220
峰值入射功率	175 W	450w
占空比	10%	30%
每次分段的循环数	200	200
处理时间	280 s	250 s
温度	7 ℃	7 ℃
增强器	是	不适用

6.5.3.3 将每个已剪切的 gDNA 样品分别转移 50 μl 到 LP 板(或 PCF 板,如果还要同时处理 cDNA)相应的孔中。

6.5.3.4 [可选]如果 PCF 板是 MIDI 板,并且您打算在完成此步骤后存储该板,请分别将 50 μl 的 cDNA 和 50 μl 的已剪切 gDNA 样品转移到新的 96 孔 PCR 板相应的孔中。

6.6·执行末端修复和尾端加 A:此过程使用末端修复尾端加 A 预先混合液(ERA1)将片段化产生的突出量转换为平末端。此混合液中的 3′→5′核酸外切酶活动会去除 3′突出量,而 5′→3′聚合酶活动会填充 5′的突出量。在此反应期间,会为 3′末端尾端加 A,以防止它们在接头连接反应期间相互连接。

6.6.1　耗材:末端修复尾端加 A 酶混合液 1(ERA1 - A)、末端修复尾端加 A 缓冲液 1(ERA1 - B)、Microseal "B"黏性密封膜、1.7 ml 微量离心管、[可选]96 孔 MIDI 板。

6.6.2　准备

6.6.2.1　准备下列耗材(表 8 - 3 - 8)。

表 8 - 3 - 8　准备耗材

物　　品	存储条件	说　　　　　明
ERA1 - A	-25～-15 ℃	放在冰上,进行短暂的离心,然后用移液器上下吸打以混匀
ERA1 - B	-25～-15 ℃	在室温下解冻,进行短暂的离心,然后用移液器上下吸打以混匀
		如果存在结晶,请用手将试管焐热,然后用移液器上下吸打以混匀,直到结晶溶解为止

6.6.2.2　使 cDNA 和剪切的 gDNA 恢复到室温。如果 cDNA 和 gDNA 样品存储在单独的 MIDI 板上,请将所有样品都移到同一个 MIDI 板上。

6.6.2.3　[可选]如果 cDNA 和(或)剪切的 gDNA 样品存储在 96 孔 PCR 板上,请将 50 μl 的 cDNA 和(或)剪切的 gDNA 样品转移到一个新的 96 孔 MIDI 板上相应的孔中。

6.6.2.4　对 LP2(文库制备 2)MIDI 板进行标记(或重新标记)。

6.6.2.5　使用 MIDI 加热插块按如下所述预热 2 个 Hybex 孵育器:将 Hybex 孵育器预热到 30 ℃。将 Hybex 孵育器预热到 72 ℃。

6.6.3　程序

6.6.3.1　在微量离心管中装入以下试剂,制备 ERA1 预先混合液(表 2 - 3 - 9)。

表 2 - 3 - 9　制备预先混合液

预先混合液成分	每 3 个样品	每 8 个样品	每 16 个样品	每 24 个样品
ERA1 - B	26 μl	69 μl	138 μl	207 μl
ERA1 - A	10 μl	27 μl	54 μl	81 μl

6.6.3.2　用移液器上下吸打至少 10 次以混匀 ERA1 预先混合液,然后将其置于冰上。将 10 μl ERA1 预先混合液加到 LP2 板的每个样品中。盖上 Microseal "B",并将板以 1 800 r/min 的速度振动 2 min。在 30 ℃的 Hybex 孵育器中孵育 30 min。立即转移到另一个 72 ℃的 Hybex 孵育器中再孵育 20 min。将板置于冰上 5 min。

6.7·连接接头:此过程将接头连接到 cDNA 和(或)gDNA 片段的末端。

6.7.1　耗材:接头连接缓冲液 1(ALB1)、通用短接头 1(SUA1)、停止连接缓冲液(STL)、DNA 连接酶 3(LIG3)、Microseal "B"黏性密封膜。

6.7.2　准备下列耗材(表 8 - 3 - 10)。

表 8-3-10　准备耗材

物　品	存储条件	说　　明
ALB1	−25～−15 ℃	在室温下解冻,振荡以重悬,进行短暂的离心
SUA1	−25～−15 ℃	在室温下解冻,振荡以重悬,进行短暂的离心
STL	−25～−15 ℃	在室温下解冻,振荡以重悬,进行短暂的离心
LIG3	−25～−15 ℃	放在冰上 进行短暂的离心,然后用移液器上下吸打以混匀

6.7.3　程序:将 60 μl ALB1 加到每个孔中。将 5 μl LIG3 加到每个孔中。振荡 SUA1 至少 10 s。将 10 μl SUA1 加到每个孔中。盖上 Microseal "B",并将板以 1 800 r/min 的速度振动 2 min。在室温下孵育 30 min。加入 5 μl STL。盖上 Microseal "B",并将板以 1 800 r/min 的速度振动 2 min。

6.8·纯化连接:此过程使用 SPB 纯化 cDNA 或 gDNA 片段,并去除不需要的产物。

6.8.1　耗材:新制备的浓度为 80% 的乙醇(EtOH)、样品纯化微珠(SPB)、重悬缓冲液(RSB)、96 孔 PCR 板、Microseal "B"黏性密封膜。

6.8.2　准备

6.8.2.1　准备下列耗材(表 8-3-11)。

表 8-3-11　准备耗材

物　品	存储条件	说　　明
SPB	2～8 ℃	恢复至室温 使用 SPB 前,请先振荡 1 min
RSB	2～8 ℃或 −25～−15 ℃	恢复至室温 如果 RSB 存储在 −25～−15 ℃下,使用前,请先在室温下解冻并振荡

6.8.2.2　将新的 96 孔 PCR 板标为"LS"(文库样品)。

6.8.2.3　新鲜制备浓度为 80% 的乙醇。

6.8.3　程序

6.8.3.1　结合:将 112 μl SPB 加到 LP2 板的每个孔中。盖上 Microseal "B",以 1 800 r/min 的速度振动 2 min。在室温下孵育 5 min。

6.8.3.2　清洗:① 将 LP2 板置于磁力架上 10 min;② 取出并丢弃每个孔中的所有上层清液;③ 按以下方式进行清洗:在磁力架上时,加入 200 μl 浓度为 80% 乙醇;等待 30 s,然后取走并丢弃每个孔中的所有上层清液;④ 重复上述清洗步骤,以进行第 2 次清洗;⑤ 使用装有细吸头的 P20 移液器,从每个孔中取走残余的上层清液。

6.8.3.3　洗脱:从磁力架中取下。将 27.5 μl RSB 加到每个孔中。盖上 Microseal "B",以 1 500 r/min 的速度振动 2 min。在室温下孵育 2 min。在磁力架上放置 2 min。将 LP2 板的每种洗脱液分别转移 25 μl 到 LS 板相应的孔中。

6.9·标签 PCR:在此步骤中,将使用引物扩增 cDNA 和(或)gDNA 片段,这些引物会添加标签序列以进行样品多重分析。产物包含 DNA 片段,且簇生成所需的序列和接头排列在这些片段的两侧。

6.9.1 耗材:EPM(增强型 PCR 混合液)、UPXX(唯一标签引物混合液,请参见试剂盒内含物品)、CPXX(组合标签引物混合液,请参见试剂盒内含物品)、Microseal "B"黏性密封膜。

6.9.2 准备

6.9.2.1 准备下列耗材(表 8 - 3 - 12)。

表 8 - 3 - 12 准备耗材

物 品	存储条件	说 明
EPM	- 25~ - 15 ℃	在室温下解冻,振荡以重悬,然后进行短暂的离心
UPXX	- 25~ - 15 ℃	在室温下解冻,振荡以重悬,然后进行短暂的离心
CPXX	- 25~ - 15 ℃	在室温下解冻,振荡以重悬,然后进行短暂的离心

6.9.2.2 为每个 RNA 文库分配 1 份 UPXX 标签引物混合液,为每个 DNA 文库分配 1 份 CPXX 标签引物混合液(××=标签引物混合液编号)。

6.9.2.2.1 还可将 UPXX 标签引物混合液用于 DNA 文库。

6.9.2.2.2 不得将 CPXX 标签引物混合液用于 RNA 文库。

6.9.2.2.3 低重测序运行应使用 3 个文库,且这 3 个文库应包含以下其中一组 UPXX 标签引物,这样才能提供足够的多样性。

6.9.2.2.4 为低重运行选择以下其中一组标签引物:[UP01、UP02、UP03]、[UP04、UP05、UP06]、[UP07、UP08、UP09]、[UP10、UP11、UP12]。

6.9.2.3 于扩增后区域,在带热盖的扩增仪上将以下程序另存为 I - PCR:选择预热盖选项,并将其设置为 100 ℃;将反应液剂量设为 50 μl;98 ℃下 30 s;15 次以下循环:98 ℃下 10 s,60 ℃下 30 s,72 ℃下 30 s,72 ℃下 5 min;保持在 10 ℃。

6.9.3 程序:① 将 5 μl 标签引物混合液(UPXX 或 CPXX)加到 LS 板的每个孔中;② 将 20 μl EPM 加到每个孔中;③ 盖上 Microseal "B",并将板以 1 500 r/min 的速度振动 1 min;④ 以 280×g 的转速进行短暂的离心;⑤ 置于预编程序的扩增仪上并运行 I - PCR 程序;⑥ 完成 I - PCR 程序后,将板重新标为"ALS"(已扩增的文库样品);⑦ 进行短暂的离心。

6.10·执行第一次杂交在此过程中,会将特定于××检测试剂盒所靶向的 68 种基因的寡核苷酸混合文库杂交到标签 PCR 期间所生成的 RNA 和/或 DNA 文库。为确保能够富集靶向区域,需要进行两个杂交步骤。本步骤执行第一次杂交,需要过夜(8~24 h)。

6.10.1 耗材:目标采集添加剂 1(TCA1)、目标采集缓冲液 1(TCB1)、肿瘤学探针 RNA1[红色盖子(OPR1)]、肿瘤学探针 DNA1[蓝色盖子(OPD1)]、96 孔 PCR 板、Microseal "B"黏性密封膜。

6.10.2 准备

6.10.2.1 准备下列耗材(表 8 - 3 - 13)。

表 8 - 3 - 13 准备耗材

物 品	存储条件	说 明
TCB1	2~8 ℃	恢复至室温,振荡 1 min 以重悬,进行短暂的离心,如果存在结晶,请用手将试管焐热,然后进行振荡,直到结晶溶解为止
TCA1	−25~−15 ℃	在室温下解冻,振荡以重悬,然后进行短暂的离心
OPR1	−25~−15 ℃	在室温下解冻,振荡以重悬,然后进行短暂的离心
OPD1	−25~−15 ℃	在室温下解冻,振荡以重悬,然后进行短暂的离心

6.10.2.2 如果 ALS 板存储在 −25~−15 ℃下,则在室温下解冻并离心。

6.10.2.3 将新的 96 孔 PCR 板标为"HYB1"(杂交 1)。

6.10.2.4 在带热盖的扩增仪上将以下程序另存为 HYB1:选择预热盖选项,并将其设置为 100 ℃;将反应液剂量设为 50 μl;95 ℃下 10 min;85 ℃下 2.5 min;75 ℃下 2.5 min;65 ℃下 2.5 min;保持在 57 ℃。

6.10.3 程序:① 将每种 RNA 和(或)DNA 文库分别加 20 μl 到 HYB1 板中;② 将 15 μl TCB1 加到每个孔中;③ 将 10 μl TCA1 加到每个孔中;④ 加入合适的探针:如果是 RNA 文库,加入 5 μl OPR1(红色盖子);如果是 DNA 文库,加入 5 μl OPD1(蓝色盖子);⑤ 盖上 Microseal"B",并将板以 1 800 r/min 的速度振动 2 min;⑥ 置于预编程序的扩增仪上并运行 HYB1 程序。在 57 ℃下过夜(8~24 h)杂交。

6.11 · 执行第一次采集:这一步使用链霉亲和素磁力微珠(SMB)采集杂交到目标靶向区域的探针。3 份采用增强型富集清洗液 2(EEW2)的热清洗液可以从微珠中去除非特定的结合。然后从微珠中洗脱富集文库,准备用于第二轮杂交。

6.11.1 耗材:链霉亲和素磁力微珠(SMB)、洗脱靶缓冲液 2(ET2)、富集洗脱液 2(EE2)、HP3(2 mol/L NaOH)、增强型富集清洗液 2(EEW2)、96 孔 MIDI 板、96 孔 PCR 板、Microseal "B"黏性密封膜。

6.11.2 准备

6.11.2.1 准备下列耗材(表 2 - 3 - 14)。

表 2 - 3 - 14 准备耗材

物 品	存储条件	说 明
EE2	−25~−15 ℃	在室温下解冻,振荡以重悬,然后进行短暂的离心
EEW2	−25~−15 ℃	在室温下解冻,振荡 1 min 以重悬
SMB	2~8 ℃	恢复至室温,振荡 1 min 如果有微珠沉淀,请用移液器上下吸打让沉淀物散开,然后振荡以重悬
ET2	2~8 ℃	恢复至室温,振荡以重悬,然后进行短暂的离心
HP3	2~8 ℃	恢复至室温,振荡以重悬,然后进行短暂的离心

6.11.2.2　使用 MIDI 加热插块将 Hybex 孵育器预热到 57 ℃。

6.11.2.3　将新的 96 孔 MIDI 板标为"CAP1"。将新的 96 孔 PCR 板标为"ELU1"(洗脱液 1)。

6.11.3　程序

6.11.3.1　结合:① 从扩增仪上取下 HYB1 板;② 将 150 μl SMB 加到 CAP1 板的每个孔中;③ 将 HYB1 板的每个文库分别转移 50 μl 到 CAP1 板相应的孔中;④ 盖上 Microseal "B",并将板以 1 800 r/min 的速度振动 2 min;⑤ 在 57 ℃的 Hybex 孵育器中孵育 25 min;⑥ 在磁力架上放置 2 min;⑦ 在磁力架上时,使用移液器取走并丢弃上层清液。

6.11.3.2　清洗:① 按以下方式进行清洗:从磁力架上取下 CAP1 板。将 200 μl EEW2 加到每个孔中。用移液器上下吸打 5 次以混匀溶液。每次采集文库时都要使用干净的吸头。盖上 Microseal "B",并将板以 1 800 r/min 的速度振动 4 min。如果还有微珠沉淀,请取下 Microseal 并用移液器上下吸打以混匀溶液,确保所有微珠都重悬。盖上新的 Microseal "B"。在 57 ℃的 Hybex 孵育器中孵育 5 min。在磁力架上放置 2 min。在磁力架上时,使用移液器取出并丢弃每个孔中的上层清液;② 重复步骤①,以进行第 2 次清洗;③ 重复步骤①,以进行第 3 次清洗;④ 使用装有细吸头的 P20 移液器,从每个孔中取走所有残余的上层清液。

6.11.3.3　洗脱:在微量离心管中装入以下试剂,制备 EE2 + HP3 洗脱混合液(表 8 - 3 - 15)。稍作振荡进行混匀。从磁力架上取下 CAP1 板。将 17 μl EE2 + HP3 洗脱混合液加到每个样品沉淀中。盖上 Microseal "B",并将板以 1 800 r/min 的速度振动 2 min。在磁力架上放置 2 min。从 CAP1 板的每个孔中小心转移 15 μl 洗脱液到 ELU1 板。将 5 μl ET2 加到 ELU1 板的每种洗脱液中。盖上 Microseal "B",并将板以 1 800 r/min 的速度振动 2 min。

表 8 - 3 - 15　制备洗脱混合液

洗脱混合液成分	每 3 个样品	每 8 个样品	每 16 个样品	每 24 个样品
EE2	95 μl	228 μl	456 μl	684 μl
HP3	5 μl	12 μl	24 μl	36 μl

6.12·执行第 2 次杂交:这一步第 2 次将富集 RNA 和(或)DNA 文库的靶向区域与采集探针结合。第 2 次杂交可确保采集区域的高特异性。为确保文库富集达到最佳性能,第二次杂交步骤应执行至少 1.5 h,最多不超过 4 h。

6.12.1　耗材:TCA1、TCB1、OPR1、OPD1、Microseal "B"黏性密封膜。

6.12.2　准备

6.12.2.1　准备下列耗材(表 8 - 3 - 16)。

表 8 - 3 - 16　准备耗材

物　品	存储条件	说　　　　　明
TCB1	2~8 ℃	恢复至室温,振荡 1 min 以重悬,进行短暂的离心。如果存在结晶,请用手将试管焐热,然后进行振荡,直到结晶溶解为止
TCA1	- 25~- 15 ℃	在室温下解冻,振荡以重悬,然后进行短暂的离心

（续表）

物　品	存储条件	说　　　明
OPR1	−25～−15 ℃	在室温下解冻，振荡以重悬，然后进行短暂的离心
OPD1	−25～−15 ℃	在室温下解冻，振荡以重悬，然后进行短暂的离心

6.12.2.2　在带热盖的扩增仪上将以下程序另存为 HYB2：选择预热盖选项，并将其设置为 100 ℃；将反应液剂量设为 50 μl；95 ℃下 10 min；85 ℃下 2.5 min；75 ℃下 2.5 min；65 ℃下 2.5 min；保持在 57 ℃。

6.12.3　程序：① 将 15 μl TCB1 加到 ELU1 板的每个孔中；② 将 10 μl TCA1 加到每个孔中；③ 加入合适的探针：如果是 RNA 文库，加入 5 μl OPR1（红色盖子），如果是 DNA 文库，加入 5 μl OPD1（蓝色盖子）；④ 盖上 Microseal "B"，并将板以 1 800 r/min 的速度振动 2 min；⑤ 置于预编程序的扩增仪上并运行 HYB2 程序；⑥ 在 57 ℃下杂交 1.5～4 h。

6.13·执行第 2 次采集：这一步使用 SMB 采集杂交到目标靶向区域的探针。RSB 用于冲洗采集的文库，并从微珠中去除非特定的结合。然后从微珠中洗脱富集文库，准备用于测序。

6.13.1　耗材：SMB、ET2、EE2、HP3（2 mol/L NaOH）、RSB（重悬缓冲液）、96 孔 MIDI 板、96 孔 PCR 板、Microseal "B"黏性密封膜。

6.13.2　准备

6.13.2.1　准备下列耗材（表 8-3-17）。

表 8-3-17　准备耗材

物　品	存储条件	说　　　明
EE2	−25～−15 ℃	在室温下解冻，振荡以重悬，然后进行短暂的离心
SMB	2～8 ℃	恢复至室温，振荡 1 min
		如果有微珠沉淀，请用移液器上下吸打让沉淀物散开，然后振荡以重悬
ET2	2～8 ℃	恢复至室温，振荡以重悬，然后进行短暂的离心
HP3	2～8 ℃	恢复至室温，振荡以重悬，然后进行短暂的离心
RSB	2～8 ℃或	恢复至室温
	−25～−15 ℃	如果 RSB 存储在 −25～−15 ℃下，使用前，请先在室温下解冻并振荡

6.13.2.2　使用 MIDI 加热插块将 Hybex 孵育器预热到 57 ℃。

6.13.2.3　将新的 96 孔 MIDI 板标为"CAP2"。将新的 96 孔 PCR 板标为"ELU2"（洗脱液 2）。

6.13.3　程序

6.13.3.1　结合：① 从扩增仪上取下 ELU1 板；② 将 150 μl SMB 加到 CAP2 板的每个孔中；③ 将 ELU1 板的每个文库分别转移 50 μl 到 CAP2 板相应的孔中；④ 盖上 Microseal

"B",并将板以 1 800 r/min 的速度振动 2 min;⑤ 在 57 ℃ 的 Hybex 孵育器中孵育 25 min;⑥ 在磁力架上放置 2 min;⑦ 在磁力架上时,使用移液器小心取出并丢弃每个孔中的上层清液。

6.13.3.2　清洗:① 从磁力架上取下 CAP2 板;② 将 200 μl RSB 加到每个孔中;③ 盖上 Microseal "B",并将板以 1 800 r/min 的速度振动 4 min。如果还有微珠沉淀,请取下 Microseal 并用移液器上下吸打以混匀溶液,确保所有微珠都重悬。盖上新的 Microseal "B";④ 在磁力架上放置 2 min;⑤ 在磁力架上时,使用移液器小心取走并丢弃所有上层清液;⑥ 使用装有细吸头的 P20 移液器,从每个孔中取走所有残余的上层清液。

6.13.3.3　洗脱:① 在微量离心管中装入以下试剂,制备新鲜的 EE2 + HP3 洗脱混合液(表 8 - 3 - 18);② 振荡试管混匀溶液;③ 从磁力架上取下 CAP2 板;④ 将 22 μl EE2 + HP3 洗脱混合液加到每个样品沉淀中;⑤ 盖上 Microseal "B",并将板以 1 800 r/min 的速度振动 2 min;⑥ 在磁力架上放置 2 min;⑦ 从 CAP2 板的每个孔中转移 20 μl 洗脱液到 ELU2 板;⑧ 将 5 μl ET2 加到 ELU2 板的每种洗脱液中;⑨ 盖上 Microseal "B",并将板以 1 800 r/min 的速度振动 2 min。

表 8 - 3 - 18　EE2 + HP3 洗脱混合液

洗脱混合液成分	每 3 个样品	每 8 个样品	每 16 个样品	每 24 个样品
EE2	95 μl	228 μl	456 μl	684 μl
HP3	5 μl	12 μl	24 μl	36 μl

6.14 · 扩增富集文库:此步骤使用引物来扩增富集文库。

6.14.1　耗材:PCR 引物混合液 3(PPC3)、增强型 PCR 混合液(EPM)、Microseal "B" 黏性密封膜。

6.14.2　准备

6.14.2.1　准备下列耗材(表 8 - 3 - 19)。

表 8 - 3 - 19　准备耗材

物　品	存储条件	说　　明
EPM	− 25 ～ − 15 ℃	在冰上解冻,振荡以重悬,然后进行短暂的离心
PPC3	− 25 ～ − 15 ℃	在室温下解冻,振荡以重悬,然后进行短暂的离心

6.14.2.2　如果 ELU2 板存储在 − 25 ～ − 15 ℃ 下,则在室温下解冻并离心。

6.14.2.3　在带热盖的扩增仪上将以下程序另存为 EL - PCR:选择预热盖选项,并将其设置为 100 ℃;将反应液剂量设为 50 μl;98 ℃ 下 30 s;18 次以下循环:98 ℃ 下 10 s、60 ℃ 下 30 s,72 ℃ 下 30 s;72 ℃ 下 5 min;保持在 10 ℃。

6.14.3　程序:将 5 μl PPC3 加到 ELU2 板的每个孔中。将 20 μl EPM 加到每个孔中。盖上 Microseal "B",并将板以 1 500 r/min 的速度振动 2 min。以 280×g 的转速进行短暂的离心。置于扩增仪上并运行 EL-PCR 程序。

6.15·纯化已扩增的富集文库：此步骤使用 SPB(样品纯化微珠)从不需要的反应成分中纯化富集文库。

6.15.1 耗材：新制备的浓度为 80% 的乙醇(EtOH)、SPB、RSB、96 孔 PCR 板、96 孔 MIDI 板、Microseal "B"黏性密封膜。

6.15.2 准备

6.15.2.1 准备下列耗材(表 8-3-20)。

表 8-3-20 准备耗材

物　品	存储条件	说　　　明
SPB	2~8 ℃	恢复至室温。使用 SPB 前,请先振荡 1 min
RSB	2~8 ℃或	恢复至室温
	-25~-15 ℃	如果 RSB 存储在 -25~-15 ℃下,使用前,请先在室温下解冻并振荡

6.15.2.2 将新的 96 孔 MIDI 板标为"BIND2"。将新的 96 孔 PCR 板标为"PL"(纯化文库)。

6.15.2.3 新鲜制备浓度为 80% 的乙醇。

6.15.3 程序

6.15.3.1 结合：① 从扩增仪上取下 ELU2 板；② 将 110 μl SPB 加到 BIND2 板的每个孔中；③ 将 ELU2 板的每个文库分别转移 50 μl 到 BIND2 板相应的孔中；④ 盖上 Microseal "B",以 1 800 r/min 的速度振动 2 min；⑤ 在室温下孵育 5 min。

6.15.3.2 清洗：① 将 BIND2 板置于磁力架上 5 min；② 取出并丢弃每个孔中的所有上层清液；③ 按以下方式进行清洗：在磁力架上时,加入 200 μl 浓度为 80% 的新鲜乙醇；等待 30 s,然后取走并丢弃每个孔中的所有上层清液；④ 重复步骤③,以进行第二次清洗；⑤ 使用装有细吸头的 P20 移液器,从每个孔中取走残余的上层清液。

6.15.3.3 洗脱：① 从磁力架上取下 BIND2 板；② 将 32 μl RSB 加到每个孔中；③ 盖上 Microseal "B",以 1 800 r/min 的速度振动 2 min；④ 在室温下孵育 2 min；⑤ 在磁力架上放置 2 min；⑥ 将 BIND2 板的每种洗脱液分别转移 30 μl 到 PL 板相应的孔中。

6.16·定量文库

6.16.1 精确定量可确保有足够的文库用于流动槽上的簇生成。使用荧光定量方法(用户自备)在文库标准化之前评估富集文库的数量。为实现高效的基于微珠的文库标准化,每个文库的浓度不得低于 3 ng/μl。经证明,AccuClear 超高敏感度 dsDNA 定量试剂盒非常适用于本操作流程中的文库定量。

6.16.2 建议的准则见表 8-3-21。

表 8 - 3 - 21 评估每个文库产生的标准化 RFU 参考标准

荧光测量值	建　　议
≤空白溶液平均 RFU	如果纯化的 DNA 或 RNA 样品符合数量与质量规格,则重复执行文库制备和富集。
>空白溶液平均 RFU(且)<标准溶液标准化 RFU	继续标准化文库。
≥标准溶液标准化 RFU	继续标准化文库。

6.16.2.1　与荧光定量试剂盒、文库和空白溶液一起提供的 DNA 标准溶液应全部按一式三份运行。

6.16.2.2　确定每种溶液的平均相对荧光单位(RFU)。

6.16.2.3　计算。

标准溶液标准化 RFU = 标准溶液平均 RFU - 空白溶液平均 RFU

每个文库的标准化 RFU = 文库平均 RFU - 空白溶液平均 RFU

6.17·标准化文库:此过程会使用基于微珠的标准化对每个文库的数量进行标准化,以确保混合的文库中的文库表示一致。

6.17.1　耗材:LNA1(文库标准化添加剂 1)、LNB1(文库标准化微珠 1)、LNW1(文库标准化清洗液 1)、LNS2(文库标准化存储 2)、HP3(2 mol/L NaOH)、PCR 级用水、96 孔 PCR 板、96 孔 MIDI 板、Microseal "B"黏性密封膜、1.7 ml 微量离心管(2 个)。

6.17.2　准备

6.17.2.1　准备下列耗材(如表 2 - 3 - 22)。

表 2 - 3 - 22 准备耗材

物　品	存储条件	说　　明
LNA1	- 25～ - 15 ℃	在室温下解冻,振荡以重悬,然后进行短暂的离心
LNS2	15～30 ℃	恢复至室温,振荡以重悬,然后进行短暂的离心
LNB1	2～8 ℃	恢复至室温,振荡 1 min,以确保微珠均匀散布。用移液器上下吸打 LNB1 沉淀,以确保重悬
LNW1	2～8 ℃	恢复至室温,振荡以重悬
HP3	2～8 ℃	恢复至室温,振荡以重悬。然后进行短暂的离心

6.17.2.2　如果 PL 板存储在 - 25～ - 15 ℃下,则在室温下解冻并离心该板。

6.17.2.3　将新的 96 孔 MIDI 板标为"BIND3"。将新的 96 孔 PCR 板标为"NL"(标准化文库)。

6.17.3　程序

6.17.3.1　准备试剂:在新的微量离心管中装入以下试剂,制备 LNA1 + LNB1 预先混合液(表 8 - 3 - 23),振荡试管匀溶液。在新的微量离心管中装入以下试剂,制备新鲜的浓度为 0.1 mol/L 的 NaOH 溶液(表 8 - 3 - 24),振荡试管混匀溶液。

表 8 - 3 - 23　LNA1＋LNB1 预先混合液

预先混合液成分	每 3 个样品	每 8 个样品	每 16 个样品	每 24 个样品
LNA1	132 μl	352 μl	704 μl	1 056 μl
LNB1	24 μl	64 μl	128 μl	192 μl

表 8 - 3 - 24　NaOH 混合液

溶液成分	每 3 个样品	每 8 个样品	每 16 个样品	每 24 个样品
PCR 级用水	114 μl	304 μl	608 μl	912 μl
HP3	6 μl	16 μl	32 μl	48 μl

6.17.3.2　结合：① 将 45 μl LNA1＋LNB1 预先混合液加到 BIND3 板的每个孔中；② 将 PL 板的每个文库分别加 20 μl 到 BIND3 板相应的孔中；③ 盖上 Microseal "B"，以 1 800 r/min 的速度振动 10 min；④ 将 BIND3 板置于磁力架上 2 min；⑤ 取出并丢弃每个孔中的所有上层清液。

6.17.3.2　清洗：① 按以下方式进行清洗：从磁力架上取下 BIND3 板。将 45 μl LNW1 加到每个孔中。盖上 Microseal "B"，以 1 800 r/min 的速度振动 2 min。在磁力架上放置 2 min。取出并丢弃每个孔中的所有上层清液；② 重复步骤①，以进行第二次清洗；③ 使用装有细吸头的 P20 移液器，从每个孔中取走所有残余的上层清液。

6.17.3.3　洗脱：① 将 32 μl 浓度为 0.1 mol/L 的 NaOH 溶液加到每个孔中；② 盖上 Microseal "B"，以 1 800 r/min 的速度振动 2 min；③ 将 BIND3 置于磁力架上 2 min；④ 将 BIND3 板的每种洗脱液分别转移 30 μl 到 NL 板相应的孔中；⑤ 将 30 μl LNS2 加到 NL 板的每个文库中；⑥ 用移液器上下吸打以混匀。

6.18·准备测序

6.18.1　耗材：标准化文库（NL 板）、杂交缓冲液（HT1）、用于测序系统的试剂（快速 SBS 试剂盒 v2、快速簇生成试剂盒 v2 双末端测序和单端测序）、微量离心管（扣入盖和螺旋盖）、PhiX 对照品 v3。

6.18.2　准备：① 为测序系统运行准备下列耗材（表 8 - 3 - 25）；② 如果 NL 板存储在 − 25～−15 ℃下，则在室温下解冻并离心；③ 将加热块预热到 96 ℃；④ 将一个螺旋盖微量离心管标为 "PRL"（混合 RNA 文库）；⑤ 将一个螺旋盖微量离心管标为 "PDL"（混合 DNA 文库）；⑥ 将一个螺旋盖微量离心管标为 "DIL1"（稀释液 1）；⑦ 将一个扣入盖微量离心管标为 "DIL2"（稀释液 2）。

表 8 - 3 - 25　准备耗材

物　　品	存储条件	说　　明
快速 SBS 试剂盒 v2	− 25～−15 ℃	在室温下解冻
杂交缓冲液（HT1）	− 25～−15 ℃	在室温下解冻，振荡以重悬

(续表)

物　　　品	存储条件	说　　　明
快速簇生成试剂盒 v2 双末端测序和单端测序	15～30 ℃	放在室温下
移植的快速 PE 流动槽 v2	2～8 ℃	搁置 30 min，使其恢复到室温

6.18.3　程序

6.18.3.1　混合文库：① 将 NL 板的每个标准化 RNA 文库分别转移 10 μl 到 PRL 试管中；② 将 NL 板的每个标准化 DNA 文库分别转移 10 μl 到 PDL 试管中；③ 振荡每个试管以混匀溶液；④ 对每个试管进行短暂的离心；⑤ 在 96 ℃ 的加热块中孵育 2 min；⑥ 将每个试管翻转 2 次混匀溶液；⑦ 进行短暂的离心，然后放在冰上 5 min。

6.18.3.2　制备第一种稀释液：如果要测序的 DNA 文库和 RNA 文库数量相同，以 DNA 对 RNA4∶1 的比例混合。根据测序的文库类型选择以下其中一个混合程序。

6.18.3.2.1　同时测序 cDNA 和 DNA 文库：① 将 20 μl PDL 转移到一个空的 DIL1 试管中；② 将 5 μl PRL 加到 DIL1 中；③ 将 475 μl HT1 缓冲液加到 DIL1 中，制备 1∶20 稀释液；④ 振荡试管混匀溶液；⑤ 然后，进行短暂的离心；⑥ 继续为测序系统稀释文库。

6.18.3.2.2　只对 DNA 文库测序：① 将 10 μl PDL 转移到一个空的 DIL1 试管中；② 将 190 μl HT1 缓冲液加到 DIL1 中，制备 1∶20 稀释液；③ 振荡试管混匀溶液；④ 进行短暂的离心；⑤ 继续为测序系统稀释文库。

6.18.3.2.3　只对 cDNA 文库测序：① 将 10 μl PRL 转移到一个空的 DIL1 试管中；② 将 190 μl HT1 缓冲液加到 DIL1 试管中，制备 1∶20 稀释液；③ 振荡试管混匀溶液；④ 进行短暂的离心；⑤ 继续为测序系统稀释文库。

6.18.3.3　制备第二种稀释液。执行以下步骤制备样品文库，用于测序系统：① 将 130 μl DIL1 转移到一个空的 DIL2 试管中；② 将 1 170 μl HT1 缓冲液加到 DIL2 中；③［可选］加入 2.5 μl 变性 20 pmol/L PhiX；④ 振荡试管混匀溶液；⑤ 进行短暂的离心；⑥ 将 DIL2 试管总量装入测序系统的模板装入工作站中。

7. 质量控制

7.1·实验操作质量控制

7.1.1　核酸提取及其质量分析：提取的核酸质量是 NGS 检测成功的关键因素，在制备文库前应采用多种方法对核酸质量评估，包括纯度、浓度和完整性分析。需要根据不同的样本类型制定相应的说明书用以鉴定核酸的纯度、浓度、完整性或降解程度等。对应明确接受和拒绝的标准。

7.1.2　文库制备及其质量分析：文库制备方法主要有杂交捕获和扩增子建库，无论采用何种方法制备文库和平台检测，都应对检测基因、区域或突变热点进行描述，并建立实验室检测说明书。建立好文库后上机测序前需对文库进行质量分析。每个检测项目应设定其文库质量的要求，明确接受或拒绝的标准。

7.1.3　NGS测序仪上机检测及其质量分析：测序主要有检测氢离子释放和荧光信号两

大技术平台。测序时根据检测样本量和质量要求确定适当的芯片,以保证测序质量和靶区覆盖深度。录入样本编号、检测内容、设定参数等信息,按仪器操作流程进行测序。

7.1.4 NGS 检测中的样本追踪及对照设置如下。

7.1.4.1 样本追踪:为确保检测过程中样本没有混淆或污染,可选用多个 SNV 位点或其他标签作为样本身份标识(样本 ID),在检测前对每个样本进行 SNV 位点信息的测定,在NGS 检测后对上述位点进行追踪,证明没有交叉污染。

7.1.4.2 阳性对照:应用组合型质控材料,可采用已知突变信息的混合样本,以模拟样本的复杂性。实验时同时检测,以确保其检出能力。

7.1.4.3 阴性对照:用无核酸或明确无突变的样本作为模板同时进行检测,以确保检测过程中没有污染或非特异性。

7.1.4.4 应对方案和替代方法:各个质量控制步骤中如出现异常或失败,实验室应有应对措施或备选方案;对于测序结果质量差或有问题的区域应建立替代方法(如 Sanger 测序)。

7.2 · 生物信息学分析质量控制:NGS 数据的生物信息分析可分为两个主要步骤,第一是对测序数据进行质控分析及过滤。第二是对通过质控的序列进行变异位点鉴定分析并注释。所用各种生物信息分析软件,都要通过适量标准品测序数据进行验证,证明所用软件及参数可达到临床报告的要求。

7.2.1 NGS 生物信息分析流程标准如下。

7.2.1.1 质控分析:为保证分析结果的可靠性,需要对原始的测序数据进行质量控制与过滤。测序数据的质量控制主要包含 4 个方面:质量评估、去接头序列、去低质量序列、去重复序列。

7.2.1.2 序列比对:将通过质控后每一条 read 与参考基因组进行比对,回贴到基因组上最佳位置。

7.2.1.3 变异鉴定:对每个位点进行变异鉴定。在肿瘤 panel 测序中,主要检测 SNV 和Indel 两种突变类型,参数调整后可分析 CNV。部分 panel 的设计还可以鉴定染色体易位。对于肿瘤 panel 基因测序数据,鉴定后的变异位点都需要进行该位点可视化查看和确认,如The Integrative Genomics Viewer(IGV)。

7.2.1.4 变异注释:基于通用数据库,对突变基因位点进行功能注释。

7.2.2 NGS 生物信息分析流程质量管理:实验室应建立生物信息学程序(Pipeline)的书面质量管理计划文件。必须包含每次运行时监测和评估运行性能的指标和质控参数,以及定期(例如每月、每季度)监测的指标和质控参数。指标和质控参数可包括但不限于标准品的突变类型及百分比。生物信息分析流程建立后,需要采用已知变异类型和变异频率的标准品进行验证,验证其特异度和灵敏度是否达到实验室要求。

7.2.3 验证结果签名留底备案(表 8-3-26)

7.2.3.1 NGS 数据存储:实验室需要在生物信息分析过程中对原始数据及最后的结果数据进行标准化存储,并要保存相应的年限以备检查。

7.2.3.2 版本可追溯性:每份病例数据分析报告中,生物信息数据分析流程所涉及软件、算法、参数及数据库的版本必须可溯源。

7.2.3.3 异常记录：实验室需要建立一个异常记录文档，用来记录偏离 NGS 生物信息分析标准分析流程的检测。

表 8 - 3 - 26 原始文件及比对结果文件的质量指标含义

参　　数	指　标　含　义
单碱基质量	评估 read 中每个碱基的质量分数
碱基质量中位数	每条 read 末端碱基质量明显下降，碱基质量中位数是衡量这段 read 的重要指标
重复 read 的百分比	重复 read 的百分比是文库复杂度的指示值
包含接头序列的 read 数量	包含接头序列的 read 总数
回贴 read 的百分比	回贴到参考基因的 read 百分比
目标区域 read 百分比	回贴到目标区域的 read 百分比
目标区域的平均深度	目标区域的平均测序深度
目标区域测序均一度	目标区域被覆盖到的一致性

7.2.4 NGS 数据存储格式标准：为了规范和管理各类数据，各个实验室需按照编号进行数据管理，所有数据按照国际标准格式进行存储。必须建立本地变异数据库（用于检验变异真实性）。

7.2.5 NGS 数据存储传输及共享安全标准：实验室需要制定规章制度以确认测序数据在内部、外部存储及传输过程中的安全性和机密性。正常人群的变异数据应该共享。

8. 结果判断

8.1·报告包含内容：一份完整的基因检测报告要能够被肿瘤科医师或其他非分子病理学专业的医师理解，报告内容应至少包括以下部分：样本信息、检测结果、基因变异分类的详细解释、检测方法和覆盖区域、签名和联系信息。样本信息部分应包括患者基本信息、样本类型、临床诊断、家族史。若送检的是肿瘤组织，样本信息部分还应该包括病理诊断、肿瘤细胞含量、取材时间、样本处理方式等信息。检测结果部分应列出在该被检测者中发现的所有基因变异，基因变异分类的详细解释部分应提供基因变异分类证据的简要说明。检测方法和覆盖区域部分应明确描述使用的是何种检测方法以及该方法覆盖的指定序列区域。签名和联系信息部分应列出实验操作、数据分析与报告撰写、报告复核的人员姓名及便于进一步问询的联系信息。数据分析人员应具有临床医学、分子生物学或遗传学知识背景并经生物信息学培训。最终报告应由中级或硕士以上具有相关背景、经培训合格的本单位执业医师或者授权签字人审核。

8.2·临床意义解读和批注：NGS 临床报告包含内容：基于高通量测序技术，临床实验室比较容易获取更高通量的临床样本检测数据，不可避免会检测到意义未知的变异位点，在实际工作中会有一定的不确定性。但 NGS 的检测报告建议体现以下内容。

8.2.1 检测名称，如×××基因变异检测报告。

8.2.2 患者基本信息：姓名、年龄、性别、住院号、医院送样科室及送样医生等。

8.2.3 样本信息：病理号、取材部位、样本类型（FFPE 组织、新鲜组织、血液等）、送检日期、报告日期等。

8.2.4　病理信息：肿瘤组织类型、位置、TNM 分期、细胞含量、肿瘤细胞比例、特殊说明（出血、坏死、酸脱钙处理等）。

8.2.5　检测技术：包含所用基因 panel、检测平台名称、分析软件版本号等。

8.2.6　结果列表应包含：基因名称、变异在染色体位置、变异频率、cDNA 的 Genbank 号（NM 开头）及符合人类基因组变异协会（Human Genome Variation Society，HGVS）书写规范的突变类型、编码蛋白 Genbank－号－（NP 开头）及突变类型、杂合/纯合状态等。

8.2.7　临床意义解读和批注：体细胞突变，报告各个肿瘤检测到的变异位点及临床意义。胚系突变，对于检测到的变异位点的致病性予以相应的临床解释。临床意义解读要客观平实的描述，对于疾病相关性只描述既往研究中的疗效或预测，不能出现使用何种治疗手段或策略的语言。

8.2.8　若检测失败，应阐述失败原因。

8.2.9　最终报告应由检测者、报告医师或指定审核人联合签发。

8.3·基因变异的命名：在描述所检测出的基因变异时要遵循一定的原则和规范，推荐使用人类基因组变异协会命名指南（*www.hgvs.org*）。对于遗传病相关基因变异命名，推荐美国医学遗传学学院（American College of Medical Genetics and Genomics，ACMG；*https://www.acmg.net*）的遗传疾病变异分类指导的命名、遗传背景说明以及权威文献说明。

8.4·临床意义的解读和批注

8.4.1　对于肿瘤体细胞突变，根据突变的类型和已有的报道及指南，基因变异提倡分级的处理方式。

8.4.1.1　A 级：美国食品药品管理局（FDA）或国家食品药品监督管理总局（CFDA）批准的用药治疗靶点；写入中外诊疗指南有明确诊断/治疗/预后意义的变异。在报告中注释该变异位点的临床诊断/治疗/预后意义的权威指南来源。

8.4.1.2　B 级：尚未进入诊疗指南，但已经写入该领域的专家共识的变异位点。注释时要批注研究报道及专家共识的来源，明确其药物及其临床意义、正在开展的状态等信息。

8.4.1.3　C 级：美国 FDA 或 CFDA 批准用于其他肿瘤可预测疗效的基因变异，或者正在进行中的临床试验变异位点。注释时要批注用于其他肿瘤的权威指南，研究文献及临床试验正在开展的状态等信息。

8.4.1.4　D 级：处于学术争议或临床意义不明确的基因变异。同一实验室应该有统一的政策用来应对检测过程中出现的临床意义不明变异情况。

8.4.2　对于以上几种情况在报告的时候注意客观平实地描述检测的结果，在病理报告中不能出现建议使用何种治疗手段或策略的语言。

8.4.3　对于胚系突变（germLine mutation）检测，除了中外诊疗指南及重要参考文献以外，推荐两个数据库：Online Mendelian Inheritance in Man（*http://omim.org/*）和美国医学遗传学学院（*https://www.acmg.net*）的遗传疾病变异分类指导注释临床意义，并附上数据库和参考文献内容。遗传注释还可以参考各亚专科的专业数据库进行注释。

8.4.4 意义不明位点的处理：由于通量的增加和人种差异,临床肿瘤样本可能发现新的变异位点。实验室必须制定相关政策方案用来应对检测过程中出现的临床意义不明变异情况。政策可以是一发现变异就报告,但附上说明和意义。也可以是不报告这些发现或只报告小部分变异结果,并附上说明和参考文献及数据库。但是在报告的备注里一定要声明本实验室的报告规则。

8.5·知情同意：建议提供患者手写或在线版的知情书。

9. 临床意义

本项目为针对肺癌的 NGS 检测,覆盖多个肺癌靶向治疗相关基因,对于肺癌的精准和分层诊断、靶向药物的选择等都具有重要临床指导意义。

10. 注意事项

10.1·从扩增前区域移动到扩增后区域时,请采用单向工作流程。

10.2·为防止带出扩增产物或探针,在扩增后区域内开始操作后,请勿再返回扩增前区域。

10.3·在每个孔中添加或转移样品之后,都要更换吸头。

10.4·在每个孔中添加标签引物之后,都要更换吸头。

10.5·如果手套接触到标签引物、样品或探针,请更换手套。

10.6·操作前后必须彻底清洁工作台表面。

10.7·从工作区中取走未使用的标签引物试管。

10.8·所有试剂使用后,立即盖紧试管的盖子,以减少蒸发、防止污染。

10.9·程序中不再会用到的试剂送回建议的存储条件下进行存储。

10.10·测序上机时,为避免造成不同文库簇生成密度不同,而影响测序质量,要求文库等摩尔上样。

10.11·等量分装 qPCR Mix 和 DNA 标准品,避免模板污染和反复冻融的影响。

10.12·待测样本要做梯度稀释,并且做 3 个平行重复。

10.13·建库过程中用 Qubit 对 DNA 或 RNA 进行定量,理想文库的标准为 A260/280＞1.8,A260/230＞2.0,不在该范围时,建议重新进行文库纯化或重新建库。

参考文献

[1] Matthijs G, Souche E, Alders M, et al. Guidelines for diagnostic next-generation sequencing. Eur J Hum Genet, 2016, 24(1): 2-5.

[2] Rehm HL, Bale SJ, Bayrak-Toydemir P, et al. ACMG clinical laboratory standards for next-generation sequencing. Genet Med, 2013, 15(9): 733-747.

[3] Dienstmann R, Dong F, Borger D, et al. Standardized decision support in next generation sequencing reports of somatic cancer variants. Mol Oncol, 2014, 8(5): 859-873.

[4] Li MM, Datto M, Duncavage EJ, et al. Standards and guidelines for the interpretation and reporting of sequence variants in cancer: a joint consensus recommendation of the association for molecular pathology, American Society of Clinical Oncology, and College of American Pathologists. J Mol Diagn, 2017, 19(1): 4-23.

[5] 中华医学会病理学分会,中国医师协会病理科医师分会,中国抗癌协会肿瘤病理专业委员会,等.分子病理诊断实验室

建设指南(试行).中华病理学杂志,2015,44(6)：369-371.

[6] 中华人民共和国卫生部.医疗机构临床基因扩增检验实验室管理办法.2010.

[7] 中华人民共和国卫生部.肿瘤个体化治疗检测技术指南(试行).2015.

[8] Benson AB, Venook AP, Bekaii-Saab T, et al. Rectal cancer, version 2. 2015. J Natl Compr Canc Netw, 2015，13(6)：719-728.

[9] Benson AB, D'Angelica MI, Abrams TA, et al. Hepatobiliary cancers, version 2. 2014. J Natl Compr Canc Netw, 2014, 12(8)：1152-1182.

[10] Ajani JA, D'Amico TA, Almhanna K, et al. Gastric cancer, version 3. 2016, NCCN clinical practice guidelines in oncology. J Natl Compr Canc Netw, 2016, 14(10)：1286-1312.

[11] Benson AB, Venook AP, Bekaii-Saab T,et al. Colon cancer, version 3. 2014. J Natl Compr Canc Netw, 2014, 12(7)：1028-1059.

[12] Frampton GM, Fichtenholtz A, Otto GA, et al. Development and validation of a clinical cancer genomic profiling test based on massively parallel DNA sequencing. Nat Biotechnol, 2013, 31(11)：1023-1031.

[13] 《临床分子病理实验室二代基因测序检测专家共识》编写组.临床分子病理实验室二代基因测序检测专家共识.中华病理学杂志,2017,46(3)：145-148.

（王海涛　苏海翔）

乳腺癌基因突变检测标准操作规程

××医院检验科分子诊断实验室作业指导书	文件编号：××-JY-××-××-×××
版本： 生效日期：	共 页 第 页

1. 目的

利用新一代测序（NGS）技术平台，建立检测与乳腺癌相关的基因突变检测的标准操作规范，为临床上乳腺癌个体化治疗方案的选择提供参考信息。

2. 原理

本操作流程以可逆终止法边合成边测序技术平台为例。原理上，可逆终止法边合成边测序技术平台以大规模并行的方式，实现边合成边测序（SBS）技术，即当 DNA 链复制时追踪标记寡核苷酸的添加。当每个 dNTP 掺入时，对荧光标记的可逆终止子进行成像，随后切割以利于下一个碱基的掺入。在每个测序循环中，所有四种可逆终止子结合的 dNTP 都存在，这种天然竞争最大限度减少了掺入偏向。最终结果是逐个碱基的测序，获得了准确的结果。这种方法几乎避免了与成串重复核苷酸（均聚物）相关的错误和遗漏。NGS 产生了大量的 DNA 序列数据，比 Sanger 测序所能想象的更丰富、更完整。

3. 性能特征

3.1·可逆终止法边合成边测序技术平台是融合了最新的光学系统和制造工艺，采用 2 个激光源对 Flow Cell 扫描，用 4 台照相机对 4 种碱基分别进行记录，减少了不同碱基间的信号干扰，提高了测序准确度。同时采用了 Flow Cell 双表面成像技术，增加了 Flow Cell 有效面积，从而增大了测序通量，降低了测序成本。

3.2·正确度：诊断符合率×××;方法符合率×××。

3.3·精密度：批内精密度，对 5 份野生型和 5 份突变型样本重复检测 3 次，符合率×××;批间精密度，对 5 份野生型和 5 份突变型样本重复检测 3 天，符合率×××。

3.4·灵敏度：×××拷贝/ml。

3.5·特异度：＞99％（对溶血、脂血、黄疸血抗干扰能力）。

4. 标本类型与患者准备

4.1·标本要求：新鲜肿瘤组织、石蜡包埋组织、外周血、唾液、口腔拭子。

4.2·适用人群：需要获取分子诊断信息以帮助制定治疗方案，以及希望了解家族遗传风险的乳腺癌患者。

5. 试剂与仪器

5.1·仪器：目前，商业化的 NGS 技术平台有多种，主流的 NGS 技术平台主要有 454 FLX 平台、454 GS Junior 平台、HiSeq 2500 平台、MiSeq 平台、Ion Proton 平台、Ion PGM 平台等。本节以 MiSeq 平台为例给出检测项目操作流程。

5.2·基因 panel：目前检测与乳腺癌相关的基因变异的商业化生产的基因 panel 主要有

23 基因 panel 和 36 基因 panel。本操作流程以 36 基因 panel 为例，该 panel 覆盖已上市或临床在研的主流靶向药物，一次检测 36 个与乳腺癌相关的基因。检测 panel 覆盖的基因如下。

5.2.1　与癌症用药指导密切相关的基因：*AKT1*、*AKT3*、*BRCA1*、*BRCA2*、*BRAF*、*BCL2L11*、*CCND1*、*CDK4*、*CDH1*、*DDR2*、*ESR1*、*ERBB2*、*EGFR*、*ERBB3*、*ERBB4*、*FGFR1*、*FGFR2*、*FOXA1*、*GATA3*、*KRAS*、*MAP2K4*、*MAP3K1*、*MTOR*、*MYC*、*NF1*、*NTRK1*、*PIK3CA*、*PIK3R1*、*PTEN*、*RB1*、*SMAD4*、*TOP2A*、*TP53*。

5.2.2　与药物代谢与毒性相关的重要基因：*CYP2D6*、*DPYD*、*UGT1A1*。

5.3·试剂：游离 DNA 提取试剂盒、RNA 提取试剂盒。

6. 操作步骤

6.1·样品处理

6.1.1　样品采集、运送和保存。

6.1.1.1　各种样品的采样过程要遵守《微生物和生物医学实验室生物安全通用准则》和《个体化医学检测质量保证指南》中关于"样本的采集、运送和保存"的要求。

6.1.1.2　具体样品采集要求参照第八章第三节"二代测序检验项目中核酸提取操作规程"，对不同来源的标本进行采集。

6.1.2　核酸抽提及质控：核酸抽提和质控参照第八章第三节"二代测序检验项目中核酸提取操作规程"，对不同来源的标本进行 DNA 的提取。

6.2·文库构建与测序：文库构建与测序参照第八章第三节"肺癌个体化基因检测项目标准操作规程"中"6. 操作步骤"部分。

7. 质量控制

质量控制参照第八章第三节"肺癌个体化基因检测项目标准操作规程"中"7. 质量控制"部分。

8. 结果判断

8.1·结果判读方法参照第八章第三节"肺癌个体化基因检测项目标准操作规程"中"8. 结果判读"部分。

8.2·对于乳腺癌，重点检测突变的基因包括 *BCL2L11* 和 *SMAD4*；重点检测突变及扩增的基因包括 *AKT1*、*AKT3*、*BRCA1*、*BRCA2*、*BRAF*、*BCL2L11*、*CCND1*、*CDK4*、*CDH1*、*DDR2*、*ESR1*、*ERBB2*、*EGFR*、*ERBB3*、*ERBB4*、*FGFR1*、*FGFR2*、*FOXA1*、*GATA3*、*KRAS*、*MAP2K4*、*MAP3K1*、*MTOR*、*MYC*、*NF1*、*NTRK1*、*PIK3CA*、*PIK3R1*、*PTEN*、*RB1*、*TOP2A*、*TP53*；重点检测 SNP 的基因包括 *CYP2D6*、*DPYD*、*UGT1A1*。

9. 临床意义

9.1·乳腺癌是发生在乳腺腺上皮组织的恶性肿瘤，是一种严重影响妇女身心健康甚至危及生命的最常见的恶性肿瘤之一。靶向药物可以针对携带特定基因变异的肿瘤细胞进行杀伤，疗效显著，因此在多个癌种中被视为晚期癌症患者的首选治疗方案。目前，已获得 FDA 批准的乳腺癌靶向药物包括赫赛汀、依维莫司、拉帕替尼、帕博西尼等。但是，这些药物只适用于部分类型的乳腺癌患者。

9.2·随着精准医学和靶向治疗的进展，通过 NGS 技术对相关乳腺癌患者血液和(或)肿瘤组织进行基因突变检测将有助于更好地判断预后、选择靶向药物、选择化疗方案，在适当的条件下对家族遗传史患者亲属的患病风险进行评估，帮助医师根据患者的基因状态来选取更精准的治疗方案。

10. 注意事项

注意事项参照第八章第三节"肺癌个体化基因检测项目标准操作规程"中"10. 注意事项"部分。

参考文献

[1] NCCN Guidelines：genetic/familial high-risk assessment：breast and ovarian，Version1. 2018. 2017.

[2] Tung N，Domchek SM，Stadler Z，et al. Counselling framework for moderate-penetrance cancer-susceptibility mutations. Nat Rev Clin Oncol，2017，13：581 - 588.

[3] 中华人民共和国卫生部.微生物和生物医学实验室生物安全通用准则.2002.

[4] 中华人民共和国卫生部.肿瘤个体化治疗检测技术指南(试行).2015.

[5]《临床分子病理实验室二代基因测序检测专家共识》编写组.临床分子病理实验室二代基因测序检测专家共识.中华病理学杂志,2017,46(3)：145 - 148.

[6]《基于下一代测序技术的 BRCA 基因检测流程中国专家共识》编写组.基于下一代测序技术的 BRCA 基因检测流程中国专家共识.中华病理学杂志,2018,47(6)：401 - 406.

（周海红　郭红云　苏海翔）

淋巴瘤基因突变检测标准操作规程

××医院检验科分子诊断实验室作业指导书	文件编号:××-JY-××-××-×××
版本:	生效日期:	共 页 第 页

1. 目的

利用新一代测序(NGS)技术平台,建立检测与淋巴瘤相关的药物抑制靶点基因变异的标准操作规范,为临床上淋巴瘤个体化治疗方案的选择提供参考信息。

2. 原理

本操作流程以 Solexa 测序技术检测淋巴瘤基因突变为例。原理上,Solexa 测序技术利用了一种与经典的 Sanger 链终止法截然不同的方法,以大规模同时测序的方式,实现边合成序列边测序(sequencing-by-synthesis,SBS)的技术,即使用 4 种含有末端阻断基团和不同荧光信号的碱基进行模板互补链的合成,不仅确保了测序的高精确性和高顺序性,而且排除了由重复序列和同聚物导致的测序错误。应用此技术,可全面检测与淋巴瘤发生机理与靶向治疗密切相关的基因变异,为临床上淋巴瘤个体化治疗方案的选择提供参考信息。

3. 性能特征

参见第二篇第八章第三节"肺癌个体化基因检测项目标准操作规程"内容。

4. 标本类型与患者准备

4.1·标本要求

4.1.1 淋巴瘤相关基因突变检测的标本来源:手术或穿刺获得的新鲜肿瘤组织、甲醛固定石蜡包埋组织、骨髓、外周血、口腔拭子。

4.1.2 标本采集要求:参照第八章第三节"二代测序检验项目中核酸提取操作规程"对不同来源的标本进行采集。

4.2·适用人群:需要获取与淋巴瘤发生机理与靶向治疗密切相关的基因变异信息,为个体化治疗方案的选择提供参考信息的淋巴瘤患者。

5. 试剂与仪器

5.1·仪器:目前,商业化的 NGS 技术平台有多种,主流的 NGS 技术平台有 454 FLX 平台、454 GS Junior 平台、HiSeq 2500 平台、MiSeq 平台、Ion Proton 平台、Ion PGM 平台等。本检测项目的操作流程以 HiSeq 2500 技术平台为例。

5.2·试剂

5.2.1 基因 panel:目前,检测与淋巴瘤相关的药物抑制靶点基因变异的商业化生产的基因 panel 有 79 基因 panel 和 112 基因 panel。本操作流程以 112 基因 panel 为例,该 panel 覆盖目前已上市或临床在研的主流靶向药物,一次检测 112 个与淋巴瘤相关的药物抑制靶点基因和 11 个融合基因。检测 panel 覆盖的 112 个与淋巴瘤发生机制及靶向治疗密切相关的基

因有 *AIM1*、*ALK*、*APC*、*ARID1A*、*ARID1B*、*ARID2*、*ASXL3*、*ATG5*、*ATM*、*B2M*、*BCL2*、*BCL6*、*BCOR*、*BCORL1*、*BIRC3*、*BRAF*、*BTK*、*CIITA*、*CARD11*、*CCND1*、*CCND2*、*CCND3*、*CD28*、*CD58*、*CD79A*、*CD79B*、*CDKN2A*、*CDKN2B*、*CHD8*、*CREBBP*、*CTLA4*、*CTNNB1*、*CXCR4*、*DDX3X*、*DNMT3A*、*DNMT3B*、*DTX1*、*DUSP22*、*EP300*、*EZH2*、*FAS*、*FOXO1*、*FOXO3*、*FYN*、*GATA3*、*GNA13*、*ID3*、*IDH2*、*IGHD*、*IGHJ*、*IRF4*、*ITK*、*ITPKB*、*JAK1*、*JAK3*、*KDM6A*、*KIR2DL4*、*KIR3DL2*、*KIT*、*KLHL6*、*KLRC1*、*KLRC2*、*KLRK1*、*KMT2A*、*KMT2C*、*KMT2D*、*KRAS*、*MAP2K1*、*MAP3K14*、*MEF2B*、*MET*、*MFHAS1*、*MGA*、*MTOR*、*MYC*、*MYD88*、*NF1*、*NOTCH1*、*NOTCH2*、*NRAS*、*PDGFRA*、*PIK3CA*、*PIM1*、*PRDM1*、*PTEN*、*RHOA*、*SETD2*、*SF3B1*、*SGK1*、*SOCS1*、*SPEN*、*SPI1*、*STAT3*、*STAT5B*、*STAT6*、*STK11*、*SYK*、*TBX21*、*TCF3*、*TET2*、*TNFAIP3*、*TNFRSF14*、*TP53*、*TP63*、*TP73*、*TRAF2*、*TRAF3*、*TSC1*、*TSC2*、*WHSC1*、*XPO1*、*ZAP7O*。其中包括 11 个融合基因 *ALK*、*BCL2*、*BCL6*、*BIRC3*、*CD28*、*CTLA4*、*IGHD*、*IGHJ*、*ITK*、*MYC*、*SYK*。

5.2.2　试剂：游离 DNA 提取试剂盒、RNA 提取试剂盒。

6. 操作步骤（略）

7. 质量控制（略）

8. 测序数据分析（略）

9. 临床意义

9.1·NCCN 指南明确与淋巴瘤鉴别诊断相关的基因：*BCL2*、*BCL6*、*CCND1*、*MYC*、*ALK*、*MYD88*、*BRAF*、*IGHD*、*IGHJ*。

9.2·NCCN 指南明确与淋巴瘤分型相关的基因：*IRF4*、*CD79A*。

9.3· NCCN 指南明确与淋巴瘤预后相关基因：*ATM*、*BIRC3*、*IGHV*、*NOTCH1*、*SF3B1*、*TP53*、*ZAP70*。

9.4·FDA 批准用于淋巴瘤的靶向药物

9.4.1　依鲁替尼、纳武单抗、派姆单抗、维奈托克、伏立诺他、Copanlisib 以及 Idelalisib，其中依鲁替尼是布鲁顿酪氨酸激酶（Bruton tyrosine kinase，BTK）抑制剂，*BTK* 基因为其作用靶点，可用于复发性或难治性套细胞淋巴瘤（MCL）、边缘区淋巴瘤（MZL）小淋巴细胞淋巴瘤（SLL）的治疗。维奈托克是 B 细胞淋巴瘤 - 2 蛋白抑制剂，*BCL2* 基因为其作用靶点，用于套细胞淋巴瘤的治疗。Idelalisib 可用于复发性滤泡性淋巴瘤（FL）和复发性小淋巴细胞性淋巴瘤治疗，Copanlisib 可用于复发性滤泡性淋巴瘤，这两种靶向药物均作用于 *PIK3CA* 基因和 *PTEN* 基因靶点。

9.4.2　由于基因检测领域发展迅速，NGS 的 panel 的发展也是日新月异，本操作流程中的 panel 仅作为检测参考，各个实验室可以根据实际工作情况进行调整。同时，NGS 因其基于已知的基因变异在临床检测中的应用仍具有局限性，其检测出来的未知基因变异缺少文献实验的支持，仍然需要不断深入研究。

10. 注意事项

10.1·文库长度检测是文库质控环节的关键步骤。测序上机时，为避免造成不同文库簇生成密度不同,而影响测序质量,要求文库等摩尔上样。

10.2·等量分装 qPCR Mix 和 DNA 标准品,避免模板污染和反复冻融的影响。

10.3·待测样本要做梯度稀释,并且做 3 个平行重复。

10.4·建库过程中常用 Qubit 对 DNA 或 RNA 进行定量,不要使用 Nanodrop。Nanodrop 可用于检测检测样本是否污染物。理想文库的标准为 A260/280＞1.8、A260/230＞2.0,不在 该范围时,建议重新进行文库纯化或者重新建库。

10.5·操作前后必须彻底清洁工作台表面。

10.6·在每个孔中添加或转移样品之后,都要更换吸头;在每个孔中添加标签引物之后, 都要更换吸头。

10.7·如果手套接触到标签引物、样品或探针,请更换手套。

10.8·所有试剂使用后,立即盖紧试管的盖子,以减少蒸发、防止污染。

10.9·操作中不再会用到的试剂送回建议的存储条件下进行存储。

参考文献

[1] Constantine ST, Mary AA, Christiane P, et al. Ibrutinib plus Venetoclax for the Treatment of Mantle-Cell Lymphoma. The New England Journal of Medicine, 2018, 378(13): 1211 – 1223.

[2] Sydney D, Pierre-Julien V, Sylvain M, et al. Next-Generation Sequencing in Diffuse Large B-Cell Lymphoma Highlights Molecular Divergence and Therapeutic Opportunities: a LYSA Study. Clin Cancer Res, 2016, 22(12): 2929 – 2938.

[3] Laura P, Riccardo DF. The Genetic Landscape of Diffuse Large B-Cell Lymphoma. Semin Hematol, 2015, 52(2): 67 – 76.

[4] 国家卫生和计划生育委员会.肿瘤个体化治疗检测技术指南(试行).2015.

[5] 国家卫生和计划生育委员会.测序技术的个体化医学检测应用技术指南(试行).2015.

[6] NCCN Clinical Practice Guidelines in Oncology (NCCN Guidelines®): Hodgkin Lymphoma, Version 3. 2018.

[7] NCCN Clinical Practice Guidelines in Oncology (NCCN Guidelines®): Non-Hodgkin's Lymphomas, Version 3. 2016.

[8] NCCN Clinical Practice Guidelines in Oncology (NCCN Guidelines®): B-Cell Lymphomas, Version 4. 2018.

[9] NCCN Clinical Practice Guidelines in Oncology (NCCN Guidelines®): T-Cell Lymphomas, Version 4. 2018.

（王　涛　郭红云　苏海翔）

BRAF - V600E 基因突变检测标准操作规程

××医院检验科分子诊断实验室作业指导书	文件编号：××-JY-××-××-×××
版本：	生效日期：	共 页 第 页

1. 目的

建立 *BRAF - V600E* 基因突变检测的标准操作规程,指导实验室技术人员正确进行 *BRAFV600E* 基因突变的检测,以确保该项实验检查结果的准确性。

2. 原理

结合 ARMS - PCR 和 Taqman 探针技术,用 ARMS 特异性引物对突变序列进行扩增,引物与靶序列完全匹配时可有效扩增,不完全匹配时,扩增受到阻滞;利用 Taqman 探针对扩增产物进行检测,通过反应体系和高特异性 Taq 酶的使用,在荧光实时定量 PCR 平台上对样品 DNA 进行检测。

3. 标本类型与患者准备

3.1·样本类型

3.1.1 白片:10～12 片,厚度 5 μm,切片后 7 天内送达实验室。

3.1.2 蜡块:10% 福尔马林溶液固定,石蜡包埋的蜡块组织。

3.1.3 蜡卷:5～10 卷,厚度 5 μm,切片后 7 天内送达实验室。

3.2·不合格样本:非 10% 中性福尔马林固定组织;组织结构不清、组织内有大片出血、坏死现象;组织含量少;无法确定肿瘤细胞量;肿瘤细胞比例<20%。

3.3·标本采集、保存与运输:室温保存。

4. 试剂与仪器

4.1·仪器:×××荧光定量 PCR 仪。

4.2·试剂

4.2.1 试剂:*BRAF* 突变 PCR 反应液(PCR 反应组分,内标分子和突变特异性扩增引物,内标分子和突变特异性标记探针,内标质粒),外标 PCR 反应液(PCR 反应组分,内标分子和外标分子扩增引物,内标分子和外标分子标记探针,内标质粒),DNA 聚合酶,阳性质控品,阴性质控品,纯化水。

4.2.2 试剂准备:使用前 1 h 将试剂盒放室温平衡,不同批号试剂盒中各组分不要互换。

5. 操作步骤

5.1·DNA 提取(石蜡包埋组织 DNA Kit 固定组织基因组 NDA 提取试剂盒)

5.1.1 根据石蜡包埋组织面积的大小,取约 1 cm×1 cm 的切片(厚度 5 μm)5～10 片石蜡包埋样品至 1.5 ml 离心管中,加入 1 ml 二甲苯,振荡混匀。

5.1.2 室温 12 000 r/min 离心 2 min,小心去除上清。

5.1.3 加入 1 ml 无水乙醇,振荡混匀,室温下 12 000 r/min 离心 2 min,小心去除上清。

5.1.4　室温开盖放置 10 min 或 37 ℃开盖放置 5 min,使乙醇充分挥发。

5.1.5　加入 180 μl 裂解 buffer1 及 20 μl 蛋白酶 K,振荡混匀,56 ℃消化 1 h;90 ℃孵育 1 h。

5.1.6　加入 200 μl 的裂解 buffer2 及 200 μl 无水乙醇,振荡混匀后,转移至 DNA 吸附柱中,12 000 r/min 离心 1 min,倒掉收集管中液体。

5.1.7　往 DNA 吸附柱中加入 500 μl 的清洗 buffer 1,12 000 r/min 离心 1 min,倒掉收集管中液体;再加入 500 μl 的清洗 buffer 2,12 000 r/min 离心 3 min。

5.1.8　将吸附柱转移至干净 1.5 ml 离心管中;往 DNA 吸附膜中心滴加 20～100 μl 洗脱 Buffer,静置 1～5 min,12 000 r/min 离心 1 min,收集样品 DNA。

5.2·定量:提取所得 DNA 用紫外分光光度计或 Qubit 荧光定量仪测定浓度,其 OD260/OD280 在 1.8～2.0,浓度需>5 ng/μl。提取 DNA 可 - 20 ℃保存,保存时间<6 个月。

5.3·PCR 扩增

5.3.1　取出阴/阳性质控品和 Taq 酶,振荡混匀后快速离心 15 s 待用。

5.3.2　PCR 反应管按顺序摆放在 PCR 管架上(每个标本准备 2 个 PCR 反应管,一管用于 *BRAF - V600E* 突变检测,另一管用于外标检测),轻柔揭开 PCR 反应管管盖。

5.3.3　取出充分解冻后的 PCR 反应液,颠倒混匀,取 12.5 μl 预混液加入相应的 PCR 反应管。

5.3.4　取出充分解冻后的外标 PCR 反应液,颠倒混匀,取 12.5 μl 预混液加入相应的 PCR 反应管。

5.3.5　配制样本:取提取 DNA 样本 5 μl(分光光度计测定浓度为 20 ng/μl,Qubit 荧光定量仪测定浓度为 5 ng/μl),DNA 聚合酶 1 μl,纯化水 19 μl,颠倒混匀。

5.3.6　取配制好样本 12.5 μl 加入 *BRAF - V600E* 突变检测管和外标检测管,盖上反应管管盖。

5.3.7　按步骤 8.3.5 的方法配制阴/阳性质控,分别在阴性对照和阳性对照反应孔中加入配制的阴/阳性质控,盖上反应管管盖。

5.3.8　做好标记,瞬时离心后把 PCR 反应管放入检测仪器。

5.3.9　打开仪器设置窗口,按要求设置 PCR 扩增与信号收集程序,对照相关仪器的标准操作规程进行运行。

6. 质量控制

6.1·质控品:阳性质控品为质粒,阴性质控品为野生型正常人基因组。

6.2·控制参数:反应 Ct 值。

6.3·质控周期:当次实验。

7. 结果判断

7.1·确定实验是否可信

7.1.1　外标对照管是否有信号升起且信号值在要求范围内;若外标对照管无信号或低于范围,提示提取 DNA 含量过低或提取 DNA 含有 PCR 抑制剂;若外标对照管值超出要求范围,则提示加入的 DNA 过量,应稀释 DNA 后再检测。

7.1.2 待测样品的内控信号应升起。若内控信号为阴性,提示该管扩增失败或加入的样品含有 PCR 抑制剂,需更换扩增试剂或重新提取后再进行实验。

7.1.3 阴性质控品反应管应无明显信号,或有信号但其值低于要求范围;阳性质控品反应管应有明显信号且其值在要求范围内。

7.2·结果

Ct 值的确定:ABI 7500 等检测系统,根据实际扩增曲线情况确定扩增曲线的拐点,调整基线位置,得到突变组的 Ct 值。阳性判读以 BRAF－V600E 反应管的 Ct 值与外标对照管的 Ct 值之差即 ΔCt 作为判读依据:

$$ΔCt \text{ 值} = BRAF \text{ 反应管的 } Ct \text{ 值} - \text{外标 } Ct \text{ 值}$$

8. 临床意义

B－RAF 突变的预测作用已明确,*BRAF－V600E* 突变可导致部分 *KRAS* 基因野生型患者对 EGFR－TKI 及内皮生长因子受体单克隆抗体药物治疗不敏感,因此检测肿瘤患者 *B－RAF* 基因突变情况可用于指导靶向药物的使用。

9. 注意事项

9.1·试剂盒各组分不能相互替换,不同批号试剂各成分不可混用。

9.2·严格区分质控品、样本、反应试剂的使用,防止污染导致假阳性。

9.3·加样过程中,先加样本,盖好管盖后,再进行阴/阳性质控品的加样操作。

9.4·整个操作过程中,使用带滤芯的枪头,添加不同试剂、不听样本时需更换枪头。

9.5·操作过程中勤换手套。

9.6·DNA 提取、试剂准备、加样需在不同的区域进行。

9.7·实验结束后用 10% 次氯酸或 75% 乙醇擦拭台面及移液器,紫外灯照射。

参考文献

［1］中国临床肿瘤学会.结直肠癌诊疗指南.2017.

［2］Margonis GA，Buettner S，Andreatos N，et al. Association of *BRAF* Mutations With Survival and Recurrence in Surgically Treated Patients With Metastatic Colorectal Liver Cancer. JAMA Surg，2018.

［3］Yu H，Ma M，Yan J，et al. Identification of coexistence of *BRAF V600E* mutation and EZH2 gain specifically in melanoma as a promising target for combination therapy. J Transl Med，2017，15：243.

［4］Notarangelo T，Sisinni L，Condelli V，et al. Dual *EGFR* and *BRAF* blockade overcomes resistance to vemurafenib in *BRAF* mutated thyroid carcinoma cells. Cancer Cell Int，2017，17：86.

（余娟平　李晓华）

EGFR 基因突变标准操作规程

××医院检验科分子诊断实验室作业指导书	文件编号：××-JY-××-××-×××
版本： 生效日期：	共 页 第 页

1. 目的

明确人表皮生长因子受体（epidermal growth factor receptor，EGFR）基因突变检测的操作规程，指导检验人员正确进行人类 *EGFR* 基因突变检测。

2. 原理

2.1·*EGFR* 基因位于人类 7 号染色体断臂 7q12–14 区，由 28 个外显子组成，其酪氨酸激酶功能区由外显子 18～24 编码。研究表明，*EGFR* 基因突变在非小细胞肺癌（NSCLC）中的突变率为 10%～35%，突变主要集中在胞内段编码结构域（外显子 18～21），包括 19 外显子的缺失突变（48%），21 外显子点突变（L858R，43%），18 外显子点突变（G719X，3%）和 20 外显子插入突变及点突变（T790M，4%），其中，外显子 19 和 21 的点突变（体细胞突变）是患者对 *EGFR* 的酪氨酸激酶抑制剂（tyrosine kinase inhibitor，TKI）靶向药物的作用靶点，也是药物敏感性的必要前提。

2.2·本检测结合了扩增阻滞突变系统多聚合酶链式反应（amplification refractory mutation system-polymerase chain reaction，ARMS–PCR）和 Taqman 探针 2 种技术，利用 ARMS 特异性引物对突变序列进行扩增，在引物与靶序列完全匹配时能有效扩增，在不完全匹配时，扩增受到阻滞；利用 Taqman 探针对扩增产物进行检测，通过优化的反应体系和高特异 Taq 酶的使用，在实时荧光 PCR 平台上实现对样品 DNA 中的突变检测，实现检测的高特异度和灵敏度。

3. 试剂与仪器

3.1·仪器：荧光定量 PCR 仪

3.2·试剂：试剂盒采用 8 联 PCR 反应管设计，每一个标本需要做 8 管反应，其中有 7 管为相应的 *EGFR* 基因 18～21 外显子突变检测试剂和内控试剂，突变信号由 FAM 信号指示，内标信号由 HEX（或 VIC）信号指示；8 号管作为 DNA 提取质量的外标检测管，内装有正常人基因组检测试剂。另外单独设立阳性和阴性质控品管；阳性质控品为质粒的混合物，质粒上分别克隆有 *EGFR* 常见 18～21 外显子突变的一段不完整的基因组序列；阴性质控品为提纯后的人基因组 DNA。

4. 操作步骤

4.1·DNA 提取（石蜡包埋 DNA Kit 固定组织基因组 NDA 提取试剂盒）

4.2·提取得 DNA 用紫外分光光度计测定浓度，其 *OD260/OD280* 在 1.8～2.0，测定浓度至少 10 ng/μl。提取完的 DNA 最好立即进行检测，否则请于 –20 ℃以下保存，保存时间不得超过 6 个月。

4.3 · PCR 扩增

4.3.1 建议在每次 PCR 反应中,每份样品和阳性质控品(PC)、阴性对照(NC)共同进行分析。

4.3.2 取出试剂盒,在室温下完全解冻。将阳性质控品、阴性质控品先混匀。将阳性质控品、阴性质控品和 Taq 酶(EGFR)快速离心 15 s 待用。

4.3.3 把 PCR 8 联管或单个 PCR 反应管按顺序摆放在 PCR 管架上(做好标记),轻轻揭开 PCR 反应管的管盖。从试剂盒中取出 PCR 反应预混液(共 8 管),颠倒混匀。各取 12.5 μl 预混液加入相应的 PCR 反应管,如取 12.5 μl G719X 预混液加入标记为 1 号的 PCR 反应管,取 12.5 μl S768I 的预混液加入标记为 2 号的 PCR 反应管。依次把相应的试剂加入相应的 PCR 反应管。

4.3.4 分别取混匀的下列试剂加入一新的灭菌 EP 管中:DNA 样本取 22.5 μl,Taq DNA 聚合酶 4.5 μl,灭菌纯水 85.5 μl,颠倒混匀,取 12.5 μl 加入 PCR 8 联管反应条,然后小心盖上八联管反应条管盖。

4.3.5 按步骤 4 的方法,分别在单独设立的阳性和阴性质控品 PCR 反应管中加入阴性质控品和阳性质控品,及时盖好封盖。

4.3.6 上机 PCR 检测。

5. 质量控制

5.1 · 质控品:阳性质控品选用厂家提供的阳性质粒,包含 7 个位点突变的。阴性质控品选用正常无突变的人基因组 DNA 样本。

5.2 · 控制参数:反应 Ct 值。

5.3 · 质控周期:当次实验。

6. 结果判断

6.1 · 确定实验是否可信

6.1.1 待测样品的内控 VIC 信号应升起。若内控 VIC 全部无信号,提示 PCR 扩增失败,可能为加入的 DNA 含有 PCR 抑制剂或试剂失效等原因造成,可以更换试剂盒或者重新提取 DNA 后再做;但有强的 FAM 信号时,可能为 FAM 信号抑制 VIC 信号,此时的结果仍可信。

6.1.2 阴性质控品各突变位点反应管应无明显 FAM 信号或者有 FAM 信号但其 ΔCt 值应大于设定的阈值;阳性质控品各突变位点反应管应有明显 FAM 信号且其 ΔCt 值应小于设定的阈值。

6.2 · 确认未选择校正荧光参照,按管号顺序依次选择单一突变检测反应管进行分析。需要同时选择阳性质控品反应管和样品反应管,根据实际扩增曲线情况确定扩增曲线的拐点,调整基线位置,得到突变组的 Ct 值。

6.3 · 阳性判读是以某一突变型的 Ct 值与外标管的 Ct 值之差即 ΔCt 作为判读依据:ΔCt 值＝某一突变型的 Ct 值－外标 Ct 值。

6.4 · 突变结果的确定:若 7 种外显子突变检测反应管的某一个突变反应管出现 FAM 扩

增信号且扩增曲线呈光滑的 S 形,△Ct≤下表中的阳性判断值 △Ct 值,则为该外显子突变阳性。若样品的扩增曲线不呈 S 形或 △Ct>下表中的阳性判断值 △Ct 值,该样品为突变阴性。当一个样品同时出现两个外显子突变位点 △Ct<阳性判断值时,出现更小 △Ct 值的位点判断为阳性,极少数情况下,1 个样品可能同时含有 2 个或更多个突变,那么在多个突变位点检测反应管中会检测到 FAM 信号扩增,这样的判断不影响治疗的选择与后果(表 8 - 3 - 27)。

表 8 - 3 - 27   突变结果

编 号	突 变 型	阳性判断值(△Ct 值)
1	Exon18 (G719X)	≤8
2	Exon20 (S768I)	≤10
3	Exon20 (T790M)	≤8
4	Exon21 (L858R)	≤10
5	Exon21 (L861Q)	≤10
6	Exon19 (DEL 19)	≤10
7	Exon20 (INS 20)	≤10

注:① 当外标 Ct 值>24 时,提示样本中 DNA 含量过低,建议重新取样;② 外标 Ct 值>24 时,有时会出现某突变的 Ct 值<外标 Ct 值,则此结果仍可信;③ 外标 Ct 值>24 时,若有某一突变的 △Ct<Cutoff - △Ct 值,该结果可能不准确,建议重新采样或重新抽提,以进行复测

7. 临床意义

7.1·*EGFR* 突变的预测作用已明确,携带药物敏感位点突变基因的患者对 TKI 药物反应敏感。EGFR - TKI 就是这样一类可以靶向抑制 *EGFR* 的药物总称。尽管这类药物的作用靶点都可针对 *EGFR*,但每个药物分子与靶点分子的相互作用机制不尽相同。正是基于这类药物与靶点作用特征的不断改进和迭代,EGFR - TKI 目前可分为第 1、2、3 代产品。第 1 代 EGFR - TKI 的作用特点为可逆性、非选择性抑制 *EGFR*。也就是说,既可抑制突变的 *EGFR*,也可抑制未突变(野生型)的 *EGFR*,并且这种抑制作用是可逆的,有许多影响因素可以逆转解除抑制。第 1 代 EGFR - TKI 的代表药物包括:吉非替尼、厄洛替尼、埃克替尼等。第 2 代 EGFR - TKI 的作用特点为不可逆性、非选择性、ErbB 受体家族阻断剂(泛- HER 抑制剂)。也就是说,不仅抑制 *EGFR* 靶点,还可抑制 *EGFR* 所在的 ErbB 受体家族的其他类型受体(ErbB1 - 4 四个类型,也称为 HER1 - 4 四个类型),而且也是不管靶点有没有突变都能抑制。第 2 代 EGFR - TKI 的代表药物包括:阿法替尼、达克替尼(Dacomitinib)等。由于仍然不能克服耐药的产生,目前临床应用不是十分的广泛。第 3 代 EGFR - TKI 的作用特点为不可逆性、选择性抑制突变型 *EGFR*。也就是说,仅仅抑制突变的 *EGFR*,不会抑制未突变的 *EGFR*。第 3 代 EGFR - TKI 的代表药物包括:奥希替尼(AZD9291)等。

7.2·*EGFR* 的突变集中在 18~21 外显子,其中敏感位点 19 外显子缺失和 21 外显子的 L858R 点突变占 80%~90%,另外 18 外显子突变对 TKI 治疗也敏感,最常见的是 G719X 突变。

7.3·*EGFR* 突变肺癌患者使用第 1、2 代 EGFR - TKI 靶向药平均治疗 9~14 个月后会发生耐药。耐药机制主要有以下几方面的原因。

7.3.1 产生能获得性耐药,包括:① *EGFR* 继发耐药突变,如 T790M 耐药突变;② *EGFR* 以外的其他旁路信号异常激活,如 cMET 扩增变异及 *HER2*、*HER3*、*AXL*、*IGF1R* 等受体变异,或者受体下游信号分子异常如 *BRAF*、*PTEN*、*JAK2*、*CRKL*、*DAPK*、*NF-κB* 或 *PUMA* 变异。

7.3.2 产生选择性耐药,譬如,本就存在耐药肿瘤细胞,用药后成为优势群体细胞;癌组织类型转化,如初诊时为 NSCLC,经治疗后演变为小细胞肺癌,或发生上皮-间质转化(EMT)。此类转化所涉及的信号通路并不十分明确。已知 AXL、Notch-1、TGFb 信号通路激活及 MED12 下调与 EMT 有关。

7.4·T790M 耐药突变是治疗后获得性耐药的最重要机制,50%~60% 的获得性耐药患者可检测到 T790M 耐药突变。第 3 代 EGFR-TKI 可以抑制 T790M 耐药突变,在预防耐药方面有优势。但 AZD9291 在明显延长生存期 1 年左右后,仍然可产生耐药。因此科学家正在进行第 4 代 TKI 的研制,譬如 EAI045 等。

8. 注意事项

8.1·避免在不必要的情况下冻融试剂盒中的试剂,本试剂盒需于低温≤-20 ℃条件下运输。

8.2·实验过程中需进行质控。

8.3·检测所用的 DNA 质量非常重要,首选新鲜组织样品。病理学样品需确认所提取的组织中含有肿瘤细胞,推荐使用商业化的 DNA 提取试剂盒。

8.4·严格区分质控品和反应试剂的使用,防止试剂的污染而导致假阳性。

8.5·实验时应注意防止外源 DNA 对试剂的污染,先加样品 DNA,然后进行阳性质控品的操作。在制备反应试剂和添加 DNA 模板时,使用带滤芯的枪头,添加不同的试剂和不同的样本时需更换枪头,并经常更换手套。

8.6·完成实验后用 10% 次氯酸、75% 乙醇或紫外灯处理工作台与移液器。

参考文献

[1] Shama SV, Bell DW, Settleman J, et al. Epidermal growth factor receptor mutations in lung cancer. Nat Rev Cancer, 2007, 7(3): 169-181.

[2] Hubbard SR, Miller WT. Receptor tyrosine kinases: mechanisms of activation and signaling. Current Opinion in Cell Biology, 2007, 19: 117-123.

[3] Ressel R, Moran T, Queralt C, et al. Screening for epidermal growth factor receptor mutations in lung cancer. N Engl J Med, 2009, 361(10): 958-967.

[4] Kim ES, Hirsh V, Mok T, et al. Gefitinib versus docetaxel in previously treated non-small-cell lung cancer (INTEREST): a randomised phase Ⅲ trial. Lancet, 2008, 372(9652): 1809-1818.

[5] Mork TS, Wu YL, Thongprasert S, et al. Gefitinib or carboplatin-paclitaxel in pulmonary adenocarcinoma. N Engl J Med, 2009, 361(10): 947-957.

[6] Gazdar AF. Personalized medicine and inhibition of *EGFR* signaling in lung cancer. N Engl J Med, 2009, 361(10): 1018-1020.

(杨 军 李晓华)

HER‑2 基因扩增荧光原位杂交标准操作规程

××医院检验科分子诊断实验室作业指导书	文件编号：××‑JY‑××‑××‑×××
版本： 生效日期：	共　页　第　页

1. 目的

建立石蜡包埋组织中的人表皮生长因子受体‑2（HER‑2）基因扩增荧光原位杂交（fluorescence in situ hybridization，FISH）标准操作规程，指导临床诊断与用药。

2. 原理

2.1·原理：一种位点特异性标记的 Her‑2/neu DNA 探针，长度为 190 kb，是由 Spectrum Orange 直接标记的荧光 DNA 探针，能特异性识别 HER‑2/neu 基因位点（17q11.2‑q12）。另一种染色体计数探针（Chromosome Enumeration Probe）CEP 17，长度为5.4 kb，是由 SpectrumGreen 直接标记的荧光 DNA 探针，能特异性识别 17 号染色体的着丝粒部位的 α 卫星 DNA 序列（17q11.2‑q11.1）。为方便使用，此试剂盒已经将探针和杂交缓冲液预先混匀并预变性。在该探针混合液中也包含未标记的封闭 DNA，以封闭在该目标位点内所包含且与其他染色体所共有的序列。

2.2·试剂盒主要用于检测经福尔马林固定石蜡包埋的人乳腺癌、胃癌样本中的 HER‑2/neu 基因扩增情况。样本经福尔马林固定、石蜡包埋后切片，将组织样本置于载玻片上。变性后 DNA 形成单链状态，与试剂盒的探针进行杂交。杂交后，用一系列的洗液洗去未结合探针。并用4,6‑二咪基‑2‑联苯基吲哚（DAPI）对细胞核进行复染。DAPI 是一种蓝色荧光素，为特异性 DNA 染色剂。试剂盒探针杂交信号可通过配置相应滤光片的荧光显微镜进行观察（橙色和绿色荧光信号）。在显微镜下观察细胞核内的荧光信号，对 HER‑2/neu 基因（橙色）和 17 号染色体（CEP17）（绿色）信号进行计数，计算 HER‑2/neu 基因与 CEP 17 拷贝数比值。该检验快速、无放射性，所需肿瘤细胞量小，且能够检测低至 2~8 拷贝的 HER‑2 基因。

3. 试剂与仪器

3.1·仪器：杂交仪、荧光显微镜、烤片机、恒温水浴箱、迷你离心机、考普林缸、漩涡混合器、移液器、通风橱。

3.2·试剂

3.2.1　杂交探针：以绿色荧光标记 17 号染色体着丝粒位点（CEP17 探针），红色荧光标记 17 号染色体上的 HER‑2 基因（HER‑2/neu DNA 探针）。

3.2.2　杂交试剂：DAPI Ⅰ复染剂、干粉 SSC、NP40、胃蛋白酶、二甲苯、乙醇、封片胶（Quill）、荧光显微镜高倍镜用浸油、0.1N HCl、硫氰酸钠溶液、中性福尔马林。

4. 操作步骤

4.1·标本制备

4.1.1　本室人员从标本组取回需检测的标本待用，记录相关信息及需要切片数量和 HE

染色数量。

4.1.2 蜡块切成 3 张 4～6 μm 厚的白片（注意用防脱的硅胶片），并确保所有的切片含有相同的组织区域。

4.1.3 采用组织块编号标记切片编号，以及实验号、检测项目，56 ℃烤片过夜。

4.1.4 选取一张玻片采用 HE 染色，剩余玻片用于 FISH 检测。

4.1.5 HE 玻片提交给病理医生，由病理医生确认组织类型并标记检测区域，选择同一组织的玻片进行处理，根据 HE 染色玻片，去除检测区域以外组织。

4.2·预处理

4.2.1 通风橱操作：二甲苯脱蜡 10 min，重复 1 次（每脱蜡 10 张玻片换用新二甲苯）。无水乙醇脱水 2 次各 5 min（每周换用新乙醇）。风干玻片或置于 45～50 ℃的烤片机中。

4.2.2 水浴箱操作：需要事先预热；50 ml 1 N 硫氰酸钠，80 ℃；50 ml 胃蛋白酶溶液，37 ℃（1 N HCl + 12.5 mg 胃蛋白酶）。

4.2.2.1 将玻片浸入 50 ml 0.2 N HCl 处理 20 min。将玻片浸入 50 ml 蒸馏水中浸泡 3 min，取出浸入 50 ml 2×SSC 溶液中 3 min。将玻片浸没在 80 ℃的 NaSCN 预处理液中 30 min。将玻片浸入 50 ml 蒸馏水中浸泡 1 min，取出浸入 50 ml 2×SSC 溶液中 5 min，重复一次。

4.2.2.2 小心擦除玻片上多余的水分，放入 37 ℃的蛋白酶溶液中，处理 10～60 min（根据组织透明度变化，决定消化时间）。

4.2.2.3 取出浸入 50 ml 2×SSC 溶液中 5 min，重复 1 次。风干玻片或置于 45～50 ℃的烤片机中 2～5 min 以烘干玻片。

4.2.2.4 将将玻片浸入 50 ml 中性福尔马林中固定 10 min，取出浸入 50 ml 2×SSC 溶液中 5 min，重复一次。风干玻片或置于 45～50 ℃的烤片机中 2～5 min 以烘干玻片，准备杂交。

4.2.3 变性杂交（在暗室中操作）：打开杂交仪，用去离子水弄湿盖通道，预热 30 min。

4.2.3.1 将探针预温至室温，以降低探针的黏度使能够准确地进行移取。

4.2.3.2 将探针管置于台式微型离心机内离心 2～3 s，使探针下沉至管底部，再次轻轻旋涡以混匀。

4.2.3.3 按顺序放置检测样本和质控片，在杂交区域加入足量的探针（5～10 μl，视组织大小而定），加上合适大小的盖玻片盖住检测区域，用封片胶封闭盖玻片四周，防止探针溢出。封片过程若出气泡则将其轻轻挤出，以防影响杂交。

4.2.3.4 运行 ThermoBrite™ PathVysion 程序，参数如下：75 ℃变性 5 min，37 ℃杂交 14～18 h（如果杂交玻片量超过杂交仪承受上限，则选用杂交温盒进行杂交）。

4.2.3.5 在准备载玻片前，将湿盒（密封容器，加一片约 3 cm×9 cm 的湿纸巾，可将湿纸巾用胶带黏附在容器边上）放入 37 ℃保温箱内，以预热至 37 ℃。

4.2.3.6 杂交玻片经杂交仪变性后，直接移入杂交湿盒，37 ℃杂交 14～18 h。

4.2.3.7 在《探针使用记录一览表》上记录探针使用情况包括用量，试剂批号，操作者。

4.3·杂交后洗涤

4.3.1　从 $-20\,℃$ 取出 DAPI Ⅰ,置于室温解冻。

4.3.2　在考普林缸内加入 50 ml 杂交后洗涤缓冲液($2\times SSC/0.3\%NP-40$)。然后,将该考普林缸放入(72 ± 1)$℃$ 水浴槽至少 30 min 或直到溶液温度达到(72 ± 1)$℃$,以对该杂交后洗涤缓冲液进行预热。注意在对各批次进行洗涤之前,洗涤液温度必须重新确定是否到(72 ± 1)$℃$。

4.3.3　再取一个考普林缸,加入 50 ml 杂交后洗涤缓冲液($2\times SSC$),置于室温。使用 1 天后将这两种洗涤液丢弃不用。

4.3.4　从杂交仪/杂交湿盒中取出载玻片,用镊子轻轻去除橡胶黏合剂。

4.3.5　室温下,将载玻片浸没在室温的杂交后洗涤缓冲液中,使盖玻片脱落,此步最长不超过 4 min。若盖玻片不能自然脱落,则用镊子轻轻剥离。

4.3.6　再小心取出载玻片,吸干边缘过量液体,然后将载玻片浸没在(72 ± 1)$℃$ 的杂交后洗涤缓冲液内 2 min(≤6 个载玻片/缸)。

4.3.7　从洗涤缓冲液中取出所有载玻片,暗室直立风干(使用密闭抽屉或密闭室内的架子即可)。

4.3.8　在载玻片目标区上加入 10 μl 的 DAPI Ⅱ复染液,盖上盖玻片。在进行信号计数之前,将载玻片置于玻片盒与 $-20\,℃$ 避光贮存。

4.3.9　载玻片从 $-20\,℃$ 取出后,在用荧光显微镜观察之前使得载玻片的温度达到室温。在《HER-2/neu/CEP17 FISH 检测记录表》中填写操作流程以及操作者。

5. 质量控制

5.1 · 探针验证

5.1.1　凡新购探针均记录以下内容:制造商、探针类型、杂交位点、到货日期、开始使用日期、探针试剂盒批号、探针瓶批号、探针缓冲液批号、有效截止日期。以上信息均记录在《探针使用记录一览表》上,并记录每次使用量,同批探针说明书与《探针使用记录一览表》一起归档。

5.1.2　新探针/验证试验:新探针是指实验室未开展检测之前的探针,包括:探针制造商新产品、更换探针制造商、探针混合物改变。

5.1.3　探针特异性和敏感度验证。

5.1.4　批号验证:新批号试剂在投入使用前或投入使用时,新批号的试剂必须与旧批号的试剂进行质量验证。新旧试剂同时检测 1 个样本(情况允许时,1 例阳性、1 例阴性)。变异系数<5%,则认为可接受。

5.2 · CUT-off 值验证:统一标准,HER-2 信号数均值与 17 号染色体信号数均值的比值:阴性为<1.8;不确定为 1.8~2.2;阳性为>2.2。

5.3 · 阴阳性质控

5.3.1　选取本中心 IHC 检测结果 3+ 和 1+ 或 0 的样本,连续进行 3 次 FISH 检测,求得平均值 a,作为质控品的值,阴性质控和低拷贝阳性质控(R≤5)可接受范围为 $a\pm a\times10\%$。高拷贝质控可接受范围为 $a\pm a\times20\%$,每切片 10 张,重新进行 1 次可接受范围计算。

5.3.2 直接购买商品阴性与临界值质控品,两类质控品都有确定的值提供,不仅可以作为日常检测的质控,也可以作为新员工培训结果的评估。

5.4·PT:每年参加2次国家卫生健康委员会PT。

5.5·质控储存:自备阴阳性质控以蜡块形式储存,常温保存,每次切片准备2周用量。直接购买的质控品,常温保存,有效期6个月。

6. 结果判断

6.1·杂交结果评估

6.1.1 评估标准见表8-3-28。

表 8-3-28 评估标准

细胞量(油镜视野)	≤10 个		>10 个			
染色背景	□ 清晰	□ 模糊	纤维量:□ ≤10%	□ >10%	□ >30%	□ >50%
核外信号	≤30%		>30%			
核内非特异性信号	≤10%		>10%			
信号强度	绿色 N		1+	2+	3+	
	橘色 N		1+	2+	3+	
	浅绿色 N		1+	2+	3+	

6.1.1.1 细胞量:油镜视野以均匀分布10个细胞核为最佳分析状态。允许>10个细胞核情况,但不得出现细胞边缘不清,细胞核重叠,细胞核不完整。

6.1.1.2 染色背景:指DAPI通道下观察时,所见的细胞核以及核外杂质的染色情况。细胞核染色亮度应该明显亮于核外杂质,显示清晰一细胞轮廓。若出现,细胞核与核外杂质连成一片,边缘不清,细胞核亮度低于或等于核外杂质亮度等一切影响结果分析的情况,则重新处理样本,重复检测。

6.1.1.3 核外信号:指在三色通道、红色/DAPI通道、绿色/DAPI通道、青色/DAPI通道下观察时,细胞核外信号包括细胞核边缘的信号总数占全片信号总数的比值。>30%时,将严重影响结果分析。

6.1.1.4 核内非特异性信号:即假信号,指目的基因以外的所有荧光信号。其特点:信号规则,一般轮廓较圆。亮度与特异性信号存在差别,处于一个平面,稍稍调节微调即消失于视野。多数情况各色荧光通道下都能在同一位置看到,不得超过10%。

6.1.1.5 纤维量:由于各种实体肿瘤均存在不同含量的结缔组织,如果杂交后的纤维量大于50%,将严重影响结果分析,需要重新检测(延长NaSCN和胃蛋白酶处理时间)。

6.1.1.6 信号强度

N:没有杂交信号;弱杂交信号(<30%细胞具有可分析信号/核)。

1+:中度杂交信号(30%~50%细胞有可分析信号/核)。

2+:可接受的杂交信号(50%~75%细胞有可分析信号/核)。

3+:高密度杂交信号(75%~100%细胞有可分析信号/核)。

6.2·结果分析

6.2.1　目的信号的识别

6.2.1.1　使用相应的滤光片,计数肿瘤细胞中的杂交信号。肿瘤细胞通常比普通细胞、淋巴细胞和上皮细胞大。

6.2.1.2　避开坏死区域和核边缘模糊区。跳过需经主观判断的核区信号。略过有背景,信号弱和非特异信号。跳过未能充分复染区以确定核边缘。只对包含分离信号的细胞核进行计数。如果需要的话,可在明光下观察 HE 染色片。

6.2.2　信号计数

6.2.2.1　使用 40×物镜,扫描肿瘤细胞的几个区域以评估可能的多形性。选择一个细胞核分布良好的区域;避免杂交信号微弱的区域。使用 63×或 100×物镜,从所选区域的左上 1/4 区域开始检测,从左向右扫描,依照下面提供的指南和图 8-3-1 来统计每个可评估的间期细胞核内的信号数量。来回调焦找到细胞核内的所有信号。将大小相同且距离≤1 个信号直径的 2 个信号记作 1 个信号。

6.2.2.2　不计数没有信号或只有一种颜色信号的细胞核,用双向表格进行记录,直到完成 20 个细胞核的计数和分析。<20 个可评估细胞核的待测样本应被认为是无信息样本(图 8-3-1)。

1		细胞核重叠,不能看到 2 个核的所有区域,但信号不在重叠区。每个核中计数 2 个橘红和 2 个绿色信号。
2		计数 2 个橘红和 2 个绿色信号。1 个橘红信号成弥散形式。
3		不可计数。细胞核重叠,无法观察细胞核的全部区域,且一些信号位于重叠区域。
4		计数 2 个橘红和 2 个绿色信号。1 个橘红信号成分裂形式。

(续图)

5	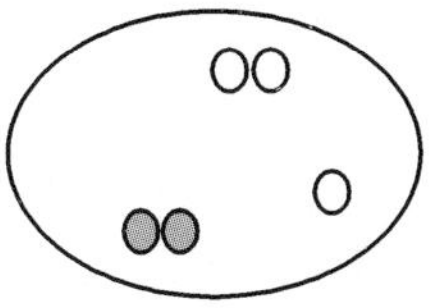	计数 1 个橘红和 2 个绿色信号。1 个绿色信号和 1 个橘红信号均成分裂形式。
6	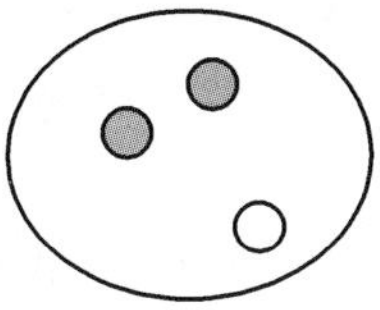	计数 2 个橘红和 1 个绿色信号。
7	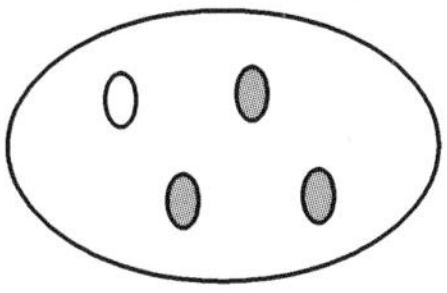	计数 3 个橘红和 1 个绿色信号。
8	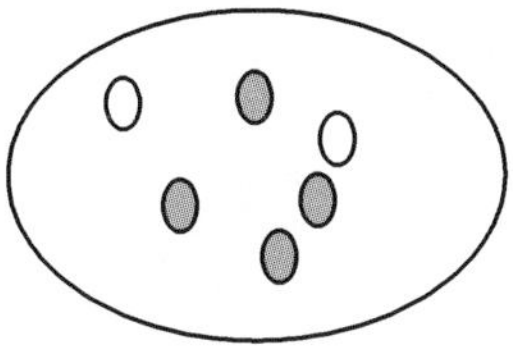	计数 4 个橘红信号和 2 个绿色信号。
9	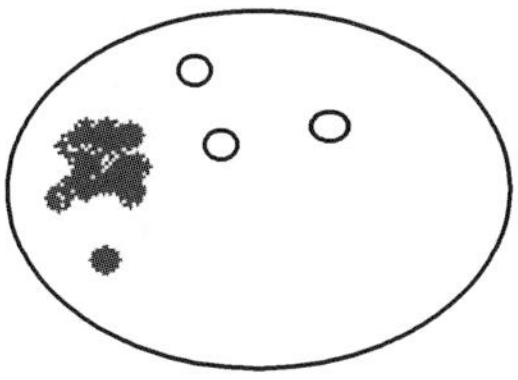	发生 HER-2 基因成簇扩增时,HER-2 基因计数是与旁边散在单个信号大小比较,来估算数出成簇的信号个数。此细胞估算 9 个红色信号和 3 个绿色信号。

图 8-3-1 双色信号计数方法

说明: ○ = 绿色探针,CEP17;● = 橘红色探针,LSI *HER-2/neu*

6.2.3 结果分析:由 2 个技术员分别计算至少 20 个细胞核。如果确定切片上的两个不同区,每个区统计 10 个有代表性的细胞核。如果切片上发现四个不同区,则每个区统计 5 个。如果一个区发现扩增,其他区未见扩增,则统计扩增区最大量的 40 个细胞核。

如果细胞核量无法满足统计需要,由病理科医生决定。

6.2.4 结果判断依据

6.2.4.1 乳腺癌:中国乳腺癌 *HER-2* 检测指南(2019 版)判断标准如下。

第 1 组: *HER-2* 与 CEP17 信号数比值≥2.0, *HER-2* 信号点平均值≥4.0,判断为阳性。

第 2 组: *HER-2* 与 CEP17 信号数比值≥2.0, *HER-2* 信号点平均值<4.0,判断为阴性。

第 3 组：$HER-2$ 与 CEP17 信号数比值＜2.0，$HER-2$ 信号点平均值≥6，判断为阳性。

第 4 组：$HER-2$ 与 CEP17 信号数比值＜2.0，$HER-2$ 信号点平均值≥4.0 且＜6.0，需备注。

第 5 组：$HER-2$ 与 CEP17 信号数比值＜2.0，$HER-2$ 信号点平均值＜4.0，判断为阴性。

6.2.4.2　胃癌

6.2.4.2.1　如果 $HER-2$/CEP17 信号数比值＜2.0 为阴性，$HER-2$ 基因无扩增；

6.2.4.2.2　如果 $HER-2$/CEP17 信号数比值≥2.0 为阳性，$HER-2$ 基因扩增。

6.2.4.2.3　在《$HER-2$/neu/CEP17 FISH 检测记录表》记录原始数据。

7. 临床意义

7.1·$HER-2$/neu（即 $erbB-2$）编码 HER-2。在某些正常细胞上，这种受体的含量为中等。顾名思义，这种受体参与了细胞对生长因子的反应。在适当条件下，这种基因与生长因子结合，则可刺激细胞分裂。

7.2·在人类乳腺癌病例中，高达 30％的病例具有 $HER-2$/neu 基因的扩增。$HER-2$/neu 基因复制可导致细胞表面 HER-2 蛋白表达增高，从而导致细胞增生速度加快。目前认为，基因扩增会影响肿瘤生长与扩散的能力，也会影响肿瘤对治疗的反应。该基因的过度表达可使肿瘤更具侵袭性，但也可使肿瘤对某些化学治疗药物更加敏感。临床上主要用药评估是否进行曲妥珠单抗靶向治疗。

8. 注意事项

8.1·本操作规程仅适用于乳腺癌、胃癌的石蜡包埋组织。

8.2·仅适用于 FISH。

参考文献

[1] Wingo PA，Tong T，Bolden S. Cancer statistics. CA，1995，45：18-31.

[2] Fisher B，Bauer M，Wickerham LL，et al. Relation of number of positive axillary nodes to the prognosis of patients withprimary breast cancer：an NSABP update. Cancer，1983，52：1551-1557.

[3] Fisher ER，Redmond C，Fisher B，et al. Pathologic findings from the national surgical adjuvant breast and bowelprojects (NSABP). Cancer，1990，65：2121-2128.

[4] Mansour EG，Gray R，Shatila AH，et al. Efficacy of adjuvant chemotherapy in high-risk node-negative breast cancer. N Engl J Med，1989，320：485-490.

[5] Slamon DJ，Clark GM，Wong SG，et al. Human breast cancer：correlation of relapse and survival with amplification ofthe HER-2/neuoncogene. Science，1987，235：177-182.

[6] Gusterson BA，Gelber RD，Goldhirsch A，et al. Prognostic importance of c-erbB-2 expression in breast cancer. J Clin Oncology，1992，10(7)：1049-1056.

[7] Gullick WJ，Love SB，Wright C，et al. c-erbB-2 protein overexpression in breast cancer is a risk factor in patientswithinvolved and uninvolved lymph nodes. Br J Cancer，1991，63：434-438.

[8] Borg A，Tandon AK，Sigurdsson H，et al. HER-2/neuamplification predicts poor survival in node-positive breastcancer. Cancer Res，1990，50：4332-4337.

（魏　琦　李晓华）

实体肿瘤相关基因检测标准操作规程

××医院检验科分子诊断实验室作业指导书	文件编号：××-JY-××-××-×××
版本： 生效日期：	共 页 第 页

1. 目的
建立实体肿瘤相关基因检测标准操作规程，指导肿瘤的诊断、个体化治疗、预后等。

2. 原理
本检测通过杂交捕获法对肿瘤基因序列进行富集，然后采用 Illumina 平台对目标序列进行高通量测序。Illumina 新一代测序（next generation sequencing，NGS）技术可以高通量、并行对核酸片段进行深度测序。测序的技术原理是采用可逆性末端边合成边测序反应，首先在 DNA 片段两端加上序列已知的通用接头构建文库，然后将文库加载到测序芯片 Flowcell 上。文库两端的已知序列与 Flowcell 基底上的 Oligo 序列互补，每条文库片段都经过桥式 PCR 扩增形成一个簇。测序时采用边合成边测序反应，即在碱基延伸过程中，每个循环反应只能延伸一个正确互补的碱基，根据四种不同的荧光信号确认碱基种类，保证最终的核酸序列质量，并经过多个循环后，完整读取核酸序列。

3. 试剂与仪器
3.1·仪器：Illumina NextSeq550 测序仪，冷冻高速离心机、金属混匀器、Qubit 荧光光度计、旋涡振荡器、微型离心机、Agilent 2100 生物分析仪、PCR 基因扩增仪、冰箱、生物安全柜、酶标板离心机、磁力架。

3.2·试剂

3.2.1 提取试剂盒：包括 FFPE 组织提取试剂盒和 Cell - Free DNA 提取试剂盒。

3.2.2 文库构建：文库构建试剂盒、片段 QC 试剂、杂交捕获试剂盒、纯化试剂。

3.2.3 上机测序试剂盒。

4. 操作步骤
4.1·DNA 提取：参考 DNA 提取试剂盒说明书。

4.2·gDNA 文库构建

4.2.1 测定 DNA 浓度及取样：使用 Qubit® dsDNA HS Assay Kit 及 Qubit® 3.0 Fluorometer 测定 DNA 浓度。

4.2.2 DNA 片段化。

4.2.2.1 往已取好样品的 PCR 管按下表配制片段化体系（表 8 - 3 - 29）。

4.2.2.2 DNA 进行打断：4 ℃ 30 s→37 ℃ 15～20 min→4 ℃ Hold。注意：50 ng 起始标本打断时间为 20 min，如 FFPE 标本浓度太低，不足 50 ng，打断时间调节为 17 min。打断反应完毕需立即进行下一步反应。

4.2.3 末端修复及 A - Tailing。

表 8 - 3 - 29　PCR 管片段化体系

组　　　分	体积(μl)
In put Double-stranded DNA	35
KAPA Frag Buffer（10×）	5
KAPA Frag Enzyme	10
Total	50

4.2.3.1　已片段化的 PCR 管按下表配制片段化体系（表 8 - 3 - 30）。

表 8 - 3 - 30　PCR 管片段化体系

组　　　分	体积(μl)
Fragmented DNA	50
End Repair & A - Tailing Buffer	7
End Repair & A - Tailing Enzyme Mix	3
Total	60

4.2.3.2　末端修复反应：65 ℃ 30 min→4 ℃ Hold。

4.2.4　接头连接。

4.2.4.1　往已修复加 A 尾的 PCR 管按下表配制片段化体系（表 8 - 3 - 31）。

表 8 - 3 - 31　PCR 管片段体系

组　　　分	体积(μl)
End repair and A - tailing product	60
Index Adapter	2.5
PCR - grade water	7.5
Ligation Buffer	30
DNA Ligase	10
Total	110

4.2.4.2　按接头连接反应：20 ℃ 20 min→4 ℃ Hold。

4.2.5　连接产物纯化及片段筛选。

4.2.6　PCR 扩增反应。

4.2.6.1　取一新的 PCR 管按下表配制 PCR 体系（表 8 - 3 - 32）。

表 8 - 3 - 32　配制 PCR 体系

组　　　分	体积(μl)
Adapter-ligated library	20
KAPA HiFi HotStart ReadyMix（2×）	25
Library Amplification Primer Mix（10×）	5
Total	50

4.2.6.2 反应程序扩增：98 ℃ 45 s→98 ℃ 15 s,60 ℃ 30 s,72 ℃ 30 s 8 个循环→72 ℃ 1 min→4 ℃ ∞。

4.2.7 PCR 产物纯化。

4.3·杂交捕获：探针杂交、捕获洗脱。

4.4·第二次 PCR(Post‐PCR)

4.4.1 取一新的 PCR 管按下表分别配制 PCR 体系(表 8‐3‐33)。

表 8‐3‐33 第二次配制 PCR 体系

体 系 组 成	体积(μl)
上一步捕获洗脱产物	20
KAPA HiFi HotStart ReadyMix	25
10 μmol/L Illumina P5 primer	2.5
10 μmol/L Illumina P7 primer	2.5
总体积	50

4.4.2 反应程序扩增文库：98 ℃ 45 s→98 ℃ 15 s,60 ℃ 30 s,72 ℃ 30 s 12 个循环→72 ℃ 1 min→4 ℃ ∞。

4.5·PCR 产物纯化

4.5.1 将 PCR 产物取出后,转移到含 75 μl Ampurexp Beads 的 1.5 ml EP 管中,充分混匀,微离心,室温放置 10~15 min,磁力架上放置至澄清后去除上清液体。

4.5.2 加入 200 μl 新鲜配制 80% 乙醇,转动 EP 管几次,澄清后弃上清。

4.5.3 加入 200 μl 新鲜配制 80% 乙醇,转动 EP 管几次,澄清后弃上清,室温静置晾干。

4.5.4 加入 21.0 μl 双蒸水洗脱文库。

4.6·文库质控

4.6.1 用 Qubit3.0 将终文库进行浓度测定。

4.6.2 采用 Agilent 2100 生物分析仪检测文库片段大小(Optional)。

4.7·上机测序

4.7.1 启动仪器：在 Illumina NextSeq550 测序仪左侧机身后面电源线上方找到仪器开关,切换到 ON(打开)位置,并打开组件正面开关：仪器将启动,等待操作系统完成装载过程后,控制软件会自动启动并初始化系统,初始化结束后,将打开"Welcome(欢迎)"屏幕。各菜单相应的功能如下。

4.7.1.1 Sequence：运行高通量测序设置步骤。

4.7.1.2 Perform Wash：用于启动仪器清洗的选项。

4.7.1.3 Manage Instrument：用于转到系统设置、执行系统检查、手动更新软件和重新启动或关闭仪器的选项。

4.7.2 清洗仪器。

4.7.2.1 清洗液准备。

4.7.2.2 点击"Perform Wash",进入清洗界面。

4.7.2.3 确保 Flow cell 仓相应位置安装放置用于清洗的 Flow cell,如果没有,先安装好 Flow cell,点击"Load",Flow cell 将移动至运行位置而被扫描检测,点击"Next"。

4.7.2.4 打开右侧试剂仓门,将清洗槽和废液槽取出,清除废液槽废液放回相应位置,往清洗槽添加配制好的 0.05％ Tween 20,并放回相应位置,关上仓门,点击"Next"。

4.7.3 解冻试剂。

4.7.4 上机文库准备:文库稀释、文库变性。

4.7.5 上样。

4.7.6 使用桌面控制软件设置运行并装载试剂。

4.7.7 运行后清洗。

4.8·按图 8-3-2 所示流程进行数据生物信息学的处理分析。

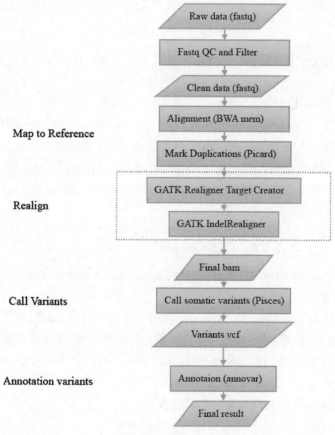

图 8-3-2 数据的生物信息学处理分析流程

5. 质量控制

5.1·质控类型及频率

5.1.1 阳性质控:以已知突变标本 DNA 为模板,与样本 DNA 平行实验,每批次 1 个。

5.1.2 阴性质控：以无病理突变标本 DNA 为模板，与样本 DNA 平行实验，每批次 1 个。

5.2·标本及文库定量

5.2.1 Qubit‑1：采用 Qubit®dsDNA HS Assay Kit，对文库构建前标本 DNA 进行定量。

5.2.2 Agilent 2100 生物分析仪：采用 Agilent DNA 1000 Kit，对 gDNA 文库片段大小进行质控。

5.2.3 Qubit‑2：采用 Qubit®dsDNA HS Assay Kit，对构建好的标本文库进行定量。

5.3·批号验证：检测用关键试剂需要做批号验证，每一批次的试剂在即将使用完前，需要选择 2 个临床样本与阴阳性质控品同时用旧批次和新批次的试剂检测，检测结果各参数符合要求且结果一致，即新试剂即可用于检测。

6. 结果判断

见（表 8‑3‑34）。

表 8‑3‑34 结果判读

结果可接受标准	数据生物信息 QC	检测热点全部覆盖 平均深度 500× 以上 捕获特异性介于 50%～75% 文库 duplication rate≤60%
阳性/阴性质控	标本、文库定量	两者检测值在参考范围内
阳性质控	测序结果分析	检测到预期突变点
阴性质控	测序结果分析	未检测到相关病理突变
复查标准	出库、数据初步分析	文库构建失败、深度不足、结果显示很多未知低频突变

7. 临床意义

7.1·研究证实，越来越多的基因变异与各种形式的癌症有关联，也有越来越多的靶向药物被证实对具有特定基因突变的癌症有治疗效果。因此在应用靶向药物治疗前必须对相关，基因的扩增/突变/表达等突变情况进行检测，据此能针对性地为每位患者"量身定做"一套最适合的治疗方案，从而最大限度地提高治疗的有效率，减少药物的毒副作用，避免用药不当贻误治疗时机。通过检测肿瘤相关的基因热点区域信息，分析这些基因的突变特征，根据患者的个体差异性，结合药物基因组学相关信息，辅助临床医生为癌症患者选择合适的治疗药物，并制定完善的个体化治疗方案。

7.2·循环 DNA(cell free DNA，cfDNA)是一种存在于血浆或血清、脑脊液及滑膜液等体液中的细胞外 DNA，一般由凋亡或者坏死的正常组织细胞产生并进入体液。肿瘤患者外周血中存在的循环肿瘤 DNA(circulating tumor DNA，ctDNA)是由凋亡和坏死的早期突变/肿瘤细胞所释放，含量明显高于健康人，并且这些循环 DNA 携带有肿瘤的遗传学信息，可在肿瘤发生的早期就可以被检测到。分析这些循环肿瘤 DNA 对肿瘤的早期诊断、治疗、病情监测及预后的评价都具有重要意义，更重要的是能够为肿瘤个体化治疗提供较全面的分子靶向信息，是一种理想的肿瘤标志物。

8. 注意事项

8.1·所有样本必须仔细检查,严格按照说明书进行操作,按照操作的每个阶段使用专用的仪器和设备,各区各阶段用品不能交叉使用,避免交叉污染。

8.2·按要求进行防护措施,如手套、工作服,废弃物等处理需要符合国家相关规定。

参考文献

[1] Chetan Bettegowda, Mark Sausen, Rebecca J. Leary, et al. Detection of circulating tumor DNA in early- and late-stage human malignancies. SciTransl Med, 2014, 6(224): 224ra24.

[2] Gargis AS, Kalman L, Lubin IM. Assuring the quality of next-generation sequencing in clinical microbiology and public health laboratories. J Clin Microbiol, 2016, 54(12): 2857 – 2865.

(李志强　李晓华)

CYP2C19 基因多态性检测标准操作规程

××医院检验科分子诊断实验室作业指导书	文件编号：××-JY-××-××-×××
版本： 生效日期：	共 页 第 页

1. 目的

为保证本实验室检测细胞色素 P450（cytochrome P450，CYP）同工酶，CYP2C 亚家族 CYP2C19 亚型的编码基因 *CYP2C19* 基因型时样本基因组 DNA PCR 扩增实验操作，及结果判断的标准化，确保检测结果的准确性、重复性，制定本规程。

2. 原理

本检测针对 *CYP2C19* 基因 3 个位点的不同多态性，设计 3 套特异性引物和探针组合，一个反应体系中通过两种不同通道检测一个位点的基因多态性。在反应体系中含有不同基因型模板的情况下，PCR 得以进行并释放不同的荧光信号。利用仪器对 PCR 过程中相应通道的信号强度进行实时监测和输出，实现检测结果的定性分析。

3. 标本要求与患者准备

取患者静脉血，并以 EDTA 或枸橼酸钠作为抗凝剂，提取 DNA 用于检测。要求样本在 4～10 ℃保存不超过 7 天，－20 ℃保存不超过 1 个月，冻融不超过 6 次。要求 DNA 的 A260/A280 在 1.8～2.0 之间，－20 ℃以下保存，避免反复冻融。DNA 提取后的剩余血液保存时间一般为 7 天，超过保存期限应严格按医院生物危害垃圾处理。

4. 试剂与仪器

4.1 · 荧光定量 PCR 仪：有热盖，使用 0.1 ml/0.2 ml 8 联管或 96 孔板。

4.2 · 板式离心机（可以对 0.1 ml/0.2 ml 8 联管或 96 孔板瞬时离心）。

4.3 · *CYP2C19* 基因多态性检测试剂盒。

5. 操作步骤

5.1 · 基因组 DNA 的提取（以磁珠法为例）

5.1.1 试剂准备

5.1.1.1 取出试剂盒中的提取试剂 2，每支核酸提取试剂 2 中加入 1.05 ml 核酸提取试剂 3 充分振荡混匀，使其完全溶解备用。

5.1.1.2 从试剂盒中取出真空包装的核酸提取试剂 1，颠倒混匀数次使磁珠重悬，去掉真空包装，使用孔板离心机 500 r/min 进行离心（无孔板离心机的可轻甩孔板），使磁珠都集中到孔板底部，撕掉铝箔封口膜备用。

5.1.1.3 在核酸提取试剂 1 的 96 孔板第 1、7 列中分别加入 15 μl 核酸提取试剂 2、60 μl 核酸提取试剂 4 及 200 μl 样品，放入提取仪反应舱，放好搅拌套，开始提取。

5.1.2 仪器运行

5.1.2.1 安装扫码枪：将扫码枪的 USB 线插在仪器背面的 USB 接口。

5.1.2.2 开机：打开全自动核酸提取仪的电源开关，仪器开始启动并进行自检。

5.1.2.3 程序运行：在主操作界面点击"程序运行"→用扫码枪扫描试剂盒上的二维码→"程序运行"界面的密码框出现一串密码→点击"确定"，进入"程序运行"界面→点击"运行"。

5.1.2.4 程序运行完成后丢掉搅拌套，取出96孔板，第6、12列为提取产物直接使用做下游实验，也可转移至1.5 ml离心管中保存。

5.1.2.5 紫外消毒：实验结束后，取出搅拌套和深孔板，返回主操作界面，点击"紫外灯"。

5.1.2.6 关机：紫外消毒结束后，先点击主操作界面的"关机"，关闭仪器显示屏，再关闭仪器背面的电源键。

5.2·试剂的准备和储存

5.2.1 从−20℃冰箱取出试剂盒的检测反应液、弱阳性对照和空白对照，彻底解冻，颠倒充分混匀，离心10 s。

5.2.2 反应液分装至PCR反应管：取反应液，根据样本数量N及实验数量设计排版，依次将该次检测目的基因相对应的PCR反应液（3管）按照23 μl体积加入设计排版的PCR反应管中。

5.3·PCR扩增

5.3.1 分别取2 μl检测样本加入分装至8联管的反应液中，2 μl弱阳性对照加入对应反应液中，2 μl空白对照加入对应反应液中，充分混匀后，2 000 r/min离心10 s。以6个样本检测为例，6个样品8联管可如此设计排版（表8-4-1）。

表8-4-1 8联管可设计排版示例

样本1	CYP2C19 * 2	CYP2C19 * 3	CYP2C19 * 17
样本2	CYP2C19 * 2	CYP2C19 * 3	CYP2C19 * 17
样本3	CYP2C19 * 2	CYP2C19 * 3	CYP2C19 * 17
样本4	CYP2C19 * 2	CYP2C19 * 3	CYP2C19 * 17
样本5	CYP2C19 * 2	CYP2C19 * 3	CYP2C19 * 17
样本6	CYP2C19 * 2	CYP2C19 * 3	CYP2C19 * 17
阴性对照	CYP2C19 * 2	CYP2C19 * 3	CYP2C19 * 17
弱阳性对照	CYP2C19 * 2	CYP2C19 * 3	CYP2C19 * 17

5.3.2 注意事项：① 样本DNA浓度低于5 ng/μl，可提高样本DNA上样体积，使DNA上样量达到说明书范围；② 弱阳性对照、空白对照、样本DNA存放于样本处理室；③ 根据每次试验的检测数量设计不同检测基因和不同检测样本的排版。

5.4·上机检测：按顺序依次打开电脑电源开关、PCR仪器、PCR仪器软件。待仪器正常启动后，打开仓门，按照标记顺序，将8联管依次放入上样板位上。关闭仓门。

5.5·设置反应程序

5.5.1 反应程序见表8-4-2。

表 8 - 4 - 2　反应程序

阶　　段	温　　度	时　　间	检测荧光	循环次数
预变性	37 ℃	10 min		1
	95 ℃	5 min		
循环段	95 ℃	15 s		40
	62 ℃	60 s	√	

5.5.2　反应体积：25 μl。

5.5.3　荧光通路

Target 1：荧光基团—荧光通道 FAM(波长为 465～510)；淬灭基团- MGB@none,收集野生型荧光信号。

Target 2：荧光基团—荧光通道 VIC(波长为 533～580)；淬灭基团- MGB@none,收集突变型荧光信号。

Target 3：荧光基团—荧光通道 ROX(波长为 618～660)；淬灭基团- MGB@none,收集内标荧光信号。

5.5.4　注意事项：① 不同机型设置方式不同,但遵循同样的程序参数；② 其他选项设置：Quantitation(定量)、Taqman@Reagents(探针法)、Standard(标准程序)。

5.6·运行：仪器运行过程中不能断电或人为暂停、终止运行程序。勿多程序同时操作,以免死机。仪器需要定期进行维护。

6. 质量控制

6.1·试剂盒性能质控

6.1.1　质控方法：各种反应液均检测弱阳性对照。

6.1.2　质控标准：各种反应液检测 ROX 通道 Ct 值<32,FAM 和 VIC 通道 Ct 值≤30 且具有明显扩增曲线。

6.2·环境质控

6.2.1　质控方法：各种反应液均检测空白对照。

6.2.2　质控标准：各种反应液检测 FAM 和 VIC 通道 Ct 值≥38,且无明显扩增曲线。

6.3·防污染体系

6.3.1　质控方法：所有反应孔已加入 UNG 酶防污染体系。

6.3.2　质控标准：所有反应孔低于 $1×10^4$ 拷贝污染模板可被水解。

7. 结果判断

7.1·通过每个位点的不同通道有无信号情况进行判读。

7.1.1　同时选定 FAM 和 VIC 通道,若该位点 FAM 通道 Ct 值≤36,且有明显扩增曲线,VIC 通道 Ct 值>36,亦无明显扩增曲线,则判定该位点为纯合野生型。

7.1.2　同时选定 FAM 和 VIC 通道,若该位点 FAM 通道 Ct 值≤36,且有明显扩增曲线,VIC 通道 Ct 值≤36,并且有明显扩增曲线,则判定该位点为杂合突变型。

7.1.3 同时选定 FAM 和 VIC 通道,若该位点 FAM 通道 Ct 值>36,且无明显扩增曲线 VIC 通道 Ct 值≤36,并且有明显扩增曲线,则判定该位点为纯合突变。

8. 临床意义

CYP2C19 是 CYP450 家族中最重要的药物代谢酶之一,许多内源性底物以及临床上大约 2‰的药物都由其催化代谢。研究发现 CYP2C19 可影响到氯吡格雷、奥美拉唑、地西泮、苯妥英钠等许多重要临床应用药物的代谢,而其基因多态性是引起个体间和种族间对同一药物表现出不同代谢能力的重要原因之一。本检测可以为医生正确选择药物并合理调整药物剂量提供帮助,但其结果不能再没有经医生综合所有患者信息之前直接用于指导患者用药。

9. 注意事项

9.1·本试剂盒仅供体外诊断使用,用于指导个体化用药,不得作为临床诊断的唯一依据。

9.2·不同批号试剂不能混用。

9.3·本试剂盒内弱阳性对照不具有传染性,但在使用时建议将其视为具有潜在传染性物质处理。

9.4·本试剂盒使用完成后建议按照医疗废弃物进行处理。

参考文献

[1] Mega JL, Close SL, Wiviott SD, et al. Cytochrome p450 polymorphisms and response to clopidogrel. N Engl J Med, 2009, 360: 354-362.

[2] Wiviott SD, Braunwald E, McCabe CH, et al. Prasugrel versus clopidogrel in patients with acute coronary syndromes. N Engl J Med, 2007, 357: 2001-2015.

[3] Lee S.-J. (2013). Clinical application of CYP2C19 pharmaco-genetics toward more personalized medicine. Front Genet, 2013, 3: 318.

[4] Chang FH, Zhang ZX, Bai TY, et al. (2010) The study on the polymorphisms of CYP2C19 genes associated with susceptibility to liver cancer. Zhongguo Yao Li Tong Xun, 2010, 27: 22-23.

(周 洲)

CYP2D6 * 10 多态性检测(PCR - 熔解曲线法)标准操作规程

××医院检验科分子诊断实验室作业指导书	文件编号：××-JY-××-××-×××
版本：	生效日期：	共 页 第 页

1. 目的

为保证本实验室检测细胞色素 P450(CYP)同工酶,CYP2D 亚家族 CYP2D6 亚型的编码基因 CYP2D6 基因型时样本基因组 DNA PCR 扩增实验操作,及结果判断的标准化,确保检测结果的准确性、重复性,制定本规程。

2. 原理

本检测基于实时 PCR 平台结合了特异引物、荧光探针和熔解曲线技术,检测 DNA 样品中 CYP2D6 * 10 的多态性。结合特别的 PCR 反应程序和特殊 Taq 酶的使用,利用特异引物对靶序列进行高精准 PCR 扩增,通过分析比较特异的荧光探针与靶序列结合所产生的熔解曲线 Tm 值的变化,进行 SNP 分型。只出现 1 个熔解峰时为纯合型(包括野生纯合、突变纯合),同时出现 2 个峰时为杂合型。

3. 标本要求与患者准备

取患者静脉血,并以 EDTA 或枸橼酸钠作为抗凝剂,提取 DNA 用于检测。要求样本在 4～10 ℃保存不超过 7 天,－20 ℃保存不超过 1 个月,冻融不超过 6 次。要求 DNA 的 A260/A280 介于 1.8～2.0,－20 ℃以下保存,避免反复冻融。DNA 提取后的剩余血液保存时间一般为 7 天,超过保存期限应严格按医院生物危害垃圾处理。

4. 试剂与仪器

4.1·荧光定量 PCR 仪：有热盖,使用 0.1 ml/0.2 ml 8 联管或 96 孔板。

4.2·板式离心机(可以对 0.1 ml/0.2 ml 8 联管或 96 孔板瞬时离心)。

4.3·CYP2D6 * 10 多态性检测试剂盒。

5. 操作步骤

5.1·提取基因组 DNA。

5.2·试剂的准备和储藏

5.2.1 从－20 ℃冰箱取出试剂盒的检测反应液、弱阳性对照和空白对照,彻底解冻,颠倒充分混匀,离心 10 s。

5.2.2 反应液分装至 PCR 反应管：取反应液,根据样本数量 N 及实验数量设计排版,依次将该次检测目的基因相对应的 PCR 反应液(1管)按照 18 μl 体积加入设计排版的 PCR 反应管中。

5.3·PCR 扩增

5.3.1 分别取 2 μl 检测样本,加入并分装至 8 联管的反应液中,将 2 μl 弱阳性对照加入对应反应液中,将 2 μl 空白对照加入对应反应液中,充分混匀后 2 000 r/min 离心 10 s。以 6 个样本检测为例,6 个样品 8 联管可如此设计排版(表 8 - 4 - 3)。

表 8-4-3 8 联管可设计排版示例

样本 1	CYP2D6	样本 5	CYP2D6
样本 2	CYP2D6	样本 6	CYP2D6
样本 3	CYP2D6	阴性对照	CYP2D6
样本 4	CYP2D6	弱阳性对照	CYP2D6

5.3.2　注意事项：① 样本 DNA 浓度＜5 ng/μl，可提高样本 DNA 上样体积，使 DNA 上样量达到说明书范围；② 弱阳性对照、空白对照、样本 DNA 存放于标本制备间；③ 根据每次试验的检测数量设计不同检测基因和不同检测样本的排版。

5.4 · 上机检测：按顺序依次打开电脑电源开关、PCR 仪器、PCR 仪器软件。待仪器正常启动后，打开舱门，按照标记顺序，将 8 联管依次放入上样板位上。关闭仓门。

5.5 · 设置反应程序（表 8-4-4）。反应体积：20 μl。荧光通路：该项目荧光通道选择 FAM、ROX 通道。

表 8-4-4 设置反应程序

阶 段	温 度	时 间	检测荧光	循环次数
预变性	95 ℃	2 min		1
循环段	94 ℃	30 s	√	50
	56 ℃	30 s		
	72 ℃	30 s		
熔解段	95 ℃	30 s		1
	46 ℃	20 s		
熔解段	46 ℃→75 ℃		√	1

6. 质量控制

6.1 · 该项目为定性检测。

6.2 · 空白对照应无明显熔解峰，若分析后出现明显熔解峰，可能为试剂受到污染或操作过程中的污染，请排除污染源后重新检测。

6.3 · 阳性对照管在熔解曲线分析后应有 2 个熔解峰或宽峰，若阳性对照管无熔解峰，或只出现 1 个熔解峰，该批次样本需重新检测。请确认是否严格按照本程序进行操作。

6.4 · 内参通道（ROX）在熔解曲线分析后应有 1 个熔解峰，若无熔解峰，可能为样本 DNA 存在 PCR 抑制剂，应重新取样提取基因组 DNA。

7. 结果判读

7.1 · 当质控品满足"6. 质量控制"中的要求时，才能进行样本检测结果的分析，如果不能满足时需要进行复检。

7.2 · 反应管 ROX 通道为 *CYP2D6 * 10* 检测通道，以对照品反应管为参照，同时出现与阳性对照品相同的两个峰（Tm 值偏差＜1.5 ℃）的样本为 *CYP2D6 * 1 * 10* 杂合子(CT)，只出现一个低 Tm 值熔解峰的样本为 *CYP2D6 * 10* 纯合(TT),只出现一个高 Tm 值熔解峰的样本为 *CYP2D6 * 1* 纯合(CC)。

7.3·若任意检测通道检测结果无熔解峰,该样本必须重新检测,必要时重新提取 DNA 进行检测;若反应 B 的 ROX 道多次检测均无熔解峰,而 FAM 通道和反应 A、反应 C 检测结果正常,则怀疑该样本为 *CYP2D6* 基因缺失。

8. 临床意义

8.1·β肾上腺素能受体阻滞剂,简称β受体阻滞剂,是治疗高血压的一线常用药物。其作用机制主要是通过抑制过度激活的交感神经活性、抑制心肌收缩力、减慢心率,从而发挥降压的作用。临床常用β受体阻滞剂主要有美托洛尔、比索洛尔、阿替洛尔、卡维地洛等。

8.2·在药物动力学方面,大部分β受体阻滞剂主要由 CYP2D6 酶代谢,根据其编码基因 *CYP2D6* 的基因多态,可分为弱代谢型(poor metabolism,PM)、中代谢型(intermediate metabolism,IM)、快代谢型(extensive metabolism,EM)和超快代谢型(ultraextensivemetabolism,UM)4 种表型。 PM 的发生是由于 *CYP2D6* 基因突变造成其蛋白表达的改变,从而产生酶活性降低。其突变的主要方式可以是单碱基的缺失或替换,也可以是大片段基因的丢失。如 *CYP2D6 * 5* 的突变可以引起患者药物代谢能力减弱,导致血药浓度升高,诱发严重的不良反应如心血管疾病、支气管哮喘,甚至死亡。故应适当减少用药剂量。IM 患者基因的突变可导致酶活性略微降低,如 *CYP2D6 * 10A* 、*10B*、*10D* 等。EM 是正常人群的代谢型,通常可使酶正常表达,故临床上使用常规治疗剂量。UM 属于超快代谢型,主要是由于 *CYP2D6* 的多基因拷贝,引起酶活性高表达,如 *CYP2D6 *2*,故应适当增加药物剂量。本检测可以为医生正确选择药物并合理调整药物剂量提供帮助,但其结果不能在没有经医生综合所有患者信息之前直接用于指导患者用药。

9. 注意事项

9.1·应注意核对申请单、样本管及提取过程中条码号及编号的一致性。

9.2·注意移液器等设备的规范使用,避免产生气溶胶及交叉污染。

9.3·各室物品不得混用,操作完成后要及时清理试验台,注意实验室的干净整洁,并避免实验室的污染。

9.4·使用过的吸头应打入装有含有效氯消毒剂的垃圾盒内浸泡后放入垃圾袋中处理,有效氯消毒剂应每天更换。

9.5·打开仪器电源开关后仪器进入自检状态,在自检过程中要注意观察仪器状态,自检完成后进入使用界面。

9.6·不同批号的试剂请勿混用,在有效期内使用试剂盒。

参考文献

[1] Rau T, Heide R, Bergmann K, et al. Effect of the CYP2D6 genotype on metoprolol metabolism persists during long-term treatment. Pharmacogenetics,2002,12(6):465 - 472.

［2］ Liu J，Liu ZQ，Yu BN，et al. beta1 - Adrenergic receptor polymorphisms influence the response to metoprololmonotherapy in patients with essential hypertension. Clin Pharmacol Ther，2006，80(1)：23 - 32.

（周　洲）

CYP2D6 * 10 多态性检测(基因芯片法)标准操作规程

××医院检验科分子诊断实验室作业指导书	文件编号：××-JY-××-××-×××
版本： 生效日期：	共 页 第 页

1. 目的

为保证本实验室检测细胞色素 P450(CYP)同工酶，CYP2D 亚家族 CYP2D6 亚型的编码基因 CYP2D6 基因型时样本基因组 DNA PCR 扩增实验操作，及结果判断的标准化，确保检测结果的准确性、重复性，制定本规程。

2. 原理

将 22 条寡核苷酸探针和一个空白点样液对照，其中 21 条探针为五位点的野生探针、突变探针、阳性质控探针和阴性质控探针，另一条探针为定位参照探针。临床采集血标本，经试剂盒提取基因组 DNA，以基因组 DNA 为模板进行 PCR 扩增，同时带上荧光标记，扩增产物和固定于芯片不同位置的一系列探针杂交，杂交结果经扫描仪扫描得出扫描图像，经软件分析处理后得到检测结果。

3. 性能特征

依赖于 PCR-芯片杂交技术的基因分型检测

4. 标本要求与患者准备

取患者静脉血，并以 EDTA 或枸橼酸钠为抗凝剂提取 DNA。要求样本在 4～10 ℃ 保存不超过 7 天，−20 ℃ 保存不超过 1 个月，冻融不超过 6 次。要求 DNA 的 A260/A280 介于 1.8～2.0，并于 −20 ℃ 以下保存，避免反复冻融。DNA 提取后的剩余血液保存时间一般为 7 天，超过保存期限应严格按医院生物危害垃圾处理。

5. 试剂与仪器

普通 PCR 仪、高速冷冻离心机、微型玻片离心机、杂交仪、Genepix 4100A 生物芯片扫描仪、CYP2D6 * 10 多态性检测试剂盒。

6. 实验条件

PCR 实验室分区操作。

7. 校准

不适用。

8. 操作步骤

8.1 · 基因组 DNA 提取：同"CYP2C19 基因多态性检测标准操作规程"8.1 和 8.2。

8.2 · PCR 扩增

8.2.1 取出高血压基因芯片试剂盒 A 盒，将 PCR 反应液 1～5 在室温下完全解冻。

8.2.2 小心吸取 5 μl 酶 1，分别加入 PCR 反应液 1～5 中，再吸取 5 μl 酶 2，分别加入 PCR 反应液 1～5 中，混匀，瞬时离心数秒。

8.2.3　将 PCR 反应液分装至 8 联管或 200 μl PCR 管中,19 μl /管(如需避免多次冻融建议首次开封将反应液全部分装完毕,标记放入冰箱冻存)。

8.2.4　小心吸取 1 μl 待检 DNA 标本分别移入 PCR 反应管 1~5 中,混匀,瞬时离心数秒,然后按下列参数进行 PCR 反应(表 8 - 4 - 5)。

表 8 - 4 - 5　PCR 反应参数

阶　段	温　度	时　间	检测荧光	循环次数
	37 ℃	600 s		
预变性	95 ℃	5 min		1
循环段	95 ℃	40 s		40
	60 ℃	40 s		
	72 ℃	40 s		
延伸	72 ℃	5 min		1

8.2.5　PCR 产物若不马上进行杂交检测,请置于 - 20 ℃冰箱保存,但不应超过 72 h。

8.2.6　每次 PCR 实验中,建议有阴性参照作为对照,同时扩增以确定是否污染;是否扩增阳性对照可视具体情况而定(检验 PCR 反应液是否失效或目的 DNA 标本是否达到可扩增条件)。

8.3·杂交检测

8.3.1　从 PCR 扩增仪内取出扩增产物;向每个杂交舱内分别加入 400 μl 的纯水;将试剂盒所带杂交液,洗涤母液 A/B 置 41 ℃温浴至澄清,振荡混匀。

8.3.2　将 B 盒内的定位参照全部加入杂交液管内配成杂交混合液,振荡混匀;取每个待检标本 5 个位点的 PCR 产物,加入 10 μl 杂交混合液,配置完后振荡混匀,离心数秒。

8.3.3　吸取 20 μl 产物混合液加入芯片对应的反应区内,避免出现溢出和气泡产生,将芯片置于杂交仓中。加好样后将芯片置于 41 ℃杂交 1.5 h。

8.3.4　在杂交反应过程中,按下述配方配制洗液 1、2、3 各 250 ml。

8.3.4.1　洗液 1:取 18 ml 洗涤母液 A,稀释于 200 ml 纯水中,再加入 6 ml 洗涤母液 B,搅拌混匀,加纯水稀释至 250 ml。

8.3.4.2　洗液 2:取 1.8 ml 洗涤母液 A,用纯水稀释至 250 ml。

8.3.4.3　洗液 3:250 ml 纯水。

8.3.5　将洗液 1、2、3 置于 41 ℃中预热(可与芯片一同放入杂交炉内),在洗片时取用。

8.3.6　杂交结束后,分别取出适量洗液 1、2、3,从杂交仓取出芯片,撕掉覆膜,插入玻片架,放入洗片盒内上下涮洗 10 次,按相同程序依次在洗液 2 和洗液 3 中进行处理,处理完后将芯片进行瞬时离心,甩干芯片上残留液体(洗片过程应连续进行,避免芯片干燥)。

8.4·芯片扫描

8.4.1　打开扫描仪后面的电源开关,等待半分钟;双击电脑桌面 GenePix7.0 图标进入扫描软件;打开扫描仪前盖,将玻片正面朝下放入载物台,关上盖子。

8.4.2　点击软件界面右侧的 ◎ 图标进行预扫描，待扫描到第 5 个反应区后即可点击停止按钮；点击界面左侧的 □ 图标，将扫描区域出现的白色方框调整到刚好完全框住玻片的 5 个反应区，点击界面右侧的 ◎ 图标进行精确区域扫描，等待扫描完成。

8.4.3　扫描完成后，如果不是很清晰，则可通过界面左侧的 图标调节亮度与对比度。

8.4.4　点击左侧的 图标，将出现 5 个 2×11 的矩阵（如果没有出现或少于 5 个，右键点击方框全部删除，再点击 图标，在弹出的 new block 对话框中输入参数，见图 8 - 4 - 1），用鼠标调整白色方框到对应的 5 个反应区，点击 图标，选择下拉菜单下的第一个选项"find array，find all blocks，align features"，系统将自动进行找点（如果玻片背景信噪比比较高，可不需要自动找点即可分析）。

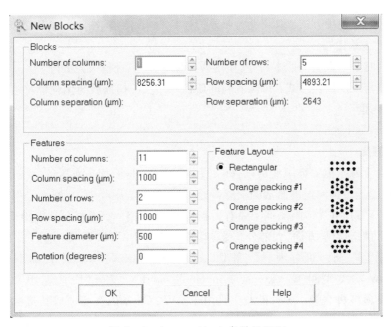

图 8 - 4 - 1　new block 参数设置图

8.4.5　系统找点结束后，点击界面右侧的 图标进行分析，软件会自动出现分析数据；

8.4.6　显示分析数据后，点击右侧 图标，选择"save results"，对文件命名并将此结果的 GPR 格式存到指定的文件夹内即可。

8.5·软件分析

8.5.1　双击桌面图标 进入软件；在弹出的对话框中输入用户名与密码（用户名均为 administrator）；进入软件分析界面后，输入受试者信息及相关负责人信息（必填）。

8.5.2　点击图标 读取芯片文件 读取 GPR 文件，软件会自动给出判读结果，然后点击软件右侧图标"打开图像",打开对应后缀名为- R1 的扫描图像;确认信息后点击生成报表,存入指定文件夹内即可。

9. 质量控制

9.1·质控物的选购:试剂盒自备质控品,阳性对照,阴性对照如遇检测结果阴性,必须重复检测。

9.2·检测中质控探针应为阳性,否则应检查杂交扫描操作是否正确。如操作正确,请与试剂供应商联系。

9.3·对首次使用本试剂盒的实验室和实验人员,应进行阳性对照品和阴性对照品实验,以确保实验条件和操作符合要求。正常检测时,也应定期进行阳性对照品和阴性对照品实验。

9.4·阳性对照使用方法:取阳性对照作为样品 DNA 溶液,按照 PCR 到杂交扫描步骤进行操作。检测结果应为"*CYP2C9 ＊1／＊1*、*ADRB1 C／C*、*AGTR1 A／A*、*CYP2D6 ＊10／＊10*、*ACE DD*"基因型。

9.5·阴性对照使用方法:取阴性对照作为样品 DNA 溶液,按照上述杂交步骤进行操作。检测结果应为"未检出"。

9.6·失控时必须根据按照本科室《室内质量控制程序》进行失控处理。

9.7·数据记录及保存形式:每次实验的质控(显色点)扫描后与化验单及结果一起保存。

10. 结果判读

见操作步骤 8.4、8.5。

11. 临床意义

11.1·β肾上腺素能受体阻滞剂,简称β受体阻滞剂,是治疗高血压的一线常用药物。其作用机制主要是通过抑制过度激活的交感神经活性、抑制心肌收缩力、减慢心率,从而发挥降压的作用。临床常用β受体阻滞剂主要有美托洛尔、比索洛尔、阿替洛尔、卡维地洛等。

11.2·在药物动力学方面,大部分β受体阻滞剂主要由 CYP2D6 酶代谢,根据其编码基因 *CYP2D6* 的基因多态性,可分为弱代谢型(poor metabolism,PM)、中代谢型(intermediate metabolism,IM)、快代谢型(extensive metabolism,EM)和超快代谢型(ultraextensive metabolism,UM)4 种表型。PM 的发生是由于 *CYP2D6* 基因突变造成其蛋白表达的改变,从而产生酶活性降低。其突变的主要方式可以是单碱基的缺失或替换,也可以是大片段基因的丢失。如 *CYP2D6 ＊5* 的突变可以引起患者药物代谢能力减弱,导致血药浓度升高,诱发严重的不良反应如心血管疾病、支气管哮喘,甚至死亡。故应适当减少用药剂量。IM 患者 *CYP2D6 ＊10A*、*＊10B*、*＊10D* 等基因的突变可导致酶活性略微降低。EM 是正常人群的代谢型,通常可使酶正常表达,故临床上使用常规治疗剂量。UM 主要是由于 *CYP2D6* 的多基因拷贝,引起酶活性高表达,如 *CYP2D6 ＊2*,故应适当增加用药剂量。本检测可以为医生正确选择药物并合理调整药物使用剂量提供帮助,但其结果不能在没有经医生综合患者所有信息之前直接用于指导用药。

12. 注意事项

12.1·实验室管理应严格按照 PCR 基因扩增实验室的管理规范,实验人员必须进行专业培训,实验过程严格分区进行(试剂准备区、标本制备区、扩增区和产物分析区),所用消耗品应灭菌后一次性使用,实验操作的每个阶段使用专用的仪器和设备,各区各阶段用品不能交叉使用。

12.2·试剂准备和标本制备阶段要在生物安全柜进行,实验过程中穿工作服,戴一次性手套,使用自卸管移液器。

12.3·每次实验要进行质量控制。

12.4·试剂使用前要完全解冻,但应避免反复冻融。

12.5·试剂盒 DNA 提取液内含不溶于水的物质,取样时需用加样器充分混匀后吸取。如出现因头嘴部太细不能吸取或取样后堵塞吸头的现象,可先用洁净无污染的剪刀将吸头嘴部剪去一段。

12.6·提取的 DNA 可于 −20 ℃ 保存 6 个月。

12.7·标本制备区所用过的吸头请打入盛有消毒剂的容器,并与废弃物一起灭菌后方可丢弃。

12.8·实验完毕用 10% 次氯酸或 75% 乙醇或紫外线灯处理工作台和移液器。

12.9·所有检测样本应视为传染性物质,操作和处理均需符合相关法律要求,以及《微生物生物医学实验室生物安全通知准则》和《医疗废物管理条例》。

参考文献

[1] Rau T, Heide R, Bergmann K, et al. Effect of the *CYP2D6* genotype on metoprolol metabolism persists during long-term treatment. Pharmacogenetics, 2002, 12(6): 465 – 472.

[2] Liu J, Liu ZQ, Yu BN, et al. Beta1 – Adrenergic receptor polymorphisms influence the response to metoprolol monotherapy in patients with essential hypertension. Clin Pharmacol Ther, 2006, 80(1): 23 – 32.

（周　洲）

MTHFR（C677T） 基因多态性检测标准操作规程

××医院检验科分子诊断实验室作业指导书	文件编号：××-JY-××-××-×××
版本：	生效日期：	共 页 第 页

1. 目的

为保证本实验室检测 5,10-亚甲基四氢叶酸还原酶编码基因 *MTHFR* 基因型时样本基因组 DNA PCR 扩增实验操作，及结果判断的标准化，确保检测结果的准确性、重复性，制定本规程。

2. 原理

本检测针对 *MTHFR* 基因的不同多态性，设计 1 套特异性引物和探针组合，一个反应体系中通过 2 种不同通道检测 1 个位点的基因多态性。在反应体系中含有不同基因型模板的情况下，PCR 反应得以进行并释放不同的荧光信号。利用仪器对 PCR 过程中相应通道的信号强度进行实时监测和输出，实现检测结果的定性分析。

3. 性能特征

依赖于荧光定量 PCR 技术的基因分型检测。

4. 标本要求与患者准备

取患者静脉血，并以 EDTA 或枸橼酸钠作为抗凝剂，提取 DNA 用于检测。要求样本在 4～10 ℃保存不超过 7 天，-20 ℃保存不超过 1 个月，冻融不超过 6 次。要求 DNA 的 A260/A280 为 1.8～2.0，-20 ℃以下保存，避免反复冻融。DNA 提取后的剩余血液保存时间一般为 7 天，超过保存期限应严格按医院生物危害垃圾处理。

5. 试剂与仪器

5.1·荧光定量 PCR 仪：有热盖，使用 0.1 ml/0.2 ml 8 联管或 96 孔板。

5.2·板式离心机（可以对 0.1 ml/0.2 ml 8 联管或 96 孔板瞬时离心）。

5.3·*MTHFR*（C677T）基因多态性检测试剂盒。

6. 实验条件

PCR 实验室分区操作。

7. 校准

不适用。

8. 操作步骤

8.1·基因组 DNA 的提取：同"CYP2C19 基因多态性检测标准操作规程"8.1 和 8.2。

8.2·试剂的准备和储藏

8.2.1 取出试剂盒解冻，操作如下：从 -20 ℃冰箱取出试剂盒的检测反应液、弱阳性对照和空白对照，彻底解冻，充分颠倒混匀，离心 10 s。

8.2.2 反应液分装至 PCR 反应管：取反应液，根据样本数量 *n* 及实验数量设计排版，依次将该次检测目的基因相对应的 PCR 反应液（1 管）按照 23 μl 体积加入到设计排版的 PCR 反应管中。

8.3·PCR 扩增

8.3.1　分别取 2 μl 检测样本加入到分装至 8 联管的反应液中，2 μl 弱阳性对照加入对应反应液中，2 μl 空白对照加入对应反应液中，充分混匀后，2 000 r/min 离心 10 s。以 6 个样本检测为例，6 个样品 8 联管可如此设计排版（如表 2 – 4 – 6）。

表 2 – 4 – 6　8 联管设计排版示例

样本 1	MTHFR	样本 5	MTHFR
样本 2	MTHFR	样本 6	MTHFR
样本 3	MTHFR	阴性对照	MTHFR
样本 4	MTHFR	弱阳性对照	MTHFR

8.3.2　注意事项：① 样本 DNA 浓度低于 5 ng/μl，可提高样本 DNA 上样体积，使 DNA 上样量达到说明书范围；② 弱阳性对照、空白对照、样本 DNA 存放于标本制备间；③ 根据每次试验的检测数量设计不同检测基因和不同检测样本的排版。

8.4·上机检测：按顺序依次打开电脑电源开关、PCR 仪器、PCR 仪器软件。待仪器正常启动后，打开仓门，按照标记顺序，将 8 联管依次放入上样板位上。关闭仓门。

8.5·设置反应程序

8.5.1　反应程序（表 8 – 4 – 7）。

表 8 – 4 – 7　反应程序

阶　段	温　度	时　间	检测荧光	循环次数
	37 ℃	10 min		
预变性	95 ℃	5 min		1
循环段	95 ℃	15 s		40
	62 ℃	60 s	√	

8.5.2　反应体积：25 μl。

8.5.3　荧光通路

Target 1：荧光基团—荧光通道 FAM（波长 465～510 nm）；淬灭基团—MGB@none，收集野生型荧光信号。

Target 2：荧光基团—荧光通道 VIC（波长 533～580 nm）；淬灭基团—MGB@none，收集突变型荧光信号。

Target 3：荧光基团—荧光通道 ROX（波长 618～660 nm）；淬灭基团—MGB@none，收集内标荧光信号。

8.5.4　注意事项：① 不同机型设置方式不同，但遵循同样的程序参数；② 其他选项设置：Quantitation（定量）、Taqman@Reagents（探针法）、Standard（标准程序）。

8.6·运行：仪器运行过程中不能断电或人为暂停、终止运行程序。勿多程序同时操作，以免死机。仪器需要定期进行维护。

9. 质量控制

9.1·试剂盒性能质控

9.1.1 质控方法：各种反应液均检测弱阳性对照。

9.1.2 质控标准：各种反应液检测 ROX 通道 Ct 值＜32，FAM 和 VIC 通道 Ct 值≤30 且具有明显扩增曲线。

9.2·环境质控

9.2.1 质控方法：各种反应液均检测空白对照。

9.2.2 质控标准：各种反应液检测 FAM 和 VIC 通道 Ct 值≥38，且无明显扩增曲线。

9.3·防污染体系

9.3.1 质控方法：所有反应孔已加入 UNG 酶防污染体系。

9.3.2 质控标准：所有反应孔低于 1×10^4 拷贝污染模板可被水解。

10. 结果判断

10.1·位点的不同通道有无信号情况进行判读。

10.1.1 和 VIC 通道，若该位点 FAM 通道 Ct 值≤36，且有明显扩增曲线，VIC 通道 Ct 值＞36，且无明显扩增曲线，则判定该位点为纯合野生型；

10.1.2 和 VIC 通道，若该位点 FAM 通道 Ct 值≤36，且有明显扩增曲线，VIC 通道 Ct 值≤36，且有明显扩增曲线，则判定该位点为杂合突变型；

10.1.3 和 VIC 通道，若该位点 FAM 通道 Ct 值＞36，且无明显扩增曲线，VIC 通道 Ct 值≤36，且有明显扩增曲线，则判定该位点为纯合突变。

11. 临床意义

11.1·Lic acid 是指具有相关生物活性的一类同效水溶性 B 族维生素，其在机体内的活性形式为 5-甲基四氢叶酸，为细胞生长和繁殖的必需物质，参与体内很多重要的代谢反应。作为体内一碳单位的传递体，叶酸参与嘌呤、胸腺嘧啶、核苷酸等多种物质的合成和转化，同时影响磷脂、肌酸、神经介质的生成，促进神经细胞与脑细胞发育，叶酸缺乏会导致高同型半胱氨酸血症。

11.2·亚甲基四氢叶酸还原酶（MTHFR）能催化 5,10-亚甲基四氢叶酸产生 5-甲基四氢叶酸，参与甲基传递与核苷酸合成，是叶酸代谢过程中的关键酶。其基因位点突变对酶的 0 活性和热稳定性产生影响，从而影响叶酸和甲硫氨酸代谢。该基因最常见的单核苷酸多态性为 677C＞T，在中国发生率为 45.2%。*MTHFR* 677C＞T 突变可造成其编码的丙氨酸变成缬氨酸，引起耐热性和酶活性下降，杂合 *MTHFR* 677CT 酶活性下降 30%，纯合 677TT 酶活性下降 65% 以上，在低叶酸的环境下，纯合 677TT 可显著升高血浆同型半胱氨酸浓度，从而引起静脉栓塞、肺栓塞、动脉粥样硬化、脑卒中等疾病，携带 *MTHFR* 677TT 基因型的母亲在低叶酸环境情况下生育神经管缺陷的病儿的风险也大大增加。

11.3·对人类 *MTHFR* 基因 677C＞T 位点的多态性进行定性检测，*MTHFR* 基因

677C＞T位点的多态性与叶酸代谢的相关性主要来自国内外文献报道,并得到临床治疗的普遍认可。

12. 注意事项

12.1·仅供体外诊断使用,用于指导个体化用药,不得作为临床诊断的唯一依据。

12.2·试剂不能混用。

12.3·内弱阳性对照不具有传染性,但在使用时建议将其视为具有潜在传染性物质处理。

12.4·使用完成后建议按照医疗废弃物进行处理。

参考文献

[1] Greene ND, Stanier P, Copp AJ. Genetics of human neural tube defects. Hum Mol Genet, 2009, 18(R2): R113 – R129.

[2] Ouyang S, Li Y, Liu Z, et al. Association between *MTR* A2756G and *MTRR* A66G polymorphisms and maternal risk for neural tube defects: a meta-analysis. Gene, 2013, 515(2): 308 – 312.

[3] Wang XM, Wu HY, Qiu XJ. Methylenetetrahydrofolate reductase (*MTHFR*) gene C677T polymorphism and risk of preeclampsia: an updated meta-analysis based on 51 studies. Arch Med Res, 2013, 44(3): 159 – 168.

[4] Botto LD, Yang Q. 5, 10 – Methylenetetrahydrofolate reductase gene variants and congenital anomalies: a HuGE review. Am J Epidemiol, 2000, 151(9): 862 – 877.

[5] Trabetti E. Homocysteine, *MTHFR* gene polymorphisms, and cardio-cerebrovascular risk. J Appl Genet, 2008, 49(3): 267 – 282.

[6] Yang BY, Liu YY, Gao ZQ, et al. Geographical distribution of *MTHFR* C677T, *A1298C* and *MTRR* A66G gene polymorphisms in China: findings from 15357 adults of Han nationality. PLoS One, 2013, 8(3): e57917.

[7] Holmes MV, Newcombe P, Hubacek JA, et al: Effect modification by population dietary folate on the association between *MTHFR* genotype, homocysteine, and stroke risk: a meta-analysis of genetic studies and randomized trials. Lancet, 2011, 378: 584 – 594.

[8] Huo Y, Li J, Qin X, et al. Efficacy of folic acid therapy in primary prevention of stroke among adults with hypertension in China: the CSPPT randomized clinical trial. JAMA, 2015, 313(13): 1325 – 1335.

（周　洲）

CYP2C9 和 *VKORC1* 基因多态性检测标准操作规程

××医院检验科分子诊断实验室作业指导书	文件编号：××-JY-××-××-×××
版本：　　　　生效日期：	共　页　第　页

1. 目的

为保证本实验室检测细胞色素 P450（CYR）同工酶，CYP2C 亚家族 CYP2C9 亚型的编码基因 *CYP2C9* 和维生素 K 环氧化物还原酶复合体亚基 1 的编码基因 *VKORC1* 基因型时样本基因组 DNA PCR 扩增实验操作，以及结果判断的标准化，确保检测结果的准确性、重复性，制定本规程。

2. 原理

本检测针对 *CYP2C9* 和 *VKORC1* 基因共 3 个位点的不同多态性，设计 3 套特异性引物和探针组合，一个反应体系中通过 2 种不同通道检测 1 个位点的基因多态性。在反应体系中含有不同基因型模板的情况下，PCR 反应得以进行并释放不同的荧光信号。利用仪器对 PCR 过程中相应通道的信号强度进行实时监测和输出，实现检测结果的定性分析。

3. 标本要求与患者准备

取患者静脉血，并以 EDTA 或枸橼酸钠作为抗凝剂，提取 DNA 用于检测。要求样本在 $4 \sim 10\,℃$ 保存不超过 7 天，$-20\,℃$ 保存不超过 1 个月，冻融不超过 6 次。要求 DNA 的 A260/A280 为 $1.8 \sim 2.0$，$-20\,℃$ 以下保存，避免反复冻融。DNA 提取后的剩余血液保存时间一般为 7 天，超过保存期限应严格按医院生物危害垃圾处理。

4. 试剂与仪器

（1）荧光定量 PCR 仪：有热盖，使用 0.1 ml/0.2 ml 8 联管或 96 孔板。

（2）板式离心机（可以对 0.1 ml/0.2 ml 8 联管或 96 孔板瞬时离心）。

（3）*CYP2C9* 和 *VKORC1* 基因多态性检测试剂盒。

5. 操作步骤

5.1·基因组 DNA 的提取（略）。

5.2·试剂的准备和储藏

5.2.1　取出试剂盒解冻，操作如下：从 $-20\,℃$ 冰箱取出试剂盒的检测反应液、弱阳性对照和空白对照，彻底解冻，颠倒充分混匀，离心 10 s。

5.2.2　反应液分装至 PCR 反应管：反应液，根据样本数量 n 及实验数量设计排版，依次将该次检测目的基因相对应的 PCR 反应液（3 管）按照 23 μl 体积加入到设计排版的 PCR 反应管中。

5.3·PCR 扩增

5.3.1　分别取 2 μl 检测样本加入到分装至 8 联管的反应液中，2 μl 弱阳性对照加入对应反应液中,2 μl 空白对照加入对应反应液中,充分混匀后,2 000 r/min 离心 10 s。以 6 个样本检测为例,6 个样品的 8 联管可如此设计排版(表 8 - 4 - 8)。

表 8 - 4 - 8 8 联管设计排版示例

样本 1	CYP2C9 * 2	CYP2C9 * 3	VKORC1
样本 2	CYP2C9 * 2	CYP2C9 * 3	VKORC1
样本 3	CYP2C9 * 2	CYP2C9 * 3	VKORC1
样本 4	CYP2C9 * 2	CYP2C9 * 3	VKORC1
样本 5	CYP2C9 * 2	CYP2C9 * 3	VKORC1
样本 6	CYP2C9 * 2	CYP2C9 * 3	VKORC1
阴性对照	CYP2C9 * 2	CYP2C9 * 3	VKORC1
弱阳性对照	CYP2C9 * 2	CYP2C9 * 3	VKORC1

5.3.2　注意事项:① 样本 DNA 浓度低于 5 ng/μl,可提高样本 DNA 上样体积,使 DNA 上样量达到说明书范围;② 弱阳性对照、空白对照、样本 DNA 存放于标本制备间;③ 根据每次试验的检测数量设计不同检测基因和不同检测样本的排版。

5.4 · 上机检测。

5.5 · 设置反应程序。

5.5.1　反应程序见表 8 - 4 - 9。

表 8 - 4 - 9 反应程序

阶　段	温　度	时　间	检测荧光	循环次数
	37 ℃	10 min		
预变性	95 ℃	5 min		1
循环段	95 ℃	15 s		40
	62 ℃	60 s	√	

5.5.2　反应体积:25 μl。

5.5.3　荧光通路

Target 1:荧光基团—荧光通道 FAM(波长 465~510 nm);淬灭基团—MGB@none,收集野生型荧光信号。

Target 2:荧光基团—荧光通道 VIC(波长 533~580 nm);淬灭基团—MGB@none,收集突变型荧光信号。

Target 3:荧光基团—荧光通道 ROX(波长 618~660 nm);淬灭基团—MGB@none,收集内标荧光信号。

5.5.4　注意事项:① 不同机型设置方式不同,但遵循同样的程序参数。② 其他选项设置 Quantitation(定量)、Taqman@Reagents(探针法)、Standard(标准程序)。

5.6 · 运行:仪器运行过程中不能断电或人为暂停、终止运行程序。勿多程序同时操作,以免死机。仪器需要定期进行维护。

6. 质量控制

6.1·试剂盒性能质控

6.1.1 质控方法：各种反应液均检测弱阳性对照。

6.1.2 质控标准：各种反应液检测 ROX 通道 Ct 值<32,FAM 和 VIC 通道 Ct 值≤30 且具有明显扩增曲线。

6.2·环境质控

6.2.1 质控方法：各种反应液均检测空白对照。

6.2.2 质控标准：各种反应液检测 FAM 和 VIC 通道 Ct 值≥38,且无明显扩增曲线。

6.3·防污染体系

6.3.1 质控方法：所有反应孔已加入 UNG 酶防污染体系。

6.3.2 质控标准：所有反应孔低于 10^4 拷贝污染模板可被水解。

7. 结果判断

7.1·通过每个位点的不同通道有无信号情况进行判读。

7.1.1 同时选定 FAM 和 VIC 通道,若该位点 FAM 通道 Ct 值≤36,且有明显扩增曲线,VIC 通道 Ct 值>36,且无明显扩增曲线,则判定该位点为纯合野生型。

7.1.2 同时选定 FAM 和 VIC 通道,若该位点 FAM 通道 Ct 值≤36,且有明显扩增曲线,VIC 通道 Ct 值≤36,且有明显扩增曲线,则判定该位点为杂合突变型。

7.1.3 同时选定 FAM 和 VIC 通道,若该位点 FAM 通道 Ct 值>36,且无明显扩增曲线,VIC 通道 Ct 值≤36,且有明显扩增曲线,则判定该位点为纯合突变。

8. 临床意义

8.1·华法林是目前临床上使用最早、最多、最广的口服抗凝药,已被应用于多种疾病的抗凝治疗,如静脉血栓栓塞性疾病(VTE)的一级和二级预防、心房颤动血栓栓塞的预防、瓣膜病、人工瓣膜置换术和心腔内血栓形成等,但其临床疗效和不良反应个体差异很大,剂量很难掌握,尤其是在使用华法林抗凝治疗初期,极易导致严重的出血并发症。据估计,服用华法林的患者中,每年有 15.2% 的人发生出血等不良反应,其中致命性的大出血占 3.5%,不同个体间华法林稳定剂量的差异可达 20 倍以上。

8.2·大量研究表明,在我国华法林代谢酶基因 *CYP2C9* * 2、* 3,位点多态性和华法林靶点基因 *VKORC1* 1639G>A 位点多态性与其抗凝疗效密切相关,不同基因型患者所需华法林剂量差异明显。美国 FDA 于 2007 年对华法林的说明书进行了更新,强调医护工作者要使用基因检测结果来调整不同患者的合理初始药剂量,从而达到辅助优化华法林使用的目的,并降低出血危险。

8.3·本检测仅用于临床辅助诊断,具体临床应用时,临床医生需结合病例的实际情况进行判断,不能以本试剂盒检测结果作为临床诊断的唯一依据。

9. 注意事项

9.1·本试剂盒仅供体外诊断使用,用于指导个体化用药,不得作为临床诊断的唯一依据。

9.2·不同批号试剂不能混用。

9.3·本试剂盒内弱阳性对照不具有传染性,但在使用时建议将其视为具有潜在传染性物质处理。

9.4·本试剂盒使用完成后建议按照医疗废弃物进行处理。

参考文献

[1] Klein TE, Altman RB, Eriksson N, et al. Estimation of the warfarin dose with clinical and pharmacogenetic data. N Engl J Med, 2009, 360: 753 - 764.

[2] Rieder MJ, Reiner AP, Gage BF, et al. Effect of *VKORC1* haplotypes on transcriptional regulation and warfarin dose. N Engl J Med, 2005, 352: 2285 - 2293.

[3] FDA. FDA approves updated warfarin (Coumadin) prescribing information. 2007.

[4] Huang SW, Chen HS, Wang XQ, et al. Validation of *VKORC1* and *CYP2C9* genotypes on interindividual warfarin maintenance dose: a prospective study in Chinese patients. Pharmacogenet Genomics, 2009, 19(3): 226 - 234.

(周 洲)

乙型肝炎耐药基因多态性检测标准操作规程

××医院检验科分子诊断实验室作业指导书	文件编号：××-JY-××-××-×××
版本：	生效日期：	共 页 第 页

1. 目的

明确人类乙型肝炎耐药基因多态性检测操作规程，指导检验人员正确进行实验室检测。

2. 原理

设计特异的 PCR 引物且其 5′端用生物素进行标记，扩增获得乙型肝炎病毒（HBV）目的基因片段，该片段包含了所要检测的基因型和耐药突变位点。根据检测位点碱基差异，按照碱基互补配对原则，设计特异性寡核苷酸探针，长度一般为 15～25 bp。对于一个检测位点设计两组探针，野生型探针和突变型探针，两组探针互为对照。探针 5′端用氨基标记，通过化学键作用固定在尼龙膜的特定位置上，制成包含探针阵列的膜条。将带有生物素（biotin）标记的 PCR 扩增产物与膜条上的探针在一定的温度和盐离子浓度条件下进行分子杂交，再通过 Biotin 与链霉亲和素辣根过氧化物酶（POD）结合，在过氧化氢的催化下使四甲基联苯胺（TMB）发生显色反应。通过膜条特定位置显色（蓝色）与否来判断 HBV 的基因型和耐药突变类型。

3. 性能特征

特异度：100%；准确度：99%；检测下限：1 nmol/L DNA。

4. 样本类型与患者准备

4.1·样本类型：静脉血 2～5 ml。

4.2·标本采集、保存与运输：无需空腹；立即送检，室温保存不超过 12 h，或 2～8 ℃不超过 7 天，－20 ℃不超过 6 个月。

5. 试剂与仪器

5.1·仪器：基因扩增仪、分子杂交仪。

5.2·试剂成分

5.2.1　反应液：引物、脱氧核糖核苷三磷酸[dN(U)TP]、DNA 聚合酶、尿嘧啶-N-糖基化酶（UNG 酶）、缓冲体系等。

5.2.2　HBV 阳性质控品：经过灭活的 HBV 阳性血清。

5.2.3　HBV 阴性质控品：经过灭活的 HBV 阴性血清。

5.2.4　膜条：尼龙膜＋探针。

5.2.5　POD。

5.2.6　3,3′,5,5′-四甲基联苯胺（TMB）：TMB、无水乙醇。

5.2.7　HBV DNA 提取液Ⅰ：聚乙二醇6000（PEG6000）、氯化钠（NaCl）。

5.2.8　HBV DNA 提取液Ⅱ：螯合树脂100（chelex 100）、三羟甲基氨基（Tris-HCl）、氢

氧化钠(NaOH)、聚乙二醇辛基苯基醚(TritonX-100)、表面活性剂 NP-40、乙二胺四乙酸(EDTA)。

5.2.9　膜条排布及名称：rt180L、rt204M、rt207M、rt207V、rt181A、rt236N、HBV-B、HBV-D、rt180M、rt204V、rt204I、rt207I、rt181V、rt236T、HBV-C(说明：膜条上共有 15 个探针阵列位点，其中 HBV-B、HBV-C 和 HBV-D 3 个探针阵列位点各含有 2 条探针，其余 12 个探针阵列位点各含有 1 条探针)。

6. 实验条件

6.1·实验室温度应控制在 18～30 ℃，湿度应＜80％相对湿度。

6.2·获得主管机构颁发的"临床基因扩增检验实验室技术审核合格证书"；严格按《临床基因扩增实验室管理办法》《临床基因扩增实验室工作规范》的规定各区独立进行操作、单向流动。

7. 校准

不同批号试剂盒中各组分在未证明能满足本试剂盒性能指标之前不要互换。新批号的试剂需验证后方可使用。

8. 操作步骤

8.1·DNA 提取

8.1.1　在 1.5 ml 离心管中加入 200 μl HBV DNA 提取液及 200 μl 待检血清或血浆，振荡混匀，13 000 r/min 离心 5 min(注意固定离心方向)。吸弃上清(注意不要碰到底部沉淀)，加入 50 μl HBV DNA 裂解液，振荡混匀至沉淀完全溶解，低速(2 000 r/min)离心数秒后，100 ℃干浴或沸水浴 10 min(误差不超过 1 min)。13 000 r/min 离心 5 min，取上清 3 μl 作为 PCR 反应模板。

8.1.2　阳性质控品和阴性质控品与待检血清或血浆样本处理方式相同，并应与样本同步处理。

8.1.3　上清如不立即使用，必须置于 -18 ℃以下保存，重新使用时需 13 000 r/min 离心 5 min。

8.2·PCR 扩增：根据 PCR 仪标准操作规范，按照以下条件进行扩增(升温速率 1.4 ℃/s，降温速率 1.4 ℃/s，程序扩增完后 12 ℃保存)(图 8-4-2)。

50 ℃	2 min		
95 ℃	10 min		
94 ℃	30 s	60 s	30 个循环
68 ℃	1 min 30 s		
94 ℃	30 s		
54 ℃	30 s		30 个循环
72 ℃	30 s		
72 ℃	5 min		

图 8-4-2　PCR 扩增条件

8.3·杂交

8.3.1 检查杂交液是否为透明液体。如果室温较低,杂交液出现结晶,请温浴后使用。

8.3.2 拿出 HBV 膜条袋,记录膜条袋上的批号,取出膜条(注意取膜条时应戴着手套或用镊子夹取),在膜条编号区标上与 PCR 反应液相对应的编号(应在膜条编号处用中性笔标记)及阳性对照和空白对照。

8.3.3 把带标记的膜条对折,缩短长度后按顺序分别放入 15 ml 杂交管中,手持试管架轻微振荡使膜条沉到底部,然后加入 5~6 ml 杂交液,确保杂交液液面没过膜条。请使用耐高温及密封性好的塑料试管,若不确定试管性能,可把盛有杂交液的试管水煮 10 min 后,拧紧管盖后倒置放在桌面,观察是否漏液。

8.3.4 把对应编号的 PCR 扩增产物依次全部加入 15 ml 杂交管中,加入时应把 Tip 头伸至液面之下,且 Tip 头尽量远离膜条。为降低产物污染可能性,加 PCR 产物后应避免反复吹吸。

8.4·洗膜

8.4.1 取 50 ml 离心管,倒入 40 ml B 液(最多可洗 4 张膜条),拧紧管盖,放入 47 ℃杂交仪中预热至 47 ℃。

8.4.2 杂交完成后,取出膜条,移至装有预热清洗液的 50 ml 管中,并按清洗液:POD＝4 000:1 的比例加入 POD(每管 40 ml 清洗液,加入 POD 10 μl,最多可同时洗涤 4 张膜),拧紧管盖,于 47 ℃轻摇洗涤 20 min。注意,在转移膜条的过程中,先将 15 ml 杂交管拧开,再将 50 ml 离心管拿出,此过程应快速完成,防止清洗液温度下降。

8.5·显色

8.5.1 洗膜完毕后,取出膜条。同时新鲜配制显色液,混匀,避光。

8.5.2 夹取膜条浸泡于显色液中,避光显色 15~30 min,显色时应注意使膜条字面朝下并尽量散开,避免完全重叠影响效果。

8.5.3 显色完成后,夹取膜条至纯净水中终止显色。

9. 质量控制

9.1·质量标准:阴性对照上不得有杂交信号,否则实验无效;阳性对照的杂交膜条应该在相应位点有蓝色斑点,其他位点均不应显色,否则判为无效。

9.2·质控品:阳性质控品选用阳性质控,阴性质控品选用阴性样本。

9.3·质控周期:当次实验。

10. 结果判断

10.1·耐药突变检测:膜条阵列检测 HBV 拉米夫定耐药突变 3 个位点的 4 种突变类型,检测 HBV 阿德福韦酯耐药突变 2 个位点的 2 种突变类型。每个检测位点分别设计野生型探针和突变型探针,互为对照。膜条阵列第一排为野生型探针,第二排为突变型探针,相互对应。

10.2·拉米夫定耐药突变:阵列位点 rt180L、rt204M、rt207M、rt207V 显色,表明感染了拉米夫定敏感野生型 HBV;阵列位点 rt180M、rt204V、rt204I、rt207I 显色,表明感染了拉米夫定耐药突变型 HBV；上述两类位点均显色，表明混合感染拉米夫定敏感野生型和耐药突变型两种 HBV。

10.3 · 阿德福韦酯耐药突变：阵列位点 rt181A、rt236N 显色，表明感染了阿德福韦酯敏感野生型 HBV；阵列位点 rt181V、rt236T 显色，表明感染了阿德福韦酯耐药突变型 HBV；上述两类检测位点均显色，表明混合感染阿德福韦酯敏感野生型和耐药突变型两种 HBV。对于某个检测位点，如野生型和突变型阵列位点均不显色，表明该样本较为特殊，检测位点探针碱基序列覆盖的区段可能存在多态性，可进行测序确定。

10.4 · 异常结果分析

10.4.1 阳性质控品相应阵列位点部分不显色或所有阵列位点不显色，提示可能是样本 DNA 提取、PCR 扩增、杂交失败，建议重做。

10.4.2 阳性质控品相应阵列位点以外的阵列位点显色，提示发生非特异杂交或发生污染，建议校准杂交仪温度，准确配制杂交液，排除污染后重做。

10.4.3 阴性质控品任何阵列位点显色，提示发生污染，建议排除污染后重做。

10.5 · 检验方法的局限性：只能同时检测 8 个热点突变位点 rt180、rt181、rt204、rt207、rt236、rt184、rt202 和 rt250 的 17 种突变类型。因 HBV 变异快，本品各阵列位点可能会因为探针覆盖范围内的基因序列出现新的碱基多态而导致不显色。

11. 临床意义

HBV 是传染性疾病乙型病毒性肝炎的主要病因，感染 HBV 可引起肝硬化和肝细胞癌变。我国是乙型肝炎高发区，9.75% 的人口即 1.3 亿人呈乙肝表面抗原（HBsAg）阳性，肝炎患者超过 4 000 万人，其中 60% 为慢性乙型肝炎。临床治疗应用最多的抗乙肝病毒药物是核苷类似物，如拉米夫定、阿德福韦等。但患者长期服用此类药物可诱导 HBV 基因（YMDD 区）发生变异，会降低病毒对药物的敏感性，临床上出现 HBV DNA 和 ALT 水平反弹升高等现象。利用 PCR 结合 DNA 芯片反向点杂交技术，可快速检测 B、C、D 三种常见基因亚型及与拉米夫定、阿德福韦耐药相关最常见的五个位点的突变。

12. 注意事项

12.1 · 在运输过程中会有 PCR 反应液附着在管壁/盖上，因此请在使用前先离心，以保证 PCR 反应体系的体积及防止潜在的污染。

12.2 · 杂交全过程要避免用手接触膜条，可应用镊子夹取膜条边角操作，或戴手套操作。

12.3 · 样品处理所使用的离心管及实验过程使用的吸头应高压灭菌并一次性使用。

12.4 · 操作过程中，做好防护措施，防止感染。

12.5 · 每次试验应进行质量控制。

12.6 · 每天或在每次检测完成后，各操作室的工作台面需用可移动紫外灯（近工作台面）照射 30 min 以上，以防止扩增产物对下次检测造成污染。

参考文献

[1] 庄辉,李雅娟,李杰.乙型肝炎病毒感染者病毒基因型和亚型分布及其临床意义.中华肝脏病杂志,2005,13(10)：

724 - 729.

［2］周建良,吴诗品.拉米夫定治疗乙型肝炎病毒 B、C 基因型疗效比较.中华肝脏病杂志,2004,12(8)：53 - 54.

［3］杨艳杰,成军,陈东风.乙型肝炎病毒基因分型的临床意义.世界华人消化杂志,2004,12(7)：1670 - 1673.

［4］沈龙,彭晋.阿德福韦酯与拉米夫定治疗乙型肝炎有关资料比较.实用肝脏病杂志,2005,8(1)：56 - 57.

［5］候金林,孙剑,王程.乙型肝炎病毒耐药变异研究的回顾与展望.中华肝脏病杂志,2007,15(1)：1 - 3.

（杨　军　李晓华）

结核分枝杆菌耐药基因多态性检测标准操作规程

××医院检验科分子诊断实验室作业指导书	文件编号：××-JY-××-××-×××
版本： 生效日期：	共 页 第 页

1. 目的

检测对利福平和异烟肼耐药的结核分枝杆菌基因突变的标准操作规程,为临床耐药结核分枝杆菌感染诊断和用药方案的制订提供实验室依据。

2. 原理

原理：利用实时定量 PCR 仪的不对称 PCR 扩增技术,比较特异的荧光标记寡核苷酸探针同与其完全互补单链 PCR 产物(野生型)以及存在突变的单链 PCR 产物(突变型)结合所产生熔解曲线 Tm 值的变化,检测 $rpoB$ 基因、$embB$ 基因、$katG$ 基因、$inhA$ 基因和 $ahpC$ 基因与耐多药相关的基因所包含的位点突变(共 16 个突变位点)。检测样本的 Tm 低于阴性(野生型)对照品的检测 Tm 值则判断为阳性,提示对应样本具有耐药性。16 个突变位点及其耐药性分别为：检测到 $rpoB$ 基因的 511、513、515、516、518、519、526、531 和 533 位点突变与利福平耐药相关。检测到 $embB$ 基因的 306 位点、$katG$ 基因的 315 位点、$inhA$ 基因的- 15 位点以及 $ahpC$ 基因- 6、- 9、- 10、- 12 位点突变则为异烟肼耐药株。

3. 性能特征

特异性 100%;准确度 99%;检测下限为 1 nmol/L DNA。

4. 样本类型与患者准备

4.1·样本类型：痰液,脑脊液,胸、腹水,关节腔液等。

4.2·标本采集、保存与运输：立即送检,室温保存不超过 12 h,或 2~8 ℃不超过 7 天,- 20 ℃不超过 6 个月。

5. 试剂与仪器

5.1·仪器：实时定量 PCR 仪。

5.2·试剂：PCR 反应Ⅰ(检测 $rpoB$ 基因位点突变)、PCR 反应Ⅱ(检测 $katG$ 和 $inhA$ 基因位点突变)、PCR 反应Ⅲ(检测 $embB$ 和 $ahpC$ 基因基因位点突变)、阴性质控品。

6. 操作步骤

6.1·提取 DNA：与痰样中提取 DNA 的方法相同。

6.2·PCR 扩增：每份样本测定均进行 3 次 PCR。阴性质控品及空白对照与标本同时上机。

6.3·结果分析：当荧光定量 PCR 仪运行结束后,用其配套软件对本次试验的结果进行衍生熔解曲线(- dF/dT)分析,获得 Tm 值。

7. 质量控制

7.1·必须采用质控品检查每次的校准。

7.2·若质控数值偏离期望值,则无法对检测结果进行验证。在同次检测中的样品也必须进行复验。

8. 结果判断

与阴性(野生型)对照品相比,如 PCR 反应Ⅰ中的熔解曲线峰 Tm 值降低,则为利福平耐药株;如 PCR 反应Ⅱ或 PCR 反应Ⅲ中的熔解曲线峰 Tm 值降低,则为异烟肼耐药株。

9. 临床意义

全球范围内结核分枝杆菌耐药率不断上升,不断出现高耐药和耐多药菌株,对药物疗效及结核病流行产生很大影响。利福平和异烟肼是关键的结核病治疗一线药物,容易出现耐药。利福平耐药株 97% 是由于 $rpoB$ 基因突变所致,突变主要集中在一段 81 bp 耐药核心区域。异烟肼耐药性主要与 $katG$ 基因、$inhA$ 基因启动子区域和 $ahpC$ 基因启动子区域突变相关。另外,$embB$ 306 位点突变是一个高特异度的与结核分枝杆菌耐多药相关的遗传标记。检测结核分枝杆菌耐药基因多态性对结核病的治疗有重要意义。

10. 注意事项

10.1·试剂盒使用前应检查有效期。若过期或出现破损禁止使用,以免影响测定结果。

10.2·PCR 反应液使用前需要先离心,以保证 PCR 反应体系的体积及防止潜在的污染。

10.3·每次检测务必设置空白对照和阴性对照。

10.4·检测样本应视为具有传染性物质,操作和处理过程均需符合相关法规要求。

参考文献

[1] 庞茂银,张文宏,陈澍,等.结核分枝杆菌 rpoB 基因突变与多重耐药及利福平耐药程度的相关性.复旦学报(医学版),2004,31(3).

[2] Wada T, Macda S, Tamaru A, et al. Dual-probe assay for rapid detection of drug-resistant Mycobacterium tuberculosis by real-time PCR. J Clin Microbiol, 2004, 42(11): 5277 – 5285.

[3] Li WB, Ji LY, Xu DL, et al. Identification and drug susceptibility testing of Mycobacterium thermoresistibile and Mycobacterium elephantis isolated from a cow with mastitis. Zhonghua Liu Xing Bing Xue Za Zhi, 2018, 39(5): 669 – 672.

[4] DiNardo AR, Kay AW, Maphalala G, et al. Diagnostic and treatment monitoring potential of a stool-based quantitative polymerase chain reaction assay for pulmonary Tuberculosis. Am J Trop Med Hyg, 2018.

(魏 琦 李晓华)

万古霉素耐药基因检测标准操作规程

××医院检验科分子诊断实验室作业指导书	文件编号：××-JY-××-××-×××	
版本：	生效日期：	共　页　第　页

1. 目的

建立耐万古霉素肠球菌（vancomycin-resistant *Enterococci*，VRE）耐药基因检测的标准操作规程，保证实验结果的及时性和准确性。

2. 原理

GeneXpert 分析系统采用实时 PCR 法对耐万古霉素肠球菌进行核酸扩增和靶序列检测。该检测系统所使用的引物和探针可检测肠球菌 *vanA* 基因和 *vanB* 基因的序列。

3. 性能特征

特异度 100%；准确度 99%；检测下限为 1 nmol/L DNA。

4. 样本类型与患者准备

样本类型：直肠拭子。

5. 试剂与仪器

5.1·仪器：GeneXpert Dx System 检测仪器。

5.2·试剂：Xpert® VRE 专用试剂。

6. 操作步骤

6.1·将直肠拭子塞入标本试剂瓶中并折断。加入洗脱缓冲液，闭盖，涡旋振荡 10 s。然后继续在试剂瓶中不同的位置分别加入相应的试剂 1 和 2，闭盖。

6.2·将密闭的试剂瓶插入仪器对应的测试盒中。立即开始检测，所有检测步骤由仪器自动完成。测试结束后，从仪器中取出试剂瓶。

7. 质量控制

每开启一批新试剂，需采用外部质控品进行性能验证。可以采用已知 VRE 阳性的标本作为阳性对照物，采用球状芽孢杆菌（*Bacillus globigii*）作为内参物。

8. 结果判断

8.1·测试完成后，计算机将对结果进行自动分析。

8.2·*vanA* 基因单独检出或与 *vanB* 基因同时检出，结果均判为 VRE 阳性。

8.3·由于 *vanB* 基因可存在于其他病原体中，故单独检出 *vanB* 基因时，需进一步进行确认实验，以决定是否向临床报告 VRE 阳性。

9. 临床意义

耐万古霉素肠球菌（VRE）是重要的医院病原体之一，肠球菌对糖肽类药物耐药由 *vanA*、*vanB*、*vanC* 基因介导，其中 *vanA* 和 *vanB* 基因型最为常见。当检出 *vanA* 基因时，万古霉素和替考拉宁耐药；当检出 *vanB* 基因时，万古霉素耐药而替考拉宁敏感；同时要对检出 *van* 基因的患者采取接触隔离措施。故 VRE 的检测主要用于：指导临床调整抗生素治疗方案；快速筛查，以便于早期发现医院内感染性病原体感染者和（或）携带者，及时采取相应干预措施，避免医院感染的传播和暴发。

10. 注意事项

10.1·试剂盒使用前应检查有效期，若过期或出现破损禁止使用，以免影响测定结果。

10.2·不得将不同批次的试剂或耗材混合使用。

10.3·仪器必须定期清洁和去污。

10.4·试剂盒为体外诊断试剂，其中的成分可能会导致皮肤和眼睛疼痛，也可刺激黏膜和上呼吸道，所以应避免与皮肤接触，避免吸入和食入，禁止使用于人体。仅供专业人员使用。

10.5·使用过或未使用的试剂同所有其他已污染的一次性材料按照有传染性或潜在传染性物品的处理步骤处理。

参考文献

［1］国家卫生和计划生育委员会临床检验中心.感染性疾病相关个体化医学分子检测技术指南.2018.

［2］Marner ES, Wolk DM, Carr J, et al. Diagnostic accuracy of the Cepheid GeneXpert *vanA*/*vanB* assay ver. 1.0 to detect the vanA and vanB vancomycin resistance genes in Enterococcus from perianal specimens. Diagnostic Microbiology and Infectious Disease，2011，69：382-389.

［3］Holzknecht BJ, Hansen DS, Nielsen L, et al. Screening for vancomycin-resistant Enterococci with Xpert® *vanA*/*vanB*：diagnostic accuracy and impact on infection control decision making. New Microbe and New Infect，2017，16：54-59.

［4］杨靖娴,刘静,邵冬华,等.耐万古霉素肠球菌的耐药与毒力基因检测.实用医学杂志,2014,30(1)：132-136.

（江佳佳　李晓华）

耐甲氧西林金黄色葡萄球菌耐药基因检测标准操作规程

××医院检验科分子诊断实验室作业指导书	文件编号：××-JY-××-××-×××
版本： 生效日期：	共 页 第 页

1. 目的

建立耐甲氧西林型金黄色葡萄球菌(methicillin-resistant *Staphylococcus aureus*，MRSA)耐药基因检测的标准操作规程，保证实验结果的及时性和准确性。

2. 原理

根据对药物敏感程度的差异，可将金黄色葡萄球菌划分为甲氧西林敏感型金黄色葡萄球菌(methicillin-susceptible *Staphyloeoccus aureus*，MSSA)和 MRSA。GeneXpert 分析系统采用实时 PCR 法对 MRSA 进行核酸扩增和靶序列分析检测。该检测系统所使用的引物和探针可检测金黄色葡萄球菌蛋白 A(*Staphylococcus aureus* A，spa)基因、甲氧西林耐药基因(methoxicillin-resistant gene，*mecA*)和插入金黄色葡萄球菌染色体(attB)位点的葡萄球菌盒式染色体(*Staphylococcal cassette* chromosome mec element and orfX，SCCmec-orfX，)的序列。同时对 *attB* 插入位点和 *mecA* 靶基因进行检测，有助于鉴定伴有 *mecA* 基因缺失的葡萄球菌盒式染色体(*SCCmec*)变异是否存在，从而减少假阳性的发生。

3. 性能特征

特异度 100%；准确度 99%；检测下限为 1 nmol/L DNA。

4. 样本类型与患者准备

4.1·样本类型：拭子。

4.2·标本采集、保存与运输：即送检，室温保存不超过 12 h，或 2~8 ℃不超过 7 天，−20 ℃不超过 6 个月。

5. 试剂与仪器

5.1·仪器：GeneXpert Dx System 检测仪器。

5.2·试剂：Xpert®MRSA 专用试剂、ATCC®700399™(0158MRSA，*Staphylococcus aureus* subsp.aureus)、ATCC®12228™(0371 MSSE，*Staphylococcus epidermidis*)。

6. 操作步骤

6.1·将拭子塞入标本试剂瓶中并折断；如检测标本为革兰氏阳性球菌血培养物，则取 50 μl 阳性培养物放入标本试剂瓶中。加入洗脱缓冲液，闭盖，涡旋振荡 10 s。

6.2·将密闭的试剂瓶插入仪器对应的测试盒中。立即开始检测，所有检测步骤由仪器自动完成。测试结束后，从仪器中取出试剂瓶。

7. 质量控制

每开启一批新试剂，需采用外部质控品进行性能验证。通常以 MRSA 为阳性对照物，MSSE 质控品作为阴性对照物。

8. 结果判断

8.1·测试完成后,计算机将对结果进行自动分析。

8.2·*spa*、*mecA* 和插入 attB 位点的 *SCCmec* 均被检出,结果判为 MRSA 阳性。

8.3·如果 *spa* 单独被检出或与 *SCCmec* 同时检出,但未检出 *mecA*,结果判为金黄色葡萄球菌(MSSA)。

8.4·如果未检出 *SCCmec*,但同时检出 *spa* 和 *mecA*,结果判为 MSSA。

8.5·如果未检出 *spa*,无论是否检出 *SCCmec* 和(或)*mecA*,结果均判为金黄色葡萄球菌阴性。

9. 临床意义

MRSA 是重要的医院感染病原菌之一,其感染所致死亡率是 MSSA 感染所致的 1.7~1.93 倍。当 MRSA 阳性,β-内酰胺类药物均表现为耐药,需调整抗生素治疗方案,同时要对患者采取接触隔离措施。当检测为金黄色葡萄球菌时,应针对此类细菌进行抗生素治疗。故 MRSA 的检测主要用于:指导临床调整抗生素治疗方案;早期发现医院内感染病原体感染者和/或携带者,及时采取相应干预措施,避免医院感染的传播和暴发。

10. 注意事项

10.1·血培养物检出革兰阳性球菌后,如需进一步进行本项目检测,可在室温中保存 24 h,或放置于 2~8 ℃保存 72 h。

10.2·试剂盒使用前应检查有效期。若过期或出现破损禁止使用,以免影响测定结果。

10.3·不得将不同批次的试剂或耗材混合使用。

10.4·仪器必须定期清洁和去污。

10.5·试剂盒为体外诊断试剂,其中的成分可能会导致皮肤和眼睛疼痛,也可刺激黏膜和上呼吸道,所以应避免与皮肤接触,避免吸入和食入,禁止使用于人体。仅供专业人员使用。

10.6·使用过或未使用的试剂同所有其他已污染的一次性材料按照有传染性或潜在传染性物品的处理步骤处理。

参考文献

[1] 国家卫生和计划生育委员会临床检验中心.感染性疾病相关个体化医学分子检测技术指南.2018.

[2] Buchan BW, Allen S, Burnham CAD, et al. Comparison of the next-generation Xpert MRSA/SA BC assay and the GeneOhm StaphSR assay to routine culture for identification of *Staphylococcus aureus* and methicillin-resistant *S. aureus* in positive-blood-culture broths. J Clin Microbiol, 2015, 53(3): 804 – 809.

[3] Wolk DM, Struelens MJ, Pancholi P, et al. Rapid detection of *Staphylococcus aureus* and methicillin-resistant *S. aureus* (MRSA) in wound specimens and blood cultures: multicenter preclinical evaluation of the Cepheid Xpert MRSA/SA skin and soft tissue and blood culture assays. J Clin Microbiol, 2009, 47(3): 823 – 826.

(江佳佳 李晓华)

附　录

一、常 用 表 格

1. 投诉处理回复表

Complaints handling form

投诉方名称		联系方式	
投诉受理人		受理申诉时间	
投诉方式	信函 □/公文 □/传真 □/电话 □/口头 □/其他方式 □		

投诉内容、相关证据及要求：
投诉调查结果及处理意见：   负责人：   日期：
对重大抱怨的处理意见：   检验科主任： 日期：
纠正措施及确认： 责任部门负责人：   技术/质量负责人： 日期：   日期：
投诉方对处理的意见：   签名：   日期：

备注：各方面详细书面材料附于本表后

2. 检 验 方 法 评 审 表

Examination methods review table

检验项目		项目编号	
检验程序			
检验程序来源	1. 自动化仪器分析原理　2. 试剂操作说明书 3. 全国临床检验操作规程第三版　4. 其他：		
适用范围	□ 全血 □ 血清 □ 血浆 □ 尿液□ 粪便 □脑脊液□ 胸腹水 □ 分泌物 □ 其他：		
检验程序的 方法学评价	1. 正确度： 2. 线性范围： 3. 精密度：	4. 检测下限： 5. 最大稀释倍数： 6. 抗干扰能力：	
实验验证 手段	1. 室内质控：　　2. 室间质评： 3. 比对实验：　　4. 其他：		
对方法 适用性的 评审结论	1. 适用 2. 不适用 3. 暂缓用 　　　　　　　　　　　　　　技术负责人： 　　　　　　　　　　　　　　日期：		

注：由技术负责人对所有申请认可的检验程序是否符合预期用途进行评审，评审的相关证明材料放置于此表后，对所有检验程序每年要评审一次。此表由技术负责人确认后交文档管理员存档

3. 标 本 留 存 登 记 表（DNA）

Retaining sample registration form

实验组：分子生物室　项目名称：分子生物室 DNA 检测项目　样本类型：血清　冰箱编号：××××–FS–YQB–××　记录日期：

留存日期	样本数	留存条件	留存人	废弃日期	批准人	留存日期	样本数	留存条件	留存人	废弃日期	批准人
1						17					
2						18					
3						19					
4						20					
5						21					
6						22					
7						23					
8						24					
9						25					
10						26					
11						27					
12						28					
13						29					
14						30					
15						31					
16											

4. 标本留存登记表（RNA）

Retaining sample registration form

实验组：分子生物室　项目名称：分子生物室 RNA 检测项目　样本类型：血清　冰箱编号：××××-FS-YQB-××　记录日期：

留存日期	样本数	留存条件	留存人	废弃日期	批准人	留存日期	样本数	留存条件	留存人	废弃日期	批准人
1						17					
2						18					
3						19					
4						20					
5						21					
6						22					
7						23					
8						24					
9						25					
10						26					
11						27					
12						28					
13						29					
14						30					
15						31					
16											

5. 不合格标本拒收登记表

Registration form of unqualified specimen refused to accept

部门: 分子生物室

日 期	患者姓名	性 别	年 龄	送检科室	住院号	检验项目	标本类别	拒收原因	医护人员姓名、电话	处理意见

6. 质量控制分析报告

Quality control analysis report

专 业 组			
质控内容			
操作人员		日　期	

质控结果	
	质量监督员：

质控分析及处理	
	专业组组长：

	质量主管： 年　　月　　日

7. 失控分析处理报告(一)

Analysis report of losing control

失控项目		仪器名称		仪器编号	
质控品厂家		质控品批号		失控日期	

失控现象	☐ 违反 1_{3s} 规则	☐ 违反 2_{2s} 规则		
应急措施	重复质控品 ☐ 更换质控品 ☐	更换试剂 ☐ 仪器校准 ☐		
失控原因分析	**1. 质控品原因:** 原因分析: ☐ 存放环境不正确　　☐ 不在效期内　　☐ 未正确复融、反复冻融　　☐ 量不足 **2. 试剂原因:** 原因分析: ☐ 存放环境不正确　　☐ 不在效期内　　☐ 未正确复融、反复冻融 **3. 仪器原因:** 原因分析: ☐ 离心机参数不正确　☐ 恒温金属浴参数不正确　　☐ 移液器量程偏差 ☐ PCR 扩增仪故障　　☐ PCR 扩增仪参数不正确 **4. 耗材原因:** 原因分析: ☐ 离心管含抑制物　　☐ 离心管爆管　　　☐ 扩增管密封不严 ☐ 吸头含抑制物　　　☐ 未用滤芯吸头 **5. 环境污染原因:** ☐ 排风系统故障　　　☐ 移液器污染　　☐ 标本外泄 ☐ 违反 PCR 单向流程　☐ 其他污染 **6. 检测质控品及 5 份已知结果样品:** ☐ 结果在控　　　　　☐ 结果不在控				
纠正措施	☐ 人员培训　☐ 检查实验试剂、仪器和耗材　☐ 修改作业指导书　☐ 修改程序文件 **具体内容:** 　　　　　　　　　　　　　　　　　　　　　　　质量监督员:				
效果评价	 　　　　　　　　　　　　　　　　　　　　　　　专业组长: 　　　　　　　　　　　　　　　　　　　　　　　日　　期:				

8. 失控分析处理报告(二)

Analysis report of losing control

失控项目		失控日期	
仪器名称		编　号	
质控品厂家		批　号	

失控现象	□ 质控结果超出下限 □ 质控结果超出上限
失控原因分析	**室内质控原因:** 原因分析:室内质控结果在控,排斥试剂,校准,仪器等原因。 **室间质评物原因:** 原因分析:室间5个质评物,_____质评物失控,其余质评物在控,排除室间质评物质原因。 □ 质控品存放环境不正确　　　□ 超出检测期限　　　□ 未正确复融、反复冻融 **数据上报原因:** 原因分析: □ 原始数据和上报数据不一致,数据上报错误。 **其他原因:**
纠正措施	□ 人员培训　　　　□ 修改作业指导书　　　　□ 修改程序文件 **具体内容:** 　　　　　　　　　　　　　　　　　　　　　　　质量监督员:
效果评价	 　　　　　　　　　　　　　　　　　　　　　　　专业组长: 　　　　　　　　　　　　　　　　　　　　　　　日　　期:

9. 复检登记表

Re-examination record

姓 名	科 别	住院号	复检原因	原始结果	复查结果	检验人员	日 期	备 注

10. ×××医院检验科临床分子生物室
×××正确度验证报告

项目名称		英文名称	
方法学			
样　本			
仪　器		厂家	编号
试　剂			
方　　　　　法			

(续表)

结　果(lg)							
序号	检测值	参考值	偏倚	序号	检测值	参考值	偏倚
1				11			
2				12			
3				13			
4				14			
5				15			
6				16			
7				17			
8				18			
9				19			
10				20			

总偏倚	
可接受限	偏倚≤±7.5％
结　论	
验证时间	

11. ×××医院检验科临床分子生物室
×××精密度验证报告

项目名称				英文名称		
方法学						
样　本	批内	样本类型			来源	
		水平				
	批间	样本类型			来源	
		水平				
仪　器			厂家	美国 ABI	编号	
试　剂						
	批号				有效期	
方　法						

（续表）

序　号	结　果(lg)			
	批内精密度		批间精密度	
	低浓度	高浓度	低浓度	高浓度
1				
2				
3				
4				
5				
6				
7				
8				
9				
10				
11				
12				
13				
14				
15				
16				
17				
18				
19				
20				

（续表）

序　号	结　果(lg)			
	批内精密度		批间精密度	
	低浓度	高浓度	低浓度	高浓度
均　值				
标准差(S)				
变异系数(CV%)				
可接受限 （厂商资料提供）	＜×.×％	＜×.×％	＜×.×％	＜×.×％
结 论				
操作者				
操作时间				

12. ×××医院检验科临床分子生物室 ×××可报告范围验证报告

项目名称			英文名称		
方法学					
样　本	样本类型		来源		
仪　器		厂家		编号	
试　剂	批号			有效期	
方 法					

（续表）

结　果(U/ml)			
序号	预测值	实测值 1	实测值 2	实测值平均值
1				
2				
3				
4				
5				
6				
7				
结　论				
操作人				
操作时间				

13. 原始结果记录表格

Original results record form

实验日期	记录人		HBV 内部对照结果	HBV DNA 结果		HBV 外部对照结果
1		21	41	61	81	101
2		22	42	62	82	102
3		23	43	63	83	103
4		24	44	64	84	104
5		25	45	65	85	105
6		26	46	66	86	106
7		27	47	67	87	107
8		28	48	68	88	108
9		29	49	69	89	109
10		30	50	70	90	110
11		31	51	71	91	111
12		32	52	72	92	112
13		33	53	73	93	113
14		34	54	74	94	114
15		35	55	75	95	115
16		36	56	76	96	116
17		37	57	77	97	117
18		38	58	78	98	118
19		39	59	79	99	119
20		40	60	80	100	120

（续表）

	HBV DNA 结果		TB DNA 结果	EB DNA 结果	CMV DNA 结果	其他项目结果	
121	141		1	1	1	1	
122	142		2	2	2	2	
123	143		3	3	3	3	
124	144		4	4	4	4	
125	145		5	5	5	5	
126	146		6	6	6	6	
127	147		7	7	7	7	
128	148		8	8	8	8	
129	149		9	9	9	9	
130	150		10	10	10	10	
131	151		11	11	11	11	
132	152		12	12	12	12	
133	153		13	13	13	13	
134	154		14	14	14	14	
135	155		15	15	15	15	
136	156		16	16	16	16	
137	157		17	17	17	17	
138	158		18	18	18	18	
139	159		19	19	19	19	
140	160		20	20	20	20	

14. ×××医院检验科临床分子生物室
×××可报告范围验证报告

项目名称					英文名称		
方法学							
样　本	样本类型				来　源		
仪　器			厂家	美国 ABI	编号		
试　剂		批号				有效期	
方 法							

（续表）

序号	预测值		实测值1		实测值2		实测值平均值（lg）	预测值与实测值平均值lg差
	浓度（U/ml）	lg	浓度（U/ml）	lg	浓度（U/ml）	lg		
1								
2								
3								

结　论

操作人	
操作时间	

15. ×××医院检验科临床分子生物室
PCR 试验人员比对报告(1)

实验组	分子生物室	实验组组长	
仪器/厂家		仪器编号	
样本类型		样本来源	
试　剂			
验证人员			
判断标准	对数差±0.4作为可接受的定量范围(国家卫生健康委临床检验中心 PT 标准)		
方　　法			

16. ×××医院检验科临床分子生物室
PCR 实验人员比对报告(2)

验证项目							分析仪器编号		××××-××-×××-××	

结　果

序号	×××(A)		×××(B)		×××(C)		×××(D)		×××(E)	
	浓度(U/ml)	lg	浓度(U/ml)	lg	浓度(U/ml)	lg	浓度(U/ml)	lg	浓度(U/ml)	lg
1										
2										
3										
4										
5										

比对结果(lg 差值)

序号	A/B	A/C	A/D	A/E	B/C	B/D	B/E	C/D	C/E	D/E
1										
2										
3										
4										
5										

结　论	
操作时间	

17. ×××医院检验科临床分子生物室
仪器比对验证报告

实验组	分子生物室	实验组组长	
样本类型		样本来源	
试　剂			
验证仪器			
判断标准	对数差±0.4作为可接受的定量范围（国家卫生健康委临床检验中心 PT 标准）		
方 法			

序号	结果(lg) ××××-××-×××-××	××××-××-×××-××	结果(lg)差值
1			
2			
3			
4			
5			
6.			
7			
8			
9			
10			
11			
12			
13			
14			
15			
16			
17			
18			
19			
20			
平均值			

(续表)

结　果(lg)	
结 论	
操作者	
操作时间	

18. 试剂批号更换验证记录表

Reagent lot number replaced verify record form

实验组		实验组组长	
验证项目		分析仪器/编号	
验证批号		原始批号	
验证方案	试剂比对程序操作程序		
判断标准	对数值±0.4 作为可接受的定量范围(国家卫生健康委临床检验中心 PT 标准)		

结果(lg)					
	1	2	3	4	5
原始批号					
验证批号					
lg 差值					
结　论					
操作人员					
操作时间					

19.核酸提取专用耗材质检记录表

Special material consumption for the extraction of nucleic acid-test record sheet

实验组			实验组组长	
耗材名称				
生产厂家				
质检方案	核酸提取专用耗材质检操作程序			
验收内容				
内包装完整	外包装完整	无畸形、破损、闭盖不严		高速离心完整性检测

密封性检测

PCR 抑制物检测
（若为已知无 PCR 抑制物或无 DNA 酶和 RNA 酶的耗材,无需进行此项检测）

预期结果					
检测结果					
结论					
操作人员					
操作时间					

20. 乙肝 DNA、丙肝 RNA 及其他核酸检测流程记录表

临床 PCR 检验流程记录表

检验日期：_____　　检验项目：<u>乙肝 DNA、丙肝 RNA 及其他核酸检测</u>

使用说明：① 严格按单一流向进行实验，即试剂贮备区→标本制备区→基因扩增区→产物分析区，严禁逆向移动。本记录表的流向亦遵循此流程；② 各项工作执行后在相应项目前的方框内打"√"；③ 本记录表最后归档保存在 PCR 实验室扩增区的专用文件夹中，以备查找。④ ABI 扩增仪中结果保存于 D 盘对应实验日期的文件夹中，如 2014 年 12 月的结果保存于"D：\jieguo\2014\12\"中，每月底将当月资料备份于移动硬盘，保存 2 年。

实验前准备

□ 试剂在有效期内　　　　　　　　　□ 扩增仪、加样器、金属浴、温湿度计等仪器在校准有效期内
□ 生物安全柜的滤膜在使用有效期内　□ 离心管、带滤芯吸头已经过质检合格
□ 打开通风设备
□ 按消毒液配制 SOP 配制 500 mg/L 含氯消毒液、2 000 mg/L 含氯消毒液和 70% 乙醇，即用即配
□ 实验室各区按清洁消毒 SOP 清洁实验室台面、地面，并紫外线照射 30 min

　　　　　　　　　　　　　　　　　　　　　　　操作者：_____
　　　　　　　　　　　　　　　　　　　　　　　日　　期：

试剂准备区

实验前：□ 更换专用工作服、戴口罩、帽子、鞋套
实验室温度(18～30 ℃)_____ ℃；　　　　湿度(<80%)：_____；
冷冻冰箱 32# 温度(−20 ℃±2 ℃)：_____ ℃；冷冻冰箱 34# 温度(−20 ℃±2 ℃)：_____ ℃。
PCR 试剂厂家：
检验项目：<u>HBV DNA</u>；　批号：_____；本次出库：_____人份；
检验项目：<u>HCV RNA</u>；　批号：_____；本次出库：_____人份；
检验项目：<u>TB DNA</u>；　批号：_____；本次出库：_____人份；
检验项目：<u>EB DNA</u>；　批号：_____；本次出库：_____人份；
检验项目：<u>CMV DNA</u>；　批号：_____；本次出库：_____人份；
检验项目：<u>TP DNA</u>；　批号：_____；本次出库：_____人份；
检验项目：<u>HSV DNA</u>；　批号：_____；本次出库：_____人份；
检验项目：<u>HPV DNA</u>；　批号：_____；本次出库：_____人份；
实验相关试剂的分装和配制：_____
仪器设备使用：超净工作台：□ 正常　□ 不正常　　　离心机：□ 正常　　□ 不正常
实验后：□ 按实验室清洁消毒 SOP 清洁实验室台面、地面、加样器和离心机，紫外线照射 30 min 以上。
　　　　　□ 按实验室废弃物处理 SOP 处理实验废弃物。
　　　　　□ 超净工作台使用完后按 SOP 进行消毒和保养程序。

　　　　　　　　　　　　　　　　　　　　　　　操作者：_____
　　　　　　　　　　　　　　　　　　　　　　　日　　期：

（续表）

样本处理区

实验前： □ 更换专用工作服、戴口罩、帽子、鞋套

实验室温度（18～30 ℃）_____℃；　　　　湿度（<80%）：_____；

冰箱 30# 温度：冷藏室（2～8 ℃）_____℃，冷冻室（−20 ℃±2 ℃）_____℃

冷藏冰箱 40# 温度：（2～8 ℃）_____℃

质控物来源：××××；HBV DNA 质控物批号：_____；HCV RNA 质控物批号：_____

HBV DNA 标本号和其他核酸检测及扩增位置：

保存文件名：_____

A1	1	A2	9	A3	17	A4	25	A5	33	A6	41	A7	49	A8	57	A9	65	A10	73	A11	81	A12	×3
B1	2	B2	10	B3	18	B4	26	B5	34	B6	42	B7	50	B8	58	B9	66	B10	74	B11	82	B12	×4
C1	3	C2	11	C3	19	C4	27	C5	35	C6	43	C7	51	C8	59	C9	67	C10	75	C11	83	C12	×5
D1	4	D2	12	D3	20	D4	28	D5	36	D6	44	D7	52	D8	60	D9	68	D10	76	D11	84	D12	×6
E1	5	E2	13	E3	21	E4	29	E5	37	E6	45	E7	53	E8	61	E9	69	E10	77	E11	85	E12	yin
F1	6	F2	14	F3	22	F4	30	F5	38	F6	46	F7	54	F8	62	F9	70	F10	78	F11	86	F12	lin
G1	7	G2	15	G3	23	G4	31	G5	39	G6	47	G7	55	G8	63	G9	71	G10	79	G11	87	G12	gao
H1	8	H2	16	H3	24	H4	32	H5	40	H6	48	H7	56	H8	64	H9	72	H10	80	H11	88	H12	89

保存文件名：_____

A1	A2	A3	A4	A5	A6	A7	A8	A9	A10	A11	A12
B1	B2	B3	B4	B5	B6	B7	B8	B9	B10	B11	B12
C1	C2	C3	C4	C5	C6	C7	C8	C9	C10	C11	C12
D1	D2	D3	D4	D5	D6	D7	D8	D9	D10	D11	D12
E1	E2	E3	E4	E5	E6	E7	E8	E9	E10	E11	E12
F1	F2	F3	F4	F5	F6	F7	F8	F9	F10	F11	F12
G1	G2	G3	G4	G5	G6	G7	G8	G9	G10	G11	G12
H1	H2	H3	H4	H5	H6	H7	H8	H9	H10	H11	H12

所处理的 HCV RNA 标本和其他核酸检测及扩增位置：

保存文件名：_____

A1	A2	A3	A4	A5	A6	A7	A8	A9	A10	A11	A12
B1	B2	B3	B4	B5	B6	B7	B8	B9	B10	B11	B12
C1	C2	C3	C4	C5	C6	C7	C8	C9	C10	C11	C12
D1	D2	D3	D4	D5	D6	D7	D8	D9	D10	D11	D12
E1	E2	E3	E4	E5	E6	E7	E8	E9	E10	E11	E12
F1	F2	F3	F4	F5	F6	F7	F8	F9	F10	F11	F12
G1	G2	G3	G4	G5	G6	G7	G8	G9	G10	G11	G12
H1	H2	H3	H4	H5	H6	H7	H8	H9	H10	H11	H12

(续表)

核酸提取及加样过程： □ 按乙型肝炎病毒 DNA 荧光定量 PCR 操作程序 SOP 进行；

□ 按丙型肝炎病毒 RNA 荧光定量 PCR 操作程序 SOP 进行；

□ 按结核分枝杆菌 DNA 荧光定量 PCR 操作程序 SOP 进行；

□ 按 EB 病毒 DNA 荧光定量 PCR 操作程序 SOP 进行；

□ 按巨细胞病毒 DNA 荧光定量 PCR 操作程序 SOP 进行；

□ 按梅毒螺旋体 DNA 荧光定量 PCR 操作程序 SOP 进行；

□ 按单纯性疱疹病毒 DNA 荧光定量 PCR 操作程序 SOP 进行。

仪器设备使用： 离心机：□ 正常　□ 不正常

振荡器：□ 正常　□ 不正常

生物安全柜：□ 正常　□ 不正常

恒温金属浴：＿＿℃；＿＿℃；＿＿℃；＿＿℃；＿＿℃

实验后： □ 按实验室清洁消毒 SOP 清洁实验室台面、地面以及加样器、金属浴和离心机，并进行紫外线
照射 30 min 以上。

□ 按实验室废弃物处理 SOP 处理实验废弃物。

□ 生物安全柜使用完后按 SOP 进行消毒和保养。

□ 标本使用后，乙肝标本冷藏保存 1 周，丙肝标本提取血清冷冻保存 1 周，以备复查。

操作者：＿＿＿＿＿

日　　期：

扩增及产物分析区

实验前： □ 更换专用工作服、戴口罩、帽子、鞋套

实验室温度（18～30 ℃）＿＿＿＿℃；　　　　湿度（＜80%）：＿＿＿＿；

×××扩增仪操作：□ 开机自检及运行正常；　□ 按×××操作使用 SOP 进行编程、参数设定

HBV DNA 标准曲线计算值： Slope 值：＿＿＿＿　　Intercept 值：＿＿＿＿　　r 值：＿＿＿＿

室内质控结果： 阴性质控物结果：＿＿＿＿＿＿＿＿＿＿；

临界阳性质控物结果：＿＿＿＿＿＿＿＿＿；

强阳性质控物结果：＿＿＿＿＿＿＿＿；

□ 填写室内质控记录、质控图；　　是否失控：□ 否　□ 是

HCV RNA 标准曲线计算值： Slope 值：＿＿＿＿　　Intercept 值：＿＿＿＿　　r 值：＿＿＿＿

室内质控结果： 阴性质控物结果：＿＿＿＿＿＿＿＿＿＿；

临界阳性质控物结果：＿＿＿＿＿＿＿＿＿；

强阳性质控物结果：＿＿＿＿＿＿＿＿；

□ 填写室内质控记录、质控图；　　是否失控：□ 否　□ 是

失控原因及分析： （失控判断标准及原因分析按室内质控 SOP 进行）

实验结果： 见原始结果记录表

实验结果有效性判断： □ 有效　　　□ 无效（依据实验结果有效性判断 SOP 进行）

实验后： □ 按实验室清洁消毒 SOP 清洁实验室台面、地面、加样器和离心机，并进行紫外线照射 30 min
　　　　以上。
　　　　□ 按实验室废弃物处理 SOP 处理扩增产物。
　　　　□ 扩增仪使用完后按 SOP 进行保养。

操作者：＿＿＿＿＿＿＿

日　期：

21. 基因分型检测流程记录表

临床 PCR 检验流程记录表

检验日期：_____　　检验项目：**基因分型检测**

使用说明：① 严格按单一流向进行实验，即试剂贮备区→标本制备区→基因扩增区→产物分析区，严禁逆向移动。本记录表的流向亦遵循此流程；② 各项工作执行后在相应项目前的方框内打"√"；③ 本记录表最后归档保存在 PCR 实验室扩增区的专用文件夹中，以备查找。④ 杂交仪中结果保存于 D 盘对应实验项目及日期的文件夹中，如 2014 年 12 月的 CYP2C19 结果保存于"D：\CYP2C19\2014\12\"中，每月底将当月资料备份于移动硬盘中，保存 2 年。

实验前准备

□ 试剂在有效期内　　□ 扩增仪、加样器、金属浴、温湿度计等仪器在校准有效期内（校准之日起 1 年）

□ 生物安全柜的滤膜在使用有效期内　□ 离心管、带滤芯吸头已经过质检合格　□ 打开通风设备

□ 按消毒液配制 SOP 配制 500 mg/L 含氯消毒液、2 000 mg/L 含氯消毒液和 70% 乙醇，即用即配

□ 实验室各区按清洁消毒 SOP 清洁实验室台面、地面，并紫外线照射 30 min

操作者：_____

日　　期：_____

试剂准备区

实验前：□ 更换专用工作服、戴口罩、帽子、鞋套

实验室温度（18~30 ℃）_____ ℃；　　　湿度（<80%）：_____；

冷冻冰箱 33# 温度（−20 ℃±2 ℃）：_____ ℃；　冷藏冰箱 25# 温度（2~8 ℃）：_____ ℃。

PCR 试剂厂家：_____

检验项目：CYP2C19 基因检测；批号：_____；本次出库：_____人份

检验项目：ALDH2 基因检测；批号：_____；本次出库：_____人份

检验项目：叶酸基因检测；批号：_____；本次出库：_____人份

检验项目：华法林基因检测；批号：_____；本次出库：_____人份

实验相关试剂的分装及配制：_____

仪器设备使用：超净工作台：□ 正常　□ 不正常　　　离心机：□ 正常　　□ 不正常

实验后：□ 按实验室清洁消毒 SOP 清洁实验室台面、地面、加样器和离心机，并进行紫外线照射 30 min以上。

　　　　　□ 按实验室废弃物处理 SOP 处理实验废弃物。

　　　　　□ 超净工作台使用完后按 SOP 进行消毒和保养程序。

操作者：_____

日　　期：

样本处理区

实验前：□ 更换专用工作服、戴口罩、帽子、鞋套

实验室温度（18～30 ℃）_____ ℃； 湿度（<80%）：_____；

冷藏冰箱 40# 温度：（2～8 ℃）_____ ℃

CYP2C19 基因检测标本号及扩增位置：

A1	A2	A3	A4	A5	A6	A7	A8	A9	A10	A11	A12
B1	B2	B3	B4	B5	B6	B7	B8	B9	B10	B11	B12
C1	C2	C3	C4	C5	C6	C7	C8	C9	C10	C11	C12
D1	D2	D3	D4	D5	D6	D7	D8	D9	D10	D11	D12
E1	E2	E3	E4	E5	E6	E7	E8	E9	E10	E11	E12
F1	F2	F3	F4	F5	F6	F7	F8	F9	F10	F11	F12
G1	G2	G3	G4	G5	G6	G7	G8	G9	G10	G11	G12
H1	H2	H3	H4	H5	H6	H7	H8	H9	H10	H11	H12

ALDH2 和叶酸基因检测标本号及扩增位置：

A1	A2	A3	A4	A5	A6	A7	A8	A9	A10	A11	A12
B1	B2	B3	B4	B5	B6	B7	B8	B9	B10	B11	B12
C1	C2	C3	C4	C5	C6	C7	C8	C9	C10	C11	C12
D1	D2	D3	D4	D5	D6	D7	D8	D9	D10	D11	D12
E1	E2	E3	E4	E5	E6	E7	E8	E9	E10	E11	E12
F1	F2	F3	F4	F5	F6	F7	F8	F9	F10	F11	F12
G1	G2	G3	G4	G5	G6	G7	G8	G9	G10	G11	G12
H1	H2	H3	H4	H5	H6	H7	H8	H9	H10	H11	H12

华法林基因检测标本号及扩增位置：

A1	A2	A3	A4	A5	A6	A7	A8	A9	A10	A11	A12
B1	B2	B3	B4	B5	B6	B7	B8	B9	B10	B11	B12
C1	C2	C3	C4	C5	C6	C7	C8	C9	C10	C11	C12
D1	D2	D3	D4	D5	D6	D7	D8	D9	D10	D11	D12
E1	E2	E3	E4	E5	E6	E7	E8	E9	E10	E11	E12
F1	F2	F3	F4	F5	F6	F7	F8	F9	F10	F11	F12
G1	G2	G3	G4	G5	G6	G7	G8	G9	G10	G11	G12
H1	H2	H3	H4	H5	H6	H7	H8	H9	H10	H11	H12

（续表）

核酸提取及加样过程：□按基因分型操作程序 SOP 进行

仪器设备使用：恒温金属浴：_____℃；

离心机：□ 正常　□ 不正常

振荡器：□ 正常　□ 不正常

实验后：□ 按实验室清洁消毒 SOP 清洁实验室台面、地面以及加样器、金属浴和离心机，并进行紫外线
　　　　照射 30 min。

□ 按实验室废弃物处理 SOP 处理实验废弃物。

□ 标本使用后冷藏保存 1 周，以备复查。

操作者：_____

日　期：

扩增及产物分析区

实验前：□ 更换专用工作服、戴口罩、帽子、鞋套

实验室温度（18～30 ℃）_____℃；　　　　湿度（<80%）：_____；

×××扩增仪操作：□ 开机自检及运行正常；　□ 按×××扩增仪操作使用 SOP 进行编程、参数设定

×××杂交仪操作：□ 开机自检及运行正常；　□ 按×××杂交仪操作使用 SOP 进行编程、参数设定

实验结果：见原始结果记录表

实验结果有效性判断：□ 有效　　　□ 无效（依据实验结果有效性判断 SOP 进行）

实验后：□ 按实验室清洁消毒 SOP 清洁实验室台面、地面、加样器和离心机，并进行紫外线照射 30 min
　　　　以上。

□ 按实验室废弃物处理 SOP 处理扩增产物。

□ 扩增仪使用完后按 SOP 进行保养。

□ 杂交仪使用完后按 SOP 进行保养。

操作者：_____

日　期：

22. 高敏丙肝原始检结果记录表格

HCV Original results record form

检测日期	内部对照结果	外部对照结果			检测日期	内部对照结果	外部对照结果		检测日期	内部对照结果	外部对照结果		检测日期	内部对照结果	外部对照结果		检测日期	内部对照结果	外部对照结果		检测日期	内部对照结果	外部对照结果	
1		1			1		1		1		1		1		1		1		1		1		1	
2		2			2		2		2		2		2		2		2		2		2		2	
3		3			3		3		3		3		3		3		3		3		3		3	
4		4			4		4		4		4		4		4		4		4		4		4	
5		5			5		5		5		5		5		5		5		5		5		5	
6		6			6		6		6		6		6		6		6		6		6		6	
7		7			7		7		7		7		7		7		7		7		7		7	
8		8			8		8		8		8		8		8		8		8		8		8	
9		9			9		9		9		9		9		9		9		9		9		9	

23. 高敏乙肝原始结果记录表格

HBV Original results record form

检测日期	检测日期	检测日期	检测日期	检测日期	检测日期
内部对照结果	内部对照结果	内部对照结果	内部对照结果	内部对照结果	内部对照结果
外部对照结果	外部对照结果	外部对照结果	外部对照结果	外部对照结果	外部对照结果
1	1	1	1	1	1
2	2	2	2	2	2
3	3	3	3	3	3
4	4	4	4	4	4
5	5	5	5	5	5
6	6	6	6	6	6
7	7	7	7	7	7
8	8	8	8	8	8
9	9	9	9	9	9

24. DNA 质 量 评 价 记 录 表

DNA quality evaluation form

检测日期			检测日期			检测日期			检测日期		
记录人			记录人			记录人			记录人		
	DNA 纯度 (OD260/OD280)	DNA 浓度 (μg/ml)		DNA 纯度 (OD260/OD280)	DNA 浓度 (μg/ml)		DNA 纯度 (OD260/OD280)	DNA 浓度 (μg/ml)		DNA 纯度 (OD260/OD280)	DNA 浓度 (μg/ml)
1			1			1			1		
2			2			2			2		
3			3			3			3		
4			4			4			4		
5			5			5			5		
6			6			6			6		
7			7			7			7		
8			8			8			8		
9			9			9			9		

二、现场评审常见不符合项举例

【案例 1】

不符合事实描述： 未能提供 2016 年 3 月 HCV RNA 定量检测室间质量评价未通过的纠正措施报告。

不符合条款： CNAS－CL02 4.10.d)

认可准则/应用说明的要求： 实验室应采取纠正措施以消除产生不符合的原因。

【案例 2】

不符合事实描述： 实验室未能提供 HBV 的可报告范围性能验证报告。

不符合条款： CNAS－CL02 5.5.1.2

认可准则/应用说明的要求： 实验室应验证检验程序的性能特征，将验证程序文件化，并记录验证结果。

【案例 3】

不符合事实描述： 实验室组不能提供岗位职责文件。

不符合条款： CNAS－CL02：5.1.3

认可准则/应用说明的要求： 实验室应对所有人员的岗位进行描述，包括指责、权限和任务。

【案例 4】

不符合事实描述： 实验室现场观察到一次性 200 μl 枪头无滤心且未能提供无 DNase 证据及供分子生物学实验使用的说明。

不符合条款： CNAS－CL02－A009：5.3.2.3

认可准则/应用说明的要求： 实验室应建立关键耗材（如离心管、带滤芯的吸头）的验收程序，明确判断符合性的方法和质量标准，验收是否存在核酸扩增抑制物。

【案例 5】

不符合事实描述： HBV DNA 定量检测室内质控 2 水平在 2014 年 5 月 1 日、5 月 2 日超出 2 s，实验室不能提供失控报告。

不符合条款： CNAS－CL02－A009：5.6.2.3

认可准则/应用说明的要求： 实验室应记录质控结果，包括失控时的处理和纠正措施。

【案例 6】

不符合事实描述：查看 2014 年 4 月份人员比对记录，不能提供原始数据。

不符合条款：CNAS - CL02 4.13.h)

认可准则/应用说明的要求：实验室应规定与质量管理体系相关的各种记录的保存时间并保存，记录包括检验结果和报告。

【案例 7】

不符合事实描述：查看标本条码号为 1111409325、1111409404 的检验报告单未记录采样时间。

不符合条款：CNAS - CL02 5.8.3.f)

认可准则/应用说明的要求：报告中应包括原始样品采集的日期，当可获得并与患者有关时，还应有采集时间。

【案例 8】

不符合事实描述：《分子组室内质量控制管理程序》描述质控判定规则用 westgard 多规则，未明确指明选用的具体规则条款。

不符合条款：CNAS - CL02：5.6.2.3

认可准则/应用说明的要求：实验室应制定程序，防止在质控失控时发出患者报告。

【案例 9】

不符合事实描述：分子实验室使用的 1.5 ml EP 管无适合分子生物实验使用的质量说明。

不符合条款：CNAS - CL02：5.3.2.7.f)；CNAS - CL02 - A009：5.3.2.1

认可准则/应用说明的要求：实验室应建立关键耗材（如离心管、带滤芯的吸头）的验收程序，明确判断符合性的方法和质量标准。

【案例 10】

不符合事实描述：实验室不能提供编号为 214622Z 移液器的校准报告。

不符合条款：CNAS - CL02 - A009：5.3.1.4

认可准则/应用说明的要求：应定期对基因扩增仪、加样器、温度计等进行校准。

【案例 11】

不符合事实描述：实验室 HIV 阳性标本复检过程未按《全国艾滋病检测技术规范》（2015 年修订版）要求操作。

不符合条款：CNAS - CL02：5.5.1.1

认可准则/应用说明的要求：实验室应选择预期用途经过确认的检验程序，首选的程序包括国家法规中的程序。

【案例 12】

不符合事实描述：HCV RNA 检测有两套检测系统，实验室未能提供 2015—2016 年度室内比对报告。

不符合条款：CNAS－CL02－A009：5.6.4

认可准则/应用说明的要求：实验室使用两套以上检测系统检测统一项目时，应有比对数据表明其一致性，比对频次每年至少 1 次。

【案例 13】

不符合事实描述：现场发现实验室未将 4 月 21 日 HCV RNA 检测标本的血浆与细胞进行分离处理。

不符合条款：CNAS－CL02－A009：5.4.4.3.c)

认可准则/应用说明的要求：用于 RNA 扩增检测的血样品宜进行抗凝处理，并尽快分离血浆，以避免 RNA 降解；如未做抗凝处理，则宜尽快分离血清。

【案例 14】

不符合事实描述：分子专业组室内质控月总结报告(2016 年 7 月)无文件控制标识。

不符合条款：CNAS－CL02：4.3. b)

认可准则/应用说明的要求：实验室应控制质量管理体系要求的文件，所有文件均进行标识，包括唯一的识别号等。

【案例 15】

不符合事实描述：2016 年 7 月 HBV DNA 质控品 CV 值为 20.81％，超出××××－JY－MY－3－S204《分子检测项目室内质量控制程序》规定的质量目标值 1/3TEa(7.5％)。

不符合条款：CNAS－CL02：4.9

认可准则/应用说明的要求：实验室应制定文件化程序以识别和质量管理体系各方面发生的不符合。

【案例 16】

不符合事实描述：未能提供 HBV DNA 检测试剂(批号：334312)的验证记录。

不符合条款：CNAS－CL02－A009：5.3.2.3

认可准则/应用说明的要求：实验室应对新批号不同货运号的试剂进行验收，包括外观、性能。

【案例 17】

不符合事实描述：《试剂和消耗材料使用登记表》××－0906(出、入库清单)均未记录试剂效期。

不符合条款：CNAS‑CL02：5.3.2.7 d)

认可准则/应用说明的要求：应保存影响减压性能的每一试剂和耗材的记录，包括接收日期、失效期、使用日期、停用日期等。

【案例 18】

不符合事实描述：分子室 HBV DNA 检测试剂说明书为定量方法，但是实验室未做标准曲线，结果报告阴阳性。

不符合条款：CNAS‑CL02：5.5.1.1

认可准则/应用说明的要求：实验室应选择预期用途经过确认的检验程序，首选程序可以是体外诊断医疗器械使用说明中规定的程序。

【案例 19】

不符合事实描述：现场发现 PCR 室的 HBV DNA 检测未做室内阴性质控。

不符合条款：CNAS‑CL02‑A009：5.6.2.2

认可准则/应用说明的要求：定量检测项目，每次实验应设置阴性、弱阳性和阳性质控物。

【案例 20】

不符合事实描述：2018 年 8 月 10 日常规使用的 HBV DNA 检测系统（××‑01）和检测系统（××‑02）之间的系统比对试验，未满足 20 例样本和计算系统误差的要求。

不符合条款：CNAS‑CL02‑A009：2018 附录 A.4

认可准则/应用说明的要求：实验室内分析系统定期比对，样品书 $n \geqslant 20$。

（安 成 叶辉铭 马越云）